Von Lidger
Dornach
26. Februar 2006:
"nimm das Buch
als Briefumschlag"

Wege zur Erkenntnis der Heilpflanze

Menschenwesen und Heilkunst
22

Schriftenreihe
herausgegeben von der
Gesellschaft Anthroposophischer Ärzte,
Stuttgart

Wege zur Erkenntnis der Heilpflanze

Herausgegeben von Peter Goedings

Mit Beiträgen von Jochen Bockemühl,
Peter Goedings, Michael Kalisch,
Helmut Kiene, Ernst-Michael Kranich,
Ludger Simon, Manfred Weckenmann

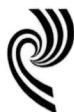

VERLAG FREIES GEISTESLEBEN

Die Deutsche Bibliothek – CIP-Einheitsaufnahme

Wege zur Erkenntnis der Heilpflanze /
hrsg. von Peter Goedings. Mit Beitr. von Jochen Bockemühl ...
– Stuttgart: Verl. Freies Geistesleben, 1996

(Menschenwesen und Heilkunst ; 22)
ISBN 3-7725-0122-2

NE: Goedings, Peter [Hrsg.]; Bockemühl, Jochen; GT

1. Auflage 1996
© 1996 Verlag Freies Geistesleben GmbH, Stuttgart
Einband: Sandra Bender
Druck: WB Druck, Rieden

Inhalt

Vorwort 9

Helmut Kiene: Der Universalienstreit in Biologie und Medizin

I. Der Universalienstreit 11
   Die drei großen Dogmen der herkömmlichen Naturwissenschaft   11
   Ein neuer Universalienstreit   12
   Wie kann ein neuer Universalienstreit stattfinden?   14

II. Die historische Situation der konventionellen Wissenschaft 15
   Der Beginn bei Platon und Aristoteles   15
   Der Zusammenbruch des aristotelischen Erkenntnisimpulses   17
   Der Zusammenbruch des platonischen Erkenntnisimpulses   18
   Das Jahr 1935   19
   Drei mögliche weitere Wege der Wissenschaft   20

III. Der Wissenschaftsstreit am Ende des 20. Jahrhunderts 21
   Rudolf Steiners Erkenntnistheorie   21
   Wissenschaftliches Niemandsland   23
   Anthroposophische Physik   24
   Programm des Wissenschaftsstreits   27
   Prinzipien des Wissenschaftsstreits   29

Peter Goedings: Anschauung und Methode

Einleitung 31
Das induktive und das deduktive Verfahren
in der wissenschaftlichen Forschung 32
Mit Induktion angefangen: Anschauen und Sehen 35
Der Induktionsvorgang in anthroposophischer Geisteswissenschaft
und Phänomenologie: Hinführung vom Gesehenen zur Idee 37

«In die Mitte stellen» 39
Das technische Bewußtsein und das kreative Bewußtsein 43
«Höflichkeit» der Erkenntnis. Der Innenraum
für ein geistiges Gegenüber 44
Die tätige Idee in der Wahrnehmung 47
Die Deduktion 49
Abschluß 52

Jochen Bockemühl: Wege der Anschauung zum Verständnis der Heilpflanzen und ihrer Beziehung zum Menschen am Beispiel des Ruprechtskrautes

Ein Schlüssel zur Erkenntnis heilwirksamer Pflanzen 53
Bedeutung der Selbsterfahrung für das Erkennen 54
Beispiel Ruprechtskraut (Geranium Robertianum L.) 56
   Der erste Eindruck 56
   Die Verfremdung 56
   Bildungsweise des wachsenden Ruprechtskrautes 58
   Färbung der vegetativen Organe 60
   Geruch 60
   Das Blühen im Kontrast zur Gesamtpflanze 62
   Das Fruchten 62
   Unterschied der Sinnesqualitäten 62
   Der Wuchsort als seelisch zu erfassende Umgebung der Pflanze 63
   Der Jahreslauf als substanzbildende Umgebung der Pflanze 64
   Unterschiedliche Bildungsweise im Jahreslauf 67
   Versuch einer ersten Zusammenschau für das Ruprechtskraut 72
   Das Schmecken der Organe 73
Zum Abschluß 74

Ernst-Michael Kranich: Anschauende Urteilskraft und imaginatives Anschauen als Wege zum Verstehen von Heilpflanzen

I. Anschauende Urteilskraft als Weg zum Verstehen
   von Heilpflanzen... 75
II. Imaginatives Anschauen als Weg zum Verstehen von Heilpflanzen . 93

Michael Kalisch: Versuch einer Typologie der Substanzbildung

Einleitung 110
Ätherische Öle und Alkaloide – eine Polarität 112
Die «tria principia»: Sal, Merkur und Sulfur 115
Ätherische Öle und Alkaloide als eine sulfurisch-salinische Polarität 116
Der präzise Begriffsinhalt der «tria principia» 121
Die drei Stufen der pflanzlichen Substanzbildung 125
   1. Die Stufe des «Wurzelprozesses» 125
   2. Die mittlere Stoffbildungsgruppe – die Primärstoffe 130
     a) Salverwandte Primärstoffgruppe 130
     b) Merkurielle Primärstoffgruppe 132
     c) Sulfurische Primärstoffgruppe 140
   3. Der «Blütenprozeß» der Stoffbildung – die Sekundärstoffe 145
Zusammenfassung. 148

Ludger Simon: Vom Rosmarin der Moore. Eine medizinisch-botanische Studie zum Sumpfporst (Ledum palustre L.) und seiner Beziehung zum rheumakranken Menschen

Methodische Einführung 152
   Die Pflanze 157
   Die Erde 160
   Der Mensch 161
Zur Charakteristik der rheumatischen Erkrankungen 170
   Die rheumatischen Krankheitstendenzen als System-
   erkrankungen des Bindegewebes 170
   Das klinische Bild der entzündlich-rheumatischen Erkrankung 175
   Der Zusammenbruch des merkurialen Funktionssystems
   und die beiden Konstitutionstypen 192
Die Moore als merkuriale Landschaftsbildung
im Organismus der Erde 196
   Die Entwicklung von Mooren als
   Vereinseitigung von Feuchtgebieten 201
   Niedermoor und Hochmoor 209
   «Pathologie einer Landschaft»: Zur Ökologie der Moore 211

Der Rosmarin der Moore 217
Zum Typus der Familie der Heidekrautgewächse 227
    Gestaltbildung 228
    Zum Substanzchemismus der Heidekrautgewächse 235
    Zusammenfassende Charakterisierung des Familientypus
    im Hinblick auf die Ökologie der Erde 243
Pflanzenfamilie, Erdenlandschaft, Menschenkrankheit –
die dreifache Aufgabe unserer Heilpflanze 250

Manfred Weckenmann: Der michaelische Erkenntnisweg in der medizinischen Forschung

Zusammenfassung 261
Einleitung 261
Zur Methodik dieser Arbeit 262
Die zwei prinzipiellen Fragen wissenschaftlicher Forschung 263
Der michaelische Weg in der medizinischen Forschung 264
    Der Wandel des Denkens in der Menschheitsentwicklung 264
    Das Denken der Gegenwart zwischen Traum und Materialismus 265
    Der michaelische Weg 268
    Der Forschungsweg im michaelischen Sinne 279
    Das Rhythmische 280
    Der michaelische Weg und das Christliche 282
Welche Momente sind bei einer Forschung
im michaelischen Sinne zu beachten? 283
Über die heute übliche Publikationsform
wissenschaftlicher Forschung 287
Die Forschung im michaelischen Sinne
und die gegenwärtige Publikationsform 291
Ist die heutige offizielle Publikationsform für eine Forschung
im michaelischen Sinne erweiterungsbedürftig? 293

Anmerkungen und Literatur 302

Über die Autoren 329

Vorwort

Vom 1. bis 5. Juni 1994 wurde in Rosenfeld (Baden-Württemberg) auf Initiative der «Gemeinschaft Fischermühle e.V.» eine Tagung zum Thema «Methoden der Anschauung – Wege zur Heilpflanze» veranstaltet. Das vorliegende Buch enthält die überarbeiteten und zum Teil erweiterten Aufsätze dieser Vorträge.

Der Leser wird in jedem Aufsatz das Streben wiedererkennen, dem Wunder der Natur, insbesondere der Pflanzenwelt und ihrer Heilwirkung, mit Begriff und Verständnis näherzukommen. Jeder Autor legt in seinem Beitrag Zeugnis davon ab, wie er dabei einen bestimmten Weg gegangen ist, sich immer mehr einer Methode bewußt wurde und wie ein aus der Anthroposophie hervorgehendes Verhältnis zur Natur und zur Pflanzenwelt zu pflegen ist. In den Aufsätzen zeigt sich die jeweils persönliche Suche nach einer Erkenntnis, die die Erscheinung der Pflanze, ihr Werden – nach Goethe ihre «Bildung» – verstehen lernen möchte als Ausdruck eines ihr innewohnenden Wesens. Wie sehr fühlen wir uns gewöhnlich doch entfernt von diesem Begriff «Wesen»! Und gerade weil dieser Begriff erst substantiell gemacht und ihm Inhalt verliehen werden muß, steht jeder Forscher in der Pflicht, einen Weg zurückzulegen, damit das eigentliche Ziel immer deutlicher wird, das in diesem Begriff «Wesen der Pflanze» enthalten ist.

Insofern begleitet der Leser bei der Lektüre jeden Autor auf seinem Weg und in seiner Suche. Jeder hat eine durch Forschen errungene Anschauung, eine für ihn zur relativen Sicherheit gewordene Methode. Mögen die Wege verschieden, die Zwischenergebnisse noch so vorläufig sein – es verbindet alle das Ziel, aus Liebe zur Pflanze und zur Natur unser Verstehen und Begreifen zu vermehren. Es wurde mit diesem Buch gewiß nicht angestrebt, ein abgerundetes Bild an Methoden und Erkenntnisformen darzustellen. Es möchte lediglich mitteilen, wie aus anthroposophisch-goetheanistischer Sicht der Pflanzenwelt etwas abzugewinnen ist und sich zunächst hauptsächlich eine innere Erfahrung und ein inneres Erlebnis eines verstärkt verstehenden Verhältnisses zur Pflanze einstellen kann. Es war das Anliegen, einige dieser Erkenntnisbemühungen und verschiedene – zum Teil sicher auch kontroverse – Anschauungen und Ergebnisse darzustellen.

Die einzelnen Aufsätze des Buches sind so angeordnet, daß zunächst grundsätzliche methodische und erkenntnistheoretische Fragen zur Naturerkenntnis, dann konkretere Betrachtungen der pflanzlichen Erscheinungsformen und der pflanzlichen Inhaltsstoffe vorgestellt werden. Zum Schluß wird auf die medizinische Forschung eingegangen.

Methodisch-philosophische Überlegungen findet der Leser in den Beiträgen von Helmut Kiene und Peter Goedings. Jochen Bockemühl, Ernst-Michael Kranich und Ludger Simon machen nachvollziehbar, mit welcher Sorgfalt dem inneren Wesen der Pflanze näherzukommen ist. Michael Kalisch stellt eine Typologie der pflanzlichen Substanzbildung vor. Manfred Weckenmann führt schließlich aus, wie die anthroposophische Medizin darum bemüht ist, einen Weg zwischen Phantasmen und mechanistischen Vorstellungen zu finden.

Stillstehen bei der Anschauung der pflanzlichen Gestalt und diese ernst nehmen als Ausdruck einer Wirksamkeit – dies erscheint vielleicht schwierig oder anspruchsvoll, ist aber doch eigentlich naheliegend. Es ermöglicht ein unmittelbar erlebtes Verständnis, das Mensch und Natur aufs innigste wieder verbindet. Allerdings sind Methode und Übung dafür nötig sowie eine gewisse Ausdauer im Umgang mit den Schwierigkeiten, die es auf diesem Wege gibt. Möge das Buch dabei eine Hilfe sein!

Rosenfeld, Frühling 1996　　　　　　　　　　　　　　　*Peter Goedings*

Helmut Kiene

Der Universalienstreit in Biologie und Medizin

I. Der Universalienstreit

Die drei großen Dogmen der herkömmlichen Naturwissenschaft

Was bedeutet das Thema des vorliegenden Buches: *Wege zur Erkenntnis der Heilpflanze*? Man darf nicht übersehen, daß dieser Titel zunächst eine Provokation sein muß für den wohlinformierten, aufgeweckten und auf der Höhe der wissenschaftlichen Bildung stehenden Zeitgenossen. Denn genau betrachtet kollidiert der Titel «Wege zur Erkenntnis der Heilpflanze» mit den drei großen Dogmen der Naturwissenschaft. Diese Dogmen werden zwar als solche nicht ausgesprochen, ja meist überhaupt nicht erkannt, sie prägen aber die gesamte heutige Naturwissenschaft und legen das Fundament, die Richtung und die Grenzen möglicher naturwissenschaftlicher Forschung fest. Sie lauten:

1. Es gibt kein Schöpferprinzip in der Natur.
Inhaltlich besagt dieses Dogma: Es gibt keine ganzheitlich gestaltbildenden Kräfte; alle Naturgebilde sind «von unten her» aufgebaut, d.h. durch Wechselwirkungen ihrer Teilchen (Moleküle, Atome, subatomare Partikel). – Dies ist das «Dogma des Partikularismus».

Aus der Sicht dieses Dogmas ist es sinnlos, Wege zur Heil-*Pflanze* zu suchen; statt dessen müßte man sich um weitere Identifizierungen, Isolierungen und Fabrizierungen wirksamer phytopharmakologischer Monosubstanzen bemühen.

2. Es gibt keinen Geist in der Natur.
Inhaltlich besagt dieses Dogma: Es gibt keine gesetzmäßigen Beziehungen zwischen Gestaltungsprinzipien (die es im übrigen nach dem ersten Dogma überhaupt nicht geben soll). Oder anders gesagt: Es gibt keine übergreifende Naturordnung, sondern nur ein Zustandegekommensein der Natur infolge von Zufallsmutationen, infolge

von ungerichteten Änderungen. – Dies ist, im weitesten Sinne, das «Dogma des Darwinismus».

Aus der Sicht dieses zweiten Dogmas ist es sinnlos, Wege zu einer *Heil*-Pflanze zu suchen, denn nach diesem Dogma kann es keine therapeutisch nutzbaren gesetzmäßigen Beziehungen zwischen Pflanzen und menschlichen Erkrankungen geben.

3. Es gibt keinen wahrhaft erkenntnisbefähigten Geist im Menschen.
Inhaltlich besagt dieses Dogma: Der einzelne Mensch ist nicht zu Kausalerkenntnis am Einzelfall fähig; für Kausalerkenntnis ist das statistisch auswertbare Experiment unabdingbar. – Dies ist das «Dogma der Statistik».

Aus dieser dritten Sicht ist es unsinnig zu glauben, es könne irgendwelche *Wege*, irgendwelche *Methoden der Anschauung* geben, mittels derer der einzelne Mensch ein therapeutisches Wirkprinzip einer Pflanze zu erkennen vermöchte. Außerdem ist es nach diesem Dogma nicht möglich, daß der einzelne Mensch die Wirksamkeit eines Phytopharmakons am einzelnen Patienten verläßlich beurteilen könnte.

Es sind also drei Dogmen:

- das Dogma des Partikularismus (d.h. es gibt kein Schöpferprinzip in der Natur)
- das Dogma des Darwinismus im weitesten Sinne (d.h. es gibt keine übergreifende Naturordnung, keinen Geist in der Natur)
- das Dogma der Statistik (d.h. es gibt keinen wahrhaft erkenntnisbefähigten Geist im Menschen).

Ein neuer Universalienstreit

Wenn – trotz dieser Dogmen – ein einzelner Biologe, ein einzelner Pharmakologe oder ein einzelner Arzt *Wege zur Erkenntnis der Heilpflanze* sucht und findet, dann wird – wegen dieser Dogmen – die Wissenschaft und die heutige wissenschaftlich geprägte Menschheitskultur ihm nicht folgen. Notwendigerweise können es deshalb nur *Wege für einzelne* sein. Diese Wege müssen allerdings aus der Sicht der herrschenden Wissenschaft unsinnige Irrwege sein und bleiben, es sei denn, es würde ein Weg für die gesamte Menschheit gebahnt werden: der *Weg der Menschheit* zur Erkenntnis der Heilpflanze.

Dieser Weg, das ist klar, kann nicht anders gebahnt werden als über eine wissenschaftliche Auseinandersetzung, über einen wissenschaftlichen Streit um jene erwähnten drei großen Dogmen: das partikularistische Dogma, das darwinistische Dogma und das statistische Dogma. Doch diesen Streit zu führen bedeutet, einen *neuen Universalienstreit* loszubrechen.

Was heißt «Universalienstreit»? Der Universalienstreit fand im 12. und 13. Jahrhundert zwischen den Schulen der sogenannten Nominalisten und der sogenannten Realisten statt.[1] Dabei ging es nach verbreiteter Deutung um folgende Frage: Sind die allgemeinen Begriffe – und das eben heißt «Universalien» – wie z. B. der Begriff des Pferdes nur allgemeine *Namen* für je einzelne Gegenstände (so wie z. B. das Wort «Pferd» der gemeinsame Name für alle einzelnen Pferde ist)? Oder gibt es das Pferd im allgemeinen (also die Idee des Pferdes) als etwas, das eine reale Existenz hat und somit etwas *Reales* ist? – Die Streitfrage war also: Sind die Universalien etwas Nominales oder etwas Reales?

In diesem Streit kamen die Vertreter des Ideenrealismus zu der Anschauung, es gebe die Universalien in dreierlei Form: nämlich *ante rem, in re* und *post rem*.[2] Dabei hieß «ante rem»: ursächlich *vor* den Dingen als die Schöpfungsgedanken Gottes; «in re» bedeutete: *in* den Dingen als deren gestaltbildende Ursache; und schließlich war mit «post rem» gemeint: *nach* den Dingen im Fassungsvermögen des einzelnen Menschen.

Zuletzt aber setzten sich in diesem mittelalterlichen Streit nicht die Realisten, sondern die Nominalisten durch mit ihrer Auffassung, die Universalien seien bloße Namen.

Rückblickend muß man beachten, daß der Universalienstreit damals Ausdruck einer primär religiös geprägten Zeit war, die sich erst sekundär um eine rationale oder sozusagen wissenschaftliche Weltauffassung bemüht zeigte. Demgegenüber ist unsere heutige Zeit, genau umgekehrt, primär naturwissenschaftlich geprägt; erst sekundär werden darüber hinaus umfassendere Orientierungen gesucht. Aus diesem Grunde müssen für die heutige Zeit die Erwägungen umgekehrt werden; nicht bei Gott, sondern beim Menschen muß man beginnen. Die Fragestellungen sind also:

1. Hat der Mensch, wenigstens als entwickelbare Anlage, die Fähigkeit zur Kausalerkenntnis am einzelnen Gegenstand? – Nur wenn dies der Fall ist, kann es universalia *post rem* (d.h. universalia im Auffassungsvermögen des Menschen) geben.
2. Ist es möglich (und wenn ja: wie?), mit dieser Fähigkeit eine gestaltbildende Ursache zu erkennen? – Nur wenn dies (im weitesten Sinne) der Fall ist, hätte der heutige, primär wissenschaftlich orientierte Mensch die Berechtigung, von universalia *in re* zu sprechen.
3. Ist es möglich, gesetzmäßige Beziehungen zwischen derartigen gestaltbildenden Prinzipien zu erkennen? – Nur wenn dies der Fall ist, hätte der moderne Mensch die Möglichkeit, zu erfassen, daß die Natur der Ausdruck einer geistigen Ordnung ist und daß es demnach universalia *ante rem* gibt.

Den Universalienstreit heute zu führen bedeutet also, sich mit jenen drei großen Dogmen auseinanderzusetzen, die unserer heutigen Naturwissenschaft unausgesprochen zugrunde liegen. Denn diese drei Dogmen (des Darwinismus, des Partikularismus und der Statistik) sind die modernen Verneinungen, die modernen Gegenpositionen zu der dreifachen Positionierung der Universalien (ante rem, in re und post rem) im mittelalterlichen Ideenrealismus.

Wie kann ein neuer Universalienstreit stattfinden?

Will man einen neuen Universalienstreit aufleben lassen, so darf man nicht übersehen, daß in der heutigen Zeit die Philosophie als solche dem Streit nicht gewachsen ist. Oder krasser gesagt: Würden nur die Philosophen und Wissenschaftstheoretiker diesen Streit führen, ohne daß dies konkrete Auswirkungen auf Methoden und Inhalte der fachwissenschaftlichen Forschung hätte, dann bliebe dieser Streit ein abstraktes Wortgeklingel, eine nominalistische Debatte, und dann stünde gerade dadurch der Gewinner schon von vornherein fest: nämlich der moderne Nachfolger des Nominalismus.

Der Streit muß deshalb *in* die Fachwissenschaften hineingetragen und *dort* geführt werden, und zwar vor allem in zwei Bereichen:

- in der Biologie, da vor allem für das Leben auf der Erde von der heutigen Naturwissenschaft und ihren technologischen Anwendungen eine allseits erkannte Bedrohung ausgeht
- in der Medizin, da hier die professionellste und den Menschen am eingehendsten betreffende Umsetzung der Biologie liegt.

Man muß also dem Universalienstreit in *Biologie* und *Medizin* die Bahn brechen.

Wie kann ein solcher Universalienstreit aussehen? Wie kann er geplant werden? Welche Voraussetzungen bestehen gegenwärtig? Welche konkreten Einzelfragen gibt es? Welche Forschungsprojekte müssen angegangen werden, um solche Einzelfragen zu beantworten? Wie können sich solche Forschungsprojekte gegenseitig befruchten, und wie können sie miteinander vernetzt werden? Wie kann man rasch, vielleicht schon in wenigen Jahren, wichtige Zwischenergebnisse erhalten? Gibt es Menschen, die sich an einer solchen wissenschaftlichen Auseinandersetzung beteiligen möchten? In welcher historischen Situation befindet sich die konventionelle Wissenschaft in Hinblick auf eine solche Auseinandersetzung?

*II. Die historische Situation der konventionellen Wissenschaft**

Der Beginn bei Platon und Aristoteles

Die historische Situation der konventionellen Wissenschaft ist durch eine Problematik gekennzeichnet, die ihren Ursprung in einer Zwistigkeit bei Platon und Aristoteles hatte:[3] Platon vertrat den Standpunkt, daß jedem Einzelding einer jeweiligen Gattung (z. B. jedem einzelnen Pferd) eine geistige Idee entspreche und daß diese Idee das Wesen der Sache sei (also z. B. die allgemeine Idee des Pferdes). Dieses Wesen könne mit geistigem Blick auf die Ideenwelt geschaut werden. Anders Aristoteles; er war der Auffassung, daß sich die Idee

---

* Teile dieses Kapitels sind aus einem zur Publikation vorbereiteten Manuskript übernommen: H. Kiene, *Essentiale Naturwissenschaft*.

eines Einzeldings nicht abgetrennt davon in einer geistigen Welt, sondern daß sie sich in dem sinnlich wahrnehmbaren Einzelding selbst befinde (daß also die Idee des Pferdes *im* je einzelnen Pferd als dessen Wesen aufzufinden sei).

Dieser Urzwist der abendländischen Wissenschaft wurde 1500 Jahre später gewissermaßen abgeschafft durch den nominalistischen Ausgang des mittelalterlichen Universalienstreits. Die Sichtweise der Nominalisten war ja folgende: Blickt man als Mensch in die äußere Wirklichkeit, so findet man nirgendwo die allgemeine Idee des Pferdes, sondern nur *einzelne* Pferde; blickt man aber in die eigene innere Gedanklichkeit, so findet man ebenfalls nicht so etwas wie die allgemeine Idee des Pferdes, sondern nur Gedanken an *einzelne* Pferde und ansonsten noch den allgemeinen *Namen* «Pferd».

Man fand also im Ausgang der mittelalterlichen Scholastik weder beim sinnlichen Blick in die äußere Wirklichkeit noch beim geistigen Blick in die eigene innere Gedanklichkeit die allgemeine Idee, das Wesen einer Sache. Somit wurde sowohl der von Platon als auch der von Aristoteles für die Wissenschaft erhobene Anspruch, daß Wesenserkenntnis möglich sei, durch den scholastischen Nominalismus zurückgedämmt.

Ungeachtet des nominalistischen Ausgangs des Universalienstreits gab es allerdings vorher und nachher eine Entwicklung der Mathematik, also einer Wissenschaft, die auf der inneren Gedanklichkeit des Menschen beruht. Dort, im inneren Geistigen des Menschen, wo die mittelalterlichen Nominalisten eigentlich nur noch die Namen der Dinge sehen wollten, fand man nichtsdestoweniger eine hinreichende Gedankensicherheit, um die Mathematik erarbeiten zu können. Diese Mathematik übernahm nun als eine Wissenschaft der rein ideellen, denkerischen Erkenntnis das Erbe des einstmals platonischen Impulses. Andererseits ging der ursprünglich aristotelische Impuls des sinnlich beobachtenden Erkennens in die neuzeitliche Naturwissenschaft über. – So lebt in der neuzeitlichen Mathematik die platonische und in der neuzeitlichen Naturwissenschaft die aristotelische Blickrichtung weiter, wenngleich der ursprüngliche Anspruch auf Wesenserkenntnis fallengelassen wurde.

Der Zusammenbruch des aristotelischen Erkenntnisimpulses

Die wissenschaftliche Neuzeit brachte es mit sich, daß beide Erkenntniszweige, der platonische und der aristotelische, weiter beschnitten wurden: Zuerst widerfuhr dies dem aristotelischen Impuls des sinnlich wahrnehmenden Erkennens. Es war John Locke, der den ersten Schnitt vollzog.[4] Er behauptete (wie auch René Descartes[5] und Galileo Galilei[6]), daß das vom Menschen wahrgenommene einzelne Pferd nicht das objektiv wirkliche Pferd sei. Nur ein Teil davon sei objektiv wirklich, nämlich nur das Quantifizierbare sowie die räumliche Gestalt und Ausdehnung und Bewegung. Was dagegen der Mensch im Hinblick auf das Pferd als Farben, Töne, Gerüche, Wärme, Geschmack usw. wahrnimmt, das sei nicht objektiv wirklich. Dies alles seien subjektive Erzeugnisse des Menschen selbst, Erzeugnisse seiner Sinnesorgane und seines Gehirns. Veranlaßt seien sie durch kleine Teilchen, die, so meinte Locke, von der räumlichen Gestalt des Pferdes ausströmten.

Die (räumlichen) Eigenschaften der Dinge, die Locke für objektiv wirklich hielt, nannte er «primäre Qualitäten»; die anderen Eigenschaften (wie Farben, Töne, Gerüche usw.) nannte er dagegen «sekundäre Qualitäten». – Nach Locke findet also der Mensch draußen in der physischen Welt weder die allgemeinen Ideen als objektiv vor (wie Aristoteles behauptet hatte) noch aber auch das wahrgenommene Einzelding als Ganzes, sondern lediglich dessen primäre Qualitäten!

Immanuel Kant war es, der Ende des 18. Jahrhunderts den zweiten Schnitt vollzog. Kant radikalisierte den Lockeschen Ansatz bis zur letzten Konsequenz.[7] Seine Auffassung war: Nicht nur die sekundären Qualitäten der Dinge, sondern überhaupt alles, was wir von den Dingen kennen (*auch* deren primäre Qualitäten), wissen wir vermittelt durch unsere Sinnesorgane und unsere Nerven. So gesehen ist *alles* menschliche Wissen von einem Gegenstand eine bloß subjektive Vorstellung im Gehirn. Wie das Einzelding draußen in Wirklichkeit ist – das «Ding an sich» –, dies können wir, so war Kants Auffassung, als Menschen nicht erkennen.[8]

Mit Kant war also die Gewißheit eines Erkenntniszugangs zur äußeren Wirklichkeit vollständig abgebrochen. Nur noch dem Verstand, nur noch der innerlich mathematischen (apriorischen) Erkenntnis wurde Gültigkeit und Wert zugestanden.

Der Zusammenbruch des platonischen Erkenntnisimpulses

Wenige Jahre nach Kant zerbrach allerdings auch die Grundlage der anderen, der ursprünglich platonischen Erkenntnisachse, d.h. der rein denkerischen Wissenschaft. Der große Mathematiker Friedrich Gauß gab den Anstoß,[9] und die Begründer der nichteuklidischen Geometrien, Johann Bolyai,[10] Nikolai Lobatschefskij[11] und Bernhard Riemann[12] vollendeten sodann den Bruch. – Ausgehend von dem euklidischen Parallelenaxiom, lernten sie einzusehen, daß die Wahrheit der althergebrachten mathematischen Anschauungen und Axiome fraglich ist und daß man die alten Axiome durch neue austauschen könne.

Damit begann sich nun die Auffassung durchzusetzen, daß das menschliche Erkenntnisvermögen doppelt unfähig sei: So wie das Erkenntnisvermögen nach außen nicht die eigentliche Wirklichkeit der physischen Einzeldinge erreiche, so reiche es auch im innerlich Gedanklichen nicht in eine verbürgbare Wahrheit hinein.

Noch allerdings, so konnte es scheinen, war ein Rest an gedanklicher Erkenntnissicherheit verblieben, nämlich die Welt des erkenntnistheoretischen Nachdenkens über alle diese hier genannten Probleme. Jedoch: Das erkenntnistheoretische Nachdenken war kraftlos gewesen. Es hatte nicht vermocht, das menschliche Erkennen in eine Wirklichkeit oder Wahrheit zu führen, im Gegenteil. Deshalb mußte schließlich auch die Erkenntnistheorie schweigen! Und genau dies war Anfang unseres 20. Jahrhunderts die Einsicht Ludwig Wittgensteins in Hinblick auf erkenntnistheoretisches Nachdenken: «Wovon man nicht sprechen kann, darüber muß man schweigen.»[13]

Somit war Anfang des 20. Jahrhunderts der absolute Nullpunkt der abendländischen Wissenschaft erreicht. Zwar wuchs die technische Anwendbarkeit dieser Wissenschaft mit immer größerer Geschwindigkeit, ihre innerliche Gewißheit aber, ihre Gültigkeit und Wahrheit, war vollends dahingestorben.

Das Jahr 1935

Wie ging es weiter nach Wittgenstein? – Nun, geschwiegen hat man nicht. Man hat vielmehr den Nullpunkt durchbrochen und die Entwicklung gewissermaßen auf der Gegenseite, auf der Negationsseite, weiter vorangetrieben. Bekanntlich kam nach Wittgenstein in den zwanziger Jahren der Wiener Kreis mit seinen, allerdings vergeblichen, positivistischen Bemühungen. Dann aber, im Jahre 1935, als der Wiener Kreis durch die politischen Umstände zerbrach, geschah etwas überaus Beachtenswertes. Drei Bücher wurden 1935 publiziert, in denen die menschheitlichen Bemühungen um das Erkennen von Wahrheit und Wirklichkeit ein völlig neues Vorzeichen bekamen. In den Vordergrund gestellt wurde nun nicht mehr der individuelle Mensch, sondern das Kollektiv, nicht mehr das Erkennen des jeweils Wahren, das Verifizieren, sondern das Erkennen des jeweils Falschen, das Falsifizieren, und nicht mehr die direkte Erkenntnis, sondern die indirekte Erkenntnis.

Das erste der drei Bücher, die 1935 publiziert wurden, ist das Buch von Ludwig Fleck: *Die Entstehung und Entwicklung einer wissenschaftlichen Tatsache. Einführung in die Lehre vom Denkstil und Denkkollektiv*. Die Aussage des Buches ist: Die wissenschaftlichen Erkenntnisse sind gesellschaftlich bedingt und geprägt von *kollektiven* Vorstellungen. – Flecks Buch wurde in den sechziger Jahren durch Thomas Kuhn (mit dem Buch *Die Struktur wissenschaftlicher Revolutionen*) ins öffentliche Bewußtsein gebracht.

Das zweite Buch aus dem Jahr 1935, wohl das berühmteste, ist Karl Poppers *Logik der Forschung*. Seine Aussage war: Nicht die Wahrheit einer Theorie kann sicher erkannt werden, sondern allenfalls ihre Falschheit; und so ist nicht die Verifikation, sondern die *Falsifikation* das Ferment des wissenschaftlichen Fortschritts. Auch Popper wurde erst in den sechziger Jahren richtig *in*.

Das dritte Buch, ebenfalls 1935 publiziert, stammt aus der Feder von Ronald Fisher und heißt *The Design of Experiment*. Mit diesem Buch begründete Fisher das Prinzip des *randomisierten Experiments*, und damit war dieses Buch der Beginn der modernen wissenschaftlichen Erkenntnistechnologie. Fishers genialer Kunstgriff war es, das Erkennen kausaler Zusammenhänge (was ja vielleicht die wichtigste Form des Erkennens ist) dadurch zu ermöglichen, daß der Forscher bewußt und absichtlich als Rahmenbedingungen seines Forschens das Gegenteil von Ursächlichkeit, nämlich Zufälligkeit – Randomisation – erzeugt. Ob ein Kausalzusammenhang besteht oder nicht, wird nicht direkt, sondern indirekt geprüft, nämlich daran, ob eine statistische Überzufälligkeit besteht. Auch dieses Buch erhielt seine historische Wucht erst in den sechziger Jahren, als nämlich die amerikanische «Food and Drug Administration» (FDA) eine Bewegung einleitete, die weltweit die randomisierte Studie zum Maß der Wissenschaftlichkeit in der Medizin erhob.

Drei mögliche weitere Wege der Wissenschaft

Dieser völlig neue Auftakt der dreißiger Jahre (Fleck, Popper und Fisher) hat zwei erkenntnistheoretische Entwicklungen angebahnt, die heute unter gegensätzlichen Vorzeichen stehen.

Die erste Entwicklung ging davon aus, daß ja Flecks (und später Kuhns) wissenschaftshistorische Aussagen nicht gerade geeignet waren, das Vertrauen in die Wahrheitsfähigkeit der Wissenschaft zu stärken. Als dann zudem auch noch deutlich wurde, daß die Poppersche Falsifikation oft mit ähnlichen Schwierigkeiten behaftet ist wie die Verifikation, zog Paul Feyerabend mit Blick auf Fleck (bzw. Kuhn) und Popper einen radikalen Schluß, nämlich das völlige Zerschlagen des wissenschaftlichen Denkens, die *Abdankung der Wissenschaft*, gemäß Feyerabends frisch-fröhlichem Motto: «Anything goes!», Mach es, wie du willst!, «Bürgerinitiativen statt Erkenntnistheorie!»[14]

Die zweite Entwicklung ergibt sich aus der Synthese von Popper und Fisher: Streng genommen ist ja eine Falsifikation nur unter den harten, vordefinierten Bedingungen eines wissenschaftlichen Experiments möglich. Im exakten Überprüfen von Hypothesen liegt ja auch der Sinn des randomisierten Experiments. Und so ist die zweite Entwicklungsmöglichkeit das Festzurren der Wissenschaft in ein Maschinendenken, in ein Erkenntnisverfahren, das sich mittels Computerverfahren durchführen läßt, in Erkenntnistechnologie ohne Wahrheitsanspruch, in programmierte, registrierte, monitorisierte, randomisierte, doppelblindierte Erkenntnistechniken: also *die Entwicklung der globalen Wissenschaftsmaschine.*

Zuletzt gibt es aber noch eine dritte Möglichkeit. Sie bedeutet, daß die Bemühung um wissenschaftliche Erkenntnis weder vollständig aufgegeben noch an maschinenhafte Erkenntnistechnologien abgegeben wird; vielmehr soll nach dieser dritten Perspektive primär die Erkenntniskraft des Individuums verstärkt werden. Es ist ein wissenschaftlicher Impuls, dessen Keime in den erkenntnistheoretischen Schriften Rudolf Steiners liegen. Hierbei werden jene beiden ursprünglichen Erkenntnisimpulse – der aristotelische und der platonische – nach ihren Endpunkten bei Kant und Wittgenstein nicht negiert und verlassen; vielmehr werden sie *im Innern* des Menschen zusammengeführt und wechselseitig aufeinander angewendet. Das soll einerseits heißen: Es wird die platonisch-mathematische Methode des Denkens mit der aristotelisch-empirischen Methode erforscht; es wird also das Denken selbst empirisch beobachtet. Und das soll andererseits heißen: Es wird die aristotelisch-empirische Methode des sinnlichen Beobachtens mit der platonisch-mathematischen Methode durchdrungen; es wird das Beobachten vollbewußt gedanklich ausgefüllt. Kurz gesagt: Platonismus und Aristotelismus werden sich hier auf der methodischen Ebene gegenseitig durchdringen. – Genau dies wäre die geeignete Methode, um einen neuen Universalienstreit zu führen.

III. Der Wissenschaftsstreit am Ende des 20. Jahrhunderts

Rudolf Steiners Erkenntnistheorie

Entscheidende Ansätze zu einer methodischen Zusammenführung von Platonismus und Aristotelismus finden sich in jenen erkenntnistheoretischen Schriften Rudolf Steiners, die bereits wenige Jahre vor Wittgensteins Endpunkt verfaßt worden waren, und zwar eben ausdrücklich als ein neuer Anfangspunkt.

Auf Details kann hier nicht eingegangen werden; dennoch seien folgende wichtige Gesichtspunkte aus Steiners Bemühungen um einen Neuanfang der Erkenntnistheorie kurz genannt:

- Erstens suchte Steiner einen *voraussetzungslosen Einstieg* in Erkenntnistheorie und Wissenschaft; diese Voraussetzungslosigkeit fand er bei dem von ihm so genannten *unmittelbar Gegebenen*, also in Wahrnehmungen, die in keiner Weise gedanklich durchdrungen oder geordnet sind.[15]
- Zweitens läßt sich, wenn man das unmittelbar Gegebene ins Auge faßt, bemerken, wie weitreichend unsere alltäglichen Beobachtungen (und noch verstärkt die wissenschaftlichen Erhebungen) *denkerische* Leistungen sind.[16]

Mit diesen zwei Gesichtspunkten rehabilitierte Steiner also erstens den bei Kant und Locke entschwundenen Stellenwert des Sinnlichen und richtete zweitens die nach dem Universalienstreit abgeblendete Wirklichkeit des Gedanklichen wieder auf. So kam er zuletzt zu folgendem Zentralsatz seiner Erkenntnistheorie: «Der Erkenntnisakt ist die Synthese von Wahrnehmung und Begriff; Wahrnehmung und Begriff eines Dinges machen erst das ganze Ding aus.»[17]

Nun stellt sich aber, jedenfalls für uns hier, eine entscheidende Frage: Hat der Ansatz in Steiners erkenntnistheoretischen Schriften die Standfestigkeit für einen neuen Universalienstreit? Die Antwort muß lauten: nicht vollständig. Steiner selbst hat dies wohl auch so gesehen, jedenfalls sprach er in späteren Vorträgen über den «Entstehungsmoment der Naturwissenschaft in der Weltgeschichte» folgenden interessanten Satz aus: In älteren Zeiten erlebte der Mensch «dasjenige, was er in der Erkenntnis sich vorstellte, gemeinsam mit der Welt. Daher war auch keine Unsicherheit in seinem Wesen, wie er seine Begriffe, seine Ideen auf die Welt anwenden solle. Diese Unsicherheit war eben erst mit der neueren Zivilisation heraufgekommen, und wir sehen diese Unsicherheit langsam in das ganze moderne Denken einziehen, und sehen die Naturwissenschaft sich unter dieser Unsicherheit entwickeln. Man muß sich über diesen Tatbestand nur völlig klar sein.»[18]

Das heißt aber: Die Synthese von Wahrnehmung und Begriff, die Steiner zum Kernstück seiner Erkenntnistheorie gemacht hatte, ist alles andere als einfach!

Um dies zu unterstreichen, möchte ich ein Beispiel nennen: Man nehme den simplen Begriff der Geraden und sehe sich dann in der Wissenschaft um. Da findet man in der Relativitätstheorie die Auffassung, es gebe gekrümmte Räume, also offensichtlich krumme Geraden. Sodann findet man in den nichteuklidischen Geometrien, daß es zu einer Geraden durch einen außerhalb gelegenen Punkt nicht nur eine einzige, sondern auch weniger oder mehr als eine Parallelgerade geben könne. – In der Tat: Man findet schon bei so einfachen Begriffen wie der geometrischen Geraden große Unsicherheit.

Wie kann man hier Sicherheit gewinnen? Oder in Steiners eigener Formulierung in den Vorträgen zur «Naturwissenschaft in der Weltgeschichte» gefragt: «Wo ist die Möglichkeit, zum Anfangszustand des Wesenhaften zu kommen?» – Er antwortete selbst: «Sie müssen wiederum zum Menschen zurückgehen und müssen den Menschen jetzt, während er sich früher von innen erlebt hat, von außen nach seinem physischen Organismus betrachten.»[19] – Was bedeutet das?

Wissenschaftliches Niemandsland

Die genannte Forderung bedeutet für das Beispiel der Geraden, daß man nicht bei dem abstrakten Geradenbegriff stehenbleiben darf, sondern daß man ihn von außen her an den physischen Organismus des Menschen heranführen muß. Was das heißt, kann man sich an folgendem verdeutlichen: Wenn man prüfen möchte, ob eine fraglich gerade Linie tatsächlich gerade ist, dann muß man ein relativ aufwendiges Verfahren durchführen (das ich jetzt nicht insgesamt darstellen kann), dessen einfacherer Teil aber folgendermaßen vorzunehmen ist: Man visiert über einen vorderen Punkt der betreffenden Linie zu einem hinteren Punkt, und wenn dabei nicht nur der hintere, sondern auch alle dazwischenliegenden Punkte dieser Linie durch den vorderen verdeckt sind, dann entspricht diese Linie einer Visierlinie (also noch nicht einer Geraden, aber wenigstens einer Visierlinie!).

Eine solche Visierlinie ist etwas, das, wie Steiner es forderte, die physische Wirklichkeit von außen an den Organismus des Menschen heranführt. Ja, noch mehr: Eine solche Visierlinie, so einfach und unauffällig sie sein mag, ist etwas, in dem sich Platonismus und Aristotelismus durchdringen können. Eine solche Visierlinie liegt ja, konventionell gesehen, in einem wissenschaftlichen Zwischenbereich, in einem wissenschaftlichen Niemandsland. Sie existiert nicht rein im innerlich Gedanklichen, losgelöst vom äußerlich Physischen (so wie die Forschungsgegenstände der konventionellen Mathematik als rein gedankliche Gebilde vom äußerlich Physischen losgelöst sind). Vielmehr erstreckt sich eine Visierlinie auf das äußerlich Physische und fällt deswegen nicht in den Zuständigkeitsbereich der Mathematik; hierfür ist sie gewissermaßen zu sehr ins Physische, ins Dingliche eingetaucht. Andererseits existiert eine Visierlinie aber auch nicht rein im äußerlich Physischen, losgelöst vom innerlich Geistigen des Wissenschaftlers (so wie die Forschungsgegenstände der konventionellen Naturwissenschaft als physische Gebilde vom innerlich Geistigen losgelöst sind). Vielmehr geht eine Visierlinie immer von einem individuellen Wissenschaftler, von einem menschlichen Subjekt mit innerlicher Geistigkeit aus, und deshalb fällt die Visierlinie auch nicht in die Zuständigkeit der herkömmlichen Naturwissenschaft, denn für die Naturwissenschaft ist sie zu sehr mit Innerlichkeit und Subjektivität behaftet.

Dieser Bereich, für den die Visierlinie jetzt repräsentativ stehen möge, kann Wahrnehmung und Begriff tatsächlich sicher verbinden. Auf diesem Bereich kann man die Begriffsbildung sicher aufbauen. Auf dieser Grundlage läßt sich in der Tat das Begriffsbilden, also das Denken, präzise beobachten und umgekehrt das Wahrnehmen vollbewußt gedanklich ausfüllen. Man kann dadurch den Platonismus und den Aristotelismus methodisch zusammenführen.

Anthroposophische Physik

Wie kommt man durch diese Zusammenführung zu einer neuen Wissenschaftskultur? Rudolf Steiner selbst führt in jenen Vorträgen ergänzend aus, es müsse mit dieser Methodik einerseits zuerst eine entsprechende Physik entwickelt werden und dann eine Chemie und andererseits zuerst eine entsprechende Pneumatologie und dann eine Psychologie. Dann aber, wenn eine anthroposophische Physik und eine anthroposophische Chemie begründet werde, werde sich auch eine anthroposophische Medizin begründen lassen: «Dann aber werden wir nicht eine physizierte Anthroposophie, eine chemisierte Anthroposophie, sondern dann werden wir eine anthroposophische Chemie, eine anthroposophische Physik wirklich begründen. Dann werden wir nicht eine im Sinne der alten Medizin ein bißchen umgeänderte neuere Medizin begründen, sondern dann werden wir eine anthroposophische Medizin begründen.»[20]

Man kann also, jedenfalls aus der hier zitierten Sicht Steiners, nicht unmittelbar zu einer (wissenschaftlichen) anthroposophischen Medizin gelangen – somit kann man auch keine wissenschaftlichen Wege zur Erkenntnis der Heilpflanze gehen! –, wenn nicht vorher eine anthroposophische Physik und eine anthroposophische Chemie entwickelt werden.

An dieser Stelle muß ich nun etwas Persönliches einflechten, insofern ich seit vielen Jahren, unabhängig von diesen speziellen Angaben Steiners, mit der Entwicklung einer derartigen Physik befaßt bin. Es ist dabei ein ganzes Buch entstanden, mit vielen Geburtsschwierigkeiten.[21] Da es leider noch nicht vollständig abgeschlossen und noch nicht erschienen ist, kann ich bei den folgenden kurzen Charakteristika zwar noch nicht auf eine literarische Referenzgrundlage verweisen; dennoch kann ich verbürgen, daß die wichtigsten Gesichtspunkte einer solchen anthroposophischen Physik folgende sind:

1. Die *herkömmliche* Physik ist um eine objektive Natursicht bemüht und läßt dabei die Subjekt-Objekt-Beziehung außer acht; in dieser *anthroposophischen* Physik wird die Subjekt-Objekt-Beziehung, also jener Zwischenbereich, jenes wissenschaftliche Niemandsland, besonders achtsam untersucht und zur methodischen Grundlage der Physik gemacht.
2. Die *herkömmliche* Physik hat gewissermaßen immer schon «fertige» Begriffe; in der *anthroposophischen* Physik werden dagegen vor allem die Begriffsbildungen auf der Grundlage der Subjekt-Objekt-Beziehungen untersucht und geklärt.
3. Die *herkömmliche* Physik hat letztlich ihre inhaltliche Grundlage in der Trägheitsbewegung; für die *anthroposophische* Physik ergibt sich dagegen als inhaltliche Grundlage ein polares Bewegungspaar: die (wechselseitige, zentralwärtige) Gravitationsbewegung und die (einseitige, peripheriewärtige) Lichtbewegung.
4. Die *herkömmliche* Physik muß die quantitativen Naturgesetze wie das Gravitationsgesetz letztlich durch Messungen finden; jene *anthroposophische* Physik kann diese Gesetze genauso logisch ableiten, wie dies bei geometrischen Gesetzen der Fall ist. (Dies wird durch die spezifische Technik der Begriffsbildung

ermöglicht.) Dadurch ist diese anthroposophische der herkömmlichen Physik überlegen.
5. Die *herkömmliche* Physik kennt ein System von drei Aggregatzuständen (Festkörper, Flüssigkeit, Gas) und zusätzlich verschiedene Formen der Energie; in jener *anthroposophischen* Physik ergibt sich dagegen ein polar-symmetrisches System mit fünf Substanzen: Festkörper, Flüssigkeit, Gas, Wärme und Licht, wobei die polare Symmetrieachse dieses Systems innerhalb des Gases liegt und die Konstitutionsformen von Festkörper und Licht sowie von Flüssigkeit und Wärme jeweils polar zueinander stehen. (Beim Licht und teilweise bei der Wärme wird dabei anhand ihrer Eigenschaften ersichtlich, daß die Grenze des bloß Physischen zum so zu nennenden Ätherischen überschritten ist.)

Meine persönliche Auffassung ist, daß wir eine derartige Physik dringend benötigen, um darauf weiterbauen zu können. Wir benötigen sie auch, um gegenüber der sonstigen wissenschaftlichen Welt bereits an dieser Stelle demonstrieren zu können, daß jene drei großen Dogmen falsch sind:

1. Man kann z. B. das Gasgesetz aus der betreffenden Begriffsbildung rein logisch ableiten, und zwar unter Verzicht auf das Teilchenmodell der kinetischen Gastheorie. Das heißt: Man kann hier Wissenschaft *entgegen* dem partikularistischen Dogma betreiben.
2. Die polarsymmetrische Ordnung der Substanzen ist eine übergreifende, rein geistige Naturordnung. Das heißt: Man kann hier eine Wissenschaft *entgegen* dem Dogma vom Fehlen einer übergreifenden Naturordnung betreiben, also entgegen dem darwinistischen Dogma.
3. Indem man über die Geometrie hinaus auch die Physik zu einer rein ideellen, sozusagen mathematischen (eigentlich übermathematischen, «essentialen») Wissenschaft macht, kann man die Prinzipien der nichtstatistischen, rein ideellen Kausalerfassung demonstrieren. Das heißt: Man betreibt Wissenschaft *entgegen* dem statistischen Dogma.

Programm des Wissenschaftsstreits

Diese Physik wird man weiter ausbauen können; man wird die wechselseitigen Umwandlungen der Substanzen ideell erfassen können. Man wird, auf der Grundlage eines derartigen polar aufgebauten Systems, auch rhythmische Prozesse (Wellen, Schwingungen) als Ergebnisse des Zusammenwirkens polarer Geschehnisse verstehen lernen.

Dies alles ist jedoch nur eine erste Bresche an einer ersten Stelle. Um aber den neuen Universalienstreit erfolgreich durchführen zu können, benötigen wir jetzt ein breit angelegtes Forschungsprogramm. Hierzu möchte ich noch einzelne, unerläßliche Projekte nennen.

a) Zum Thema des partikularistischen Dogmas

1. Projekt:
Welchen Existenzstatus haben Moleküle, Atome und Elementarteilchen? Sind sie Echoeffekte bestimmter experimenteller Untersuchungsmethoden? Haben sie einen primären und den physischen Realitätsbereich aktiv aufbauenden oder einen sekundären, sich als Ergebnis einstellenden Existenzmodus? Diese Frage wird sich, bei entsprechendem Engagement, durchaus lösen lassen.

2. Projekt:
Wir benötigen dringend eine Kritik des Gen-Begriffs, ähnlich wie Peter Heusser es dankenswerteweise bereits begonnen hat,[22] aber noch systematischer, noch ausführlicher.

3. Projekt:
Wir benötigen einen reproduzierbaren Wirkungsnachweis einer Hochpotenz, die nach Loschmidtscher Berechnung kein Molekül der Wirksubstanz mehr enhält. Es gibt ja eine Reihe von klinischen und experimentellen Belegen,[23] aber kein einziger ist reproduziert.[24] So etwas brauchen wir aber: ein einfach reproduzierbares Experimentalmodell. Das hätte, was das partikularistische Dogma betrifft, einen maximal entdogmatisierenden Effekt. Hier sind verschiedene Vorgehensweisen denkbar und erfolgversprechend, worauf ich aber nicht weiter eingehen will.

b) Zum Thema der übergreifenden
Naturordnung und des Darwinismus

4. Projekt:

Es ist dringend eine Kritik des Darwinismus vonnöten, in der dargestellt wird, wie der Darwinismus eine Konsequenz der eingangs genannten Dogmen ist. Diese Kritik wäre ganz einfach zu führen, muß aber eben gemacht werden.

5. Projekt:

Übergreifende Naturordnungen müssen dargestellt werden. Eine erste solche Ordnung ist die erwähnte polarsymmetrische Substanzordnung. Eine zweite ist, jedenfalls aus anthroposophischer Sicht, die Polarität von Mensch und Pflanze. Hierzu müßte man alles, was derzeit schon dargestellt ist, zusammentragen und noch weiter ausarbeiten. Sicher kein einfaches Projekt, aber dringend nötig.

6. Projekt:

Steiner bezeichnete Goethe als den «Kopernikus und Kepler der organischen Welt». Nun fehlt aber noch etwas analog zur Newtonschen Leistung, also analog zum Grundgesetz der Mechanik, in dem ja nicht nur wie bei Kopernikus und Kepler die Bewegungen als solche, sondern ein Zusammenhang zwischen Bewegungen und Kräften erfaßt wurde. – Das Entsprechende für die Organik auszuarbeiten dürfte die wichtigste, aber wahrscheinlich auch schwierigste wissenschaftliche Aufgabe der näheren Zukunft sein.

c) Zum Thema des statistischen Dogmas
bzw. des wahrheitsfähigen Menschen

7. Projekt:

In dieser Hinsicht wurde bereits relativ öffentlichkeitswirksam gearbeitet. Im Hinblick auf die Medizin waren hier kritische Arbeiten zu publizieren zu Plazeboeffekt, Doppelblindstudie, Randomisation, Statistik, Kausalitätsbegriff, Ethik, Pluralismus, Einzelfallstudie usw.[25]

8. Projekt:

In dem Augenblick, in dem (wie in der erwähnten Physik) ein neues, ideenrealistisches Wissenschaftsniveau erreicht wird und dadurch wahrheitsverbürgte Erkenntnisse innerhalb der Naturwissenschaft auftreten und in diesem Rahmen das eingangs beschriebene Wahrheitsdilemma der herkömmlichen Wissenschaft überwunden wird, kann man auch mit dem Aufbau einer erkenntnistheoretisch fundierten Psychologie beginnen, also einer Erkenntnispsychologie, oder anders gesagt: einer Geist-Psychologie. (Das ist es wohl auch, was Rudolf Steiner in den erwähnten Vorträgen über die Naturwissenschaft in der Weltgeschichte eine «Pneumatologie» nannte.[26]) Statt einer Bedürfnis- und Triebpsychologie, wie es aus der Freudschen Tradition bekannt ist, könnte man dann konkret eine Erkenntnis- und Freiheitspsychologie entwickeln.

Prinzipien des Wissenschaftsstreits

Natürlich könnte man noch viele einzelne Projekte nennen, doch das ist nicht sinnvoll. Wichtig ist vielmehr, daß derjenige, der ein solches Projekt in Angriff nimmt, selbst dessen Stellung und Stellenwert innerhalb der gesamten Auseinandersetzung durchschaut und kennt. Projekte anzugehen, nur weil ein anderer sie als möglich oder wichtig bezeichnet hat, wäre für diese Auseinandersetzung verfehlt. Hilfreich dürfte es aber sein, die allgemeinen strategischen Gesichtspunkte dieses so sehr notwendigen Wissenschaftsstreits zu kennen, nämlich:

- Das *Schlachtfeld* wird die Medizin sein müssen. (Der Leser verzeihe mir die martialischen Ausdrücke, sie sind aber so gemeint, obwohl sie nicht das geringste mit äußerlicher Aggressivität zu tun haben.)
- Die *Strategie* muß ein Zangenangriff sein: zum einen auf die naturwissenschaftlichen Grundlagen der Medizin, mit deren Hilfe die Therapien entwickelt werden, also auf Physik, Chemie, Biologie etc., zum anderen auf die Methoden der Wirksamkeitsbeurteilung dieser Therapien, also auf die Methoden der subjektentledigten, maschinenhaften Wirksamkeitsbeurteilung.
- Die *Waffen* für die Auseinandersetzung sind in der Erkenntnistheorie, in der Erkenntnisreflexion, d.h. in der im weitesten Sinne zu verstehenden Methodologie, zu schmieden.

– Jeder *einzelne Angriff* muß dort stattfinden, wo die Wissenschaften heute stehen. Dort müssen sie abgeholt werden. Dort müssen sie zuerst kritisiert und dann auch tatsächlich verwandelt werden.
– Das *Fundament* dieses neuen Universalienstreits ist schließlich die zu vollziehende methodische Zusammenführung des aristotelischen und platonischen Wissenschaftsimpulses.

Nur durch einen solchen Wissenschaftsstreit, durch einen neuerlichen Universalienstreit wird es gelingen können, *den* Weg zur Erkenntnis der Heilpflanze, also den *Gesamtweg* für die Wissenschaft und für die Menschheit, aufzuzeigen. Daß dies gelingt, dafür muß man in den nächsten Jahren Sorge tragen.

Peter Goedings

Anschauung und Methode

Einleitung

«Die Welt ist eine, und nur der Anschauungen sind viele» – dieses Wort von Nicolai Hartmann scheint für die alltägliche Lebenserfahrung wie auch für jegliche Art des wissenschaftlichen Interesses zuzutreffen.[1] Die Art, wie ein Mensch sein Umfeld betrachtet, ist seine Anschauung; sie ist, jedenfalls in spontaner Form, geprägt von der innerlichen Konfiguration des Seelenlebens. Methode dagegen geht aus einem stärker reflektierenden Bewußtsein hervor, sie ist damit ein objektiverer Vorgang der wiederholten Prüfung des Angeschauten mit dem Ziel, zu einer Erkenntnis dieses Angeschauten zu gelangen.

Im Hinblick auf wissenschaftliche Tätigkeit wird unter Anschauung zumeist *das durch Wahrnehmung geleitete Forschen* verstanden, als Methode gilt *das durch Vernunft geleitete Forschen*. Diese zwei Vorgehensweisen sind die Grundlage jeglicher wissenschaftlichen Aktivität. Die Erforschung eines Objektes bedarf einerseits der Wahrnehmung und andererseits der gedanklichen Führung bei dieser Wahrnehmung, eben der Methode. Bei der Anschauung ist die Wahrnehmung, bei der Methode vielmehr die gedankliche Struktur leitend. Zu einer jeden Methode gehört außerdem, daß immer ein Ziel erreicht werden soll; umgekehrt gilt: Das Ziel bestimmt erst den Sinn der Methode.

In jeder forschenden Tätigkeit sind Anschauung und Methode miteinander verbunden, auch wenn das Schwergewicht abwechselnd auf dem einen wie auf dem anderen Aspekt liegen kann. Anschauung und Methode sind fundamentale Grundbegriffe; sie treten schon am Anfang der Entwicklung des abendländischen Denkens, in der Antike, auf. Nach Auffassung von Platon hat das methodische Vorgehen zwei Aufgaben: Es soll ermöglichen, eine Erscheinung zurückzuführen auf die Einheit der Idee («Synagoge»), außerdem soll durch die

Methode die Idee eingeteilt und geordnet werden können («Dihairesis» oder «Dichotomie»). Bezeichnenderweise wird die Methode bei Aristoteles anders definiert: Sicher soll die Methode es leisten, Erscheinungsformen in einen ordnenden, logischen Zusammenhang zu stellen, aber die Methode ist vielfältig, weil sie sich nach dem jeweiligen *Untersuchungsgegenstand* und damit eigentlich auch nach der *Anschauungsart* richten muß.

Platon ist Geisteswissenschaftler: Der Geist ordnet und vereint. Aristoteles' Anliegen ist es vielmehr, die Erscheinungen sich selber ordnen zu lassen in einer «theoria» – ein Wort, das übersetzt werden kann mit dem Begriff «(innerlich erfaßter) Anschauungszusammenhang».

Da Aristoteles der erste Naturwissenschaftler ist, der methodisch Anschauung und Methode zusammenbringt, werden wir hier seiner Denkweise weiter nachgehen.

Das induktive und das deduktive Verfahren in der wissenschaftlichen Forschung

Aristoteles unterscheidet als immer gültige Hilfsmittel bei einer Forschungsmethode, d.h. einer Untersuchung um einer Erkenntnis willen, *Induktion* («Epagogè») und *Deduktion* («Syllogismus»). Diese Hilfsmittel sind die zwei Grundpfeiler der wissenschaftlichen Methode und beim Gewinnen von Erkenntnissen. Zwei Beispiele können hier diese beiden Begriffe erläutern.

Beim Bleigießen ist zu bemerken, daß ein Klümpchen Blei im Wasser sinkt und auf dem Boden liegen bleibt. Blei ist ein Metall. Man stelle sich nun vor, man sei mit einem Phänomen dieser Art noch gar nicht vertraut, möchte aber eine begrifflich-ursächliche Deutung dieser Erscheinung haben. Eine erste Frage könnte dann sein: Ist dieses Sinken im Wasser nun spezifisch für ein Metall? Es werden einige Metalle (Zink, Kupfer) ausprobiert; jeweils sinkt es auf den Boden. Es wird nun der verallgemeinernde Satz aufgestellt (hypothetisiert): Alle Metalle sind «schwerer» als Wasser. Diese Hypothese, die den Anspruch einer allgemeingültigen Gesetzmäßigkeit erhebt, muß geprüft werden. Werden tatsächlich auch schwerer zugängliche und in der Handhabung schwierige Metalle geprüft, z. B. Kalium (Brandgefahr bei Berührung mit Wasser!), so stellt sich heraus: Kalium ist «leichter» als Wasser. Die Hypothese ist also zu verwerfen, bei näherer Überlegung auch gar nicht charakteristisch für Metalle, denn auch mehrere Nichtmetalle sinken auf den Boden. Außerdem sind die Begriffe «schwerer» und «leichter» unscharf: Korrekter ist es, von größerer und kleinerer spezifischer Masse zu reden, wobei Masse und Volumen in einem genau definierten Verhältnis stehen. Durch diesen Begriff der spezifischen Masse bietet sich von selbst ein allgemeingültiger Satz an: Einheitliche Körper mit größerer spezifischer Masse als diejenige von Wasser sinken im Wasser. Dies ist zunächst richtig. Zwar bleibt immer eine Unsicherheit bestehen, ob diese nun durch Induktion errungene allgemeine Idee wirklich allgemeine Gültigkeit besitzt, d.h. in allen Fällen zutrifft, und somit sich immer als Erscheinung einstellt, sobald die Bedingungen dafür geschaffen sind. In diesem Beispiel treten Probleme auf, sobald die Oberflächenspannung eine Rolle spielt oder wenn Salze in Wasser gelöst sind (was wiederum eine genauere Begriffsbestimmung von Wasser usw. erfordert). Beim Verfahren der Induktion möchte man also zum Erfassen einer allgemeinen Gesetzmäßigkeit aufgrund einzelner Wahrnehmungsinhalte vordringen. Zwei wichtige Unsicherheiten bleiben aber bestehen: Sind die beobachteten Erscheinungen genügend repräsentativ? Und sind die Begriffe der allgemeinen Aussage genügend genau definiert, d.h. begrifflich abgegrenzt?

Bei der Deduktion wird umgekehrt vorgegangen. Die Deduktion («Ableitung») wird als methodisches Mittel beispielsweise in der Mathematik und der formalen Logik angewandt, wo Axiome aufgestellt werden, aus denen konkrete Aussagen, z. B. mittels Schlußfiguren, abgeleitet werden. Beim Vorgehen der Deduktion darf an das «allgemeine», für jeden einsichtige Menschenwissen appelliert werden. Klassisch ist dieses Beispiel: Niemand zweifelt daran, daß alle Menschen sterblich sind (dies ist «axiomatisch» wahr). Außerdem wird niemand in Frage stellen wollen – nein, wir sehen es deutlich vor Augen –, daß Sokrates ein Mensch ist. Folglich werden wir exakt feststellen, daß Sokrates sterblich ist.

Im Verfahren der Deduktion liegt nun ebenfalls eine unlösbare Unsicherheit beschlossen: Wir wissen nie sicher, ob das Axiom eine absolute Gültigkeit hat. Dem Axiom wird aufgrund des gesunden

Menschenverstandes jeder zustimmen, dennoch ist es an sich *unbewiesen*.

In der üblichen wissenschaftlichen Praxis gehören bis heute Induktion und Deduktion zum Standardverfahren. Wer ehrlich ist, gesteht, daß damit zwei Grundunsicherheiten hinzunehmen sind: die Unsicherheit über die Zulänglichkeit der Wahrnehmungsvielfalt und deren Begriffspräzision einerseits, die Unsicherheit über die absolute Wahrheit des Axioms andererseits. Wer einmal eine Biographie einer großen Forscherpersönlichkeit gelesen hat, weiß, daß das Lebensgefühl dieses Menschen fast immer durch eine Bescheidenheit aufgrund des Bewußtseins eigener Unsicherheit geprägt wird. Die Wissenschaft weiß sich in einer grundsätzlichen Unsicherheit; wenn nach jahrelangem Bemühen dann endlich etwas vermeintlich Sicheres und unumstößlich Wahres gefunden oder entdeckt wird, ist die Freude groß.

Platon würde zu diesem Grundproblem möglicherweise die folgende Stellung einnehmen: Die innere Erfahrung der Idee kann doch eine so sichere sein, daß ein Zweifel gegenüber dieser Seite des Bewußtseins höchstens ein Zeichen wissenschaftlicher Unreife ist. Platons «Idee», als Axiom, ist eine Wesens- und Wirksamkeitserfahrung der Seele. In der Erfahrung dieser Sicherheit kann Platon nicht anders, als die Sinneserfahrung als höchst unzuverlässig, als «Schatten» zu empfinden.

Bei Aristoteles tritt eine gewisse Distanz zur platonischen, unbedingten Wirksamkeitserfahrung der Idee auf. Er scheint nicht mehr vollständig die absolute innere Erfahrung der Nähe und Wirklichkeit der Idee zu haben; dafür gewinnt er verhältnismäßig mehr Vertrauen in die Erfahrung der sinnlichen Wahrnehmung. Aristoteles' Sicherheitsempfinden entsteht nicht primär im Erfassen der Idee, sondern vielmehr in der *vermittelnden Tätigkeit zwischen Wahrnehmung und Idee*. In der Verbindung von Wahrnehmung und gedanklichem Inhalt, wobei die wissenschaftliche Ordnung aus der Begegnung beider hervorgeht, findet Aristoteles seine Sicherheit. Induktion und Deduktion sind dafür seine Hilfsmittel, und Ideenwelt und sinnliche Erscheinungswelt sind ihm Randbereiche, die staunenswert sind, sich aber nie mit voller Sicherheit erfassen lassen. Durch dieses «Dazwischen-Stehen» zwischen sinnlicher Erfahrung und Idee ist Aristoteles der erste «moderne» Naturwissenschaftler; auch heute steht jeder, der in der Naturwissenschaft tätig ist, zwischen den Bereichen der äußeren und der inneren Erfahrung.

Mit Induktion angefangen: Anschauen und Sehen

Die Anforderungen, die die antiken Denker an eine wissenschaftliche Methode stellten, haben denn auch nichts an Aktualität und Gültigkeit verloren. Wenn wir im folgenden nach dem induktiven Verfahren fragen, soll der Ausgangspunkt natürlich die Wahrnehmung der Erscheinung sein. Wenden wir uns deswegen zuerst noch dem Begriff der Anschauung und des Sehens in der Antike zu.

Das Wort *Anschauung* ist eine autorisierte Übersetzung des griechischen Wortes «theoria». Theoria hat drei Bedeutungen: Es ist das Sehen eines bunten Schauspiels; es ist auch die Beiwohnung einer mystischen Handlung; außerdem deutet es eine umfassende Gedankenschau an. Nach Ansicht klassischer Philologen sind beim Wort «theoria» in Texten von griechischen Philosophen, auch in denen von Aristoteles, alle drei Bedeutungen immer mitzubedenken. Anschauung – theoria – hat in diesem historischen Sinne immer etwas Erhabenes, wie ein Sehen zur Belehrung und Einweihung.

Ähnlich mehrdeutig und tiefgründig ist der Begriff «Idee». Bekanntlich ist das Wort «Idee» direkt verwandt mit «Sehen». Auch im griechischen Wort «horos» liegt die Bedeutung von «Sehen der Begrenzung» (das griechische Wort «horos» bedeutet «Begriff»; es taucht noch in unserem Wort «Horizont» auf; «horao» heißt «sehen, Ansicht haben auf etwas, gewahr werden»). Das Auge war das Organ des «Sehstrahls». Dieser Sehstrahl hatte zweierlei Richtung: von innen nach außen (ich will etwas sehen) und von außen nach innen (es kommt etwas zu mir, etwas möchte gesehen werden). Sehen wurde also als ein Akt der Begegnung empfunden! Im Sehen liegt nicht nur eine passive Aufnahme, sondern vollzieht sich die Begegnung zwischen etwas, das gesehen werden will, und etwas, das sehen will. Damit wurde das Sehen – und zugleich das Begreifen – als etwas empfunden, das erst auf der Grundlage einer Willenstätigkeit oder einer Intention möglich wird.

Später, im 18. Jahrhundert, wirkt sich bei Immanuel Kant eine besondere Auffassung von «Anschauung» aus. Bei Kant ist das Wort Anschauung der ins Deutsche übersetzte lateinische Begriff «intuitus».[2] Raum und Zeit sind für Kant «rein intuitive Anschauungen», weil die Anschauungen aus der Natur des Menschen stammen. In dieser Auffassung ist die Anschauung also ein von der menschlichen Konstitution abhängiges und damit auch menschlich-willkürliches Orientierungsvermögen.

Kant betont also, daß Anschauung kein voraussetzungsloses Geschehen ist, es erscheint vielmehr als eine Tätigkeit, die von der menschlichen Konstitution und Intention vorgeprägt ist, vom Auffassungsvermögen bestimmt wird und so auch wohl historisch bedingt ist.

Anschauen ist eine zutiefst mit der Existenz des Menschen zusammenhängende Tätigkeit, und die Kunst des Anschauens scheint etwas zu sein wie eine Kunst, der Welt zu begegnen. Anschauung als natürliche, konstitutiv bedingte Tätigkeit wird erst in der Methode wissenschaftlich hinterfragt; dann werden die Ergebnisse der Anschauung präzise gefaßt, kausal erklärt oder jedenfalls in einen begrifflich-logischen Zusammenhang gesetzt.

Daß die Anschauungsweise sehr viel mit der Biographie und der individuellen Einstellung eines Menschen zu tun hat, hängt mit ihrer geschichtlich-konstitutionellen Bedingtheit zusammen. Darin liegt die irrationale oder vorrationale Triebfeder und ist sicher auch eine Komponente der Genialität in der Anschauungsart von Forscherpersönlichkeiten wie Newton, Kepler, Kant, Goethe und vielen anderen innovativen Vertretern von Welt- und Naturanschauungen. Diese Verschiedenartigkeit der Menschen bewirkt, daß es einen Wissenschaftsstreit gibt. Der Wissenschaftsstreit wird allerdings mit dem Bestreben geführt, die Methoden so zu hinterfragen und auszufeilen, daß ihre Nachvollziehbarkeit immer mehr das subjektive Element der Anschauung ausgleicht. Der subjektive Charakter der Anschauung soll zugunsten der Objektivität der Methode überwunden werden, indem das mehr subjektiv Angeschaute in eine mehr objektive gedankliche Struktur übergeführt wird. Begriffliche Präzision und allgemeine Gültigkeit entscheiden hierbei über den Erfolg dieses Verfahrens. Eine überzeugende Wahrheit ergeben Anschauung und Methode letztendlich, wenn das Ergebnis sich in der praktischen Handhabung bewährt.

*Der «Induktionsvorgang» in anthroposophischer
Geisteswissenschaft und Phänomenologie:
Hinführung vom Gesehenen zur Idee*

Wenn wir berücksichtigen und akzeptieren, daß die Anschauung von Welt und Natur von einem historisch-biographischen Moment gebildet und geprägt wird, ist es selbstverständlich, daß manche sich wohl, andere aber nicht in die Anschauungsart von Goethe, in die Phänomenologie von Sartre oder Heidegger oder in die anthroposophische Weltanschauung Rudolf Steiners hineinfinden können. Doch auch für alle diese Anschauungsarten gilt: Insofern der Anspruch auf Wissenschaftlichkeit erhoben wird, soll Methode geübt werden. Unabhängig davon, ob die anthroposophische Sichtweise jemandem zusagt oder nicht, wird von Steiner wiederholt betont, daß es zum Erlangen der erkenntnismäßigen Überzeugung geisteswissenschaftlicher Wahrheiten genauso wichtig ist, eine strenge Methodik zu befolgen, wie in der Mathematik oder einer anderen exakten Wissenschaft. *Anthroposophie ist also nicht nur eine Weltanschauung, sie fordert auch die methodische Prüfung und Klärung der Weltanschauung.* Die wissenschaftliche Bildungsart wurde von Rudolf Steiner als sehr geeignet bezeichnet für die Praktizierung der Anthroposophie: Er war der Überzeugung, daß der Techniker die besten Voraussetzungen zur Erlangung gediegener geisteswissenschaftlicher Erkenntnisse habe.[3] Dies ruft dann natürlich die Frage hervor: Wie verhält sich denn die Methode des anthroposophischen Erkenntnisbemühens zum naturwissenschaftlichen methodischen Vorgehen, wie es hier anhand der Induktion und Deduktion charakterisiert wurde? Um dieses Verhältnis aus meiner Sicht darzustellen, nehme ich Bezug auf zwei grundlegenden Bücher Rudolf Steiners: *Wie erlangt man Erkenntnisse der höheren Welten?* und *Die Philosophie der Freiheit*.

In *Wie erlangt man Erkenntnisse der höheren Welten?* wird zunächst das vorwissenschaftliche Erfahrungsgebiet der Anschauung angesprochen.[4] Die Hinwendung zur Anschauung, die Intensivierung der Aktivität der Wahrnehmung und sinnlichen Aufmerksamkeit erschließen Interessensgebiete, wo Erkenntnisse zu erweitern sind. Es wird allerdings ausdrücklich gesagt, daß dieses vorwissenschaftliche Erfahrungsgebiet jedem Menschen zugänglich ist und die notwendigen Fähigkeiten, um es mit Erkenntnis zu durchdringen, ebenfalls jedem Menschen potentiell gegeben sind. Dies scheint mir besonders wichtig zu sein, da auch die heutige Wissenschaft immer mehr den Anspruch erhebt, für jeden Menschen zugänglich zu sein. Das aufgeschlossene moderne Bewußtsein des Menschen wird also nicht nur vom wissenschaftlichen Informationsstrom, sondern genauso von der anthroposphischen Perspektive zu einer «éducation permanente» aufgerufen.

Als Objekte der sich immer mehr erweiternden Aufmerksamkeit und Anschauung werden nun in diesem Buch Rudolf Steiners beispielsweise angeführt: das Werden und Vergehen in der Natur, die Geschmacksempfindung, die Lautwahrnehmung eines bellenden Hundes oder eines fallenden Gegenstandes. «Anschauen» in dem Sinne, daß die Sinnesorgane immer stärker aufgeschlossen und geweckt werden, fängt also mit dem intensiven, zunächst unkommentierten Gebrauch der Sinnesorgane an. Die Sinnesorgane nehmen dabei wahr im buchstäblichen Sinne: Sie nehmen dasjenige, was auf sie eindringt, für eine unbedingte Wahrheit an, sie nehmen die Erscheinungsformen unbedingt ernst. In dieser «naiven» Tätigkeit der Wahrnehmung fällt schon bald auf, wie vielfältig die Dinge sind und wie jedes Ding, jede Erscheinung begrenzt ist. Um nun diese Begrenzung genauer zu erkennen, müssen die für die primäre Beschreibung der Wahrnehmung gewählten Begriffe nochmals hinterfragt werden. Bei der Feststellung «Die Löwenzahnblüte ist gelb» ist der Begriff «gelb» des öfteren zu hinterfragen: wie gelb eigentlich, in welchen Teilen am meisten, zu welcher Tages- und Jahreszeit usw. Durch ein solches Hinterfragen wird in immer größerem Maße sachliche Objektivität der Wahrnehmung erreicht. Und: Mit zunehmender Sachlichkeit wird auch das Interesse für die Einzigartigkeit der einzelnen Erscheinung immer wacher.

Wohin ein solches Hinterfragen führen kann, wird schön erlebbar in den realistisch-deterministischen Romanen von Emile Zola. Es werden darin oft sehr ausführliche Beschreibungen der Situationen gegeben, in denen sich eine Romanfigur befindet: wie das Zimmer aussieht, welche Farbe die Tapete hat, welcher Geruch vorhanden ist, wer hier gewohnt hat usw. Auf mehr seelischer Ebene werden solche beobachtungskünstlerischen Beschreibungen bei Dostojewski oder Proust gegeben. Die angenehme Erfahrung, die beim Lesen solcher

Literatur auftritt, liegt wohl darin, daß immer stärker das Gefühl der Identifizierung, des Sich-Einlebens in diese «Zimmer» physischer oder seelischer Art möglich wird. Durch diese Identifizierung wird das zunächst von außen Angeschaute mehr und mehr verinnerlicht, so sehr, daß es sogar möglich wird, das zunächst Äußerliche immer mehr aus der Peripherie heraus in die Mitte des eigenen Seelenlebens zu stellen. Das zuerst von außen Wahrgenommene wird durch die genaue Beobachtung, Hinterfragung und das gesteigerte Interesse Mittelpunkt des Seelenlebens. Eine solche Veränderung des Standpunkts tritt oft bei Menschen auf, die sich aus beruflichen oder anderen Gründen stark mit einem bestimmten Thema auseinandersetzen. Wer sich lange mit «Tulpen» beschäftigt, für den wird nicht nur die Rassenvarietät eine Welt für sich, sondern auch die Pflanzenwelt bekommt eine besondere Ordnung vom «Tulpenstandpunkt» aus. Dieses «In-die-Mitte-Stellen» der Tulpe kann unter Umständen sogar zu ordnenden oder kreativen Gedanken bezüglich der Weltgeschichte und der Weltwirtschaft führen. Damit ist nichts anders vollzogen als das Heraufheben eines für das Seelenleben zunächst unbekannten äußeren Objektes zu einem im Innern belebten Objekt. Dieses zuerst genaue begriffliche Begrenzen und Abgrenzen, dann aber auch Beleben der Anschauung ist eine wichtige Komponente der Methodik der goetheanistischen Phänomenologie. Goethe übte seine phänomenologische Methode insbesondere an der Pflanze und am Licht, also an Phänomenen, die zur lebendigen bzw. physikalischen Natur gehören. In der Nachfolge der aristotelischen Gesinnung war es Goethe ein Anliegen, die Methode der wissenschaftlichen Behandlung nach Art des angeschauten Objektes zu wählen. Und was faszinierte Goethe an der Pflanze?

«In die Mitte stellen»

Das Leben der Pflanze wird sinnlich bemerkbar in den Änderungen, die sich im Wachstum ereignen. Wachsen ist nicht nur eine räumliche Ausbreitung. Ein Merkmal des vegetativen Wachsens ist, daß die Wachstumsbewegung immer aus einer Mitte heraus vollzogen wird. Aus dem Samen entsteht der aufeinander bezogene Gegensatz von

Wurzel- und Sproßwachstum. Die pflanzliche Gestalt, aber auch jedes Blatt, lebt räumlich und zeitlich zwischen Licht und Dunkel. Jede Blattgestalt steht in der Mitte zwischen der vorhergehenden und der darauffolgenden Blattform. Der Fruchtknoten ist der Abschluß eines Sprosses, aber in ihm ist der Anfang einer neuen Pflanze veranlagt. Die Pflanze wächst in jedem ihrer Teile aus einer räumlich-zeitlichen Mitte heraus; sie ist dadurch eine kontinuierliche räumlich-zeitliche Entgrenzung. Aus ihrer Mitte stellt sie ständig eine sich erneuernde, ausgewogene Ordnung in Zeit und Raum her. Diese Ordnung ist immer an der Umgebung orientiert, weil sie Ausdruck der Einflüsse des Bodens, des Lichtes, des Klimas und der Jahreszeit ist. Eine jede Pflanze ist Bild ihrer Umgebung, weil sie sich naturgemäß immer zum Mittelpunkt und damit zum Ausdruck einer Umwelt macht. Die Methodik zur Erkenntnis einer Pflanze – mit dem Ziel, der Eigenart des pflanzlichen Wesens gerecht zu werden – erfordert, daß das Denken im Nachvollzug der Pflanze, in deren «Nachbildung», sich ebenso dieses Phänomen zu eigen macht, daß die Pflanze aus der Mitte lebendig wird und sich entwickelt. Deswegen ist in Goethes Morphologie nicht die Gestalt, sondern die Bildung zentral: die Bildung, die sich in der Pflanze vollzieht, aber zugleich vom Erkenntnisstreben eine innere Bildung abverlangt.[5]

Die Pflanze existiert aus der Mitte ihres Wesens, wobei sie in jedem ihrer Organe (Blatt, Stengel, Blüte) Einzelheiten ihrer zunächst in Samen und Knospen verborgenen Wesenheit zeigt. Durch die rhythmische Abfolge der Erscheinungsformen atmet sie gewissermaßen allmählich ihr Wesen in Erscheinungsformen aus. Goethe betrachtete dieses Atmen der pflanzlichen Bildung als Ausdruck des umfassenden botanischen Gesetzes oder Urphänomens der Ausdehnung und Zusammenziehung. Aber es ist nicht nur so, daß die Pflanze im Ausdehnen der Blattgestalten und Zusammenziehen derselben in Knospen und Samen lebt. Sie lebt auch zwischen Licht und Finsternis, zwischen Wurzel- und Blütenbildung und ist damit also ein «Zwischenwesen», das in diesem Dazwischen-Stehen Formen aus sich entbindet im Prozeß der Ausdehnung und Zusammenziehung.

Ein solches Atmen sah Goethe nicht nur in dem Bereich der Natur, den wir unmittelbar als lebendig anerkennen, er sah es auch in meteorologischen Erscheinungen: «Ich denke mir die Erde mit ihrem

Dunstkreise gleichnisweise als ein großes lebendiges Wesen, das im Ein- und Ausatmen begriffen ist. Atmet die Erde ein, so zieht sie den Dunstkreis an sich, so daß er in die Nähe ihrer Oberfläche herankommt und sich verdichtet bis zu Wolken und Regen. Diesen Zustand nenne ich die Wasserbejahung; dauerte er über alle Ordnung fort, so würde er die Erde ersäufen. Dies aber gibt sie nicht zu; sie atmet wieder aus und entläßt die Wasserdünste nach oben, wo sie sich in den ganzen Raum der hohen Atmosphäre ausbreiten und sich dergestalt verdünnen, daß nicht allein die Sonne glänzend hindurchgeht, sondern auch sogar die ewige Finsternis des unendlichen Raumes als frisches Blau herdurch gesehen wird. Diesen Zustand der Atmosphäre nenne ich die Wasserverneinung.»[6]

Für eine solche methodische Auffassung seiner Anschauung der Phänomene stellt Goethe den Anspruch, daß man sich ganz mit der Erscheinung identifiziert und sich so intensiv mitten in das Geschehen stellt, daß die Geschehnisse als eigene Taten erlebt werden. Goethe nennt dies ein «lebhaftes poetisches Anschauen»: «Das lebhafte poetische Anschauen eines beschränkten Zustandes erhebt den Einzelnen zum zwar begrenzten, doch unumschränkten All, so daß wir im kleinen Raum die ganze Welt zu sehen glauben.»[7] Aber zugleich fordert er eine innere «spartanische» Haltung dabei: «Der Drang einer tiefen Anschauung fordert Lakonismus.»

Sehr schön kommt dieses Vorgehen des In-die-Mitte-Stellens in dem kleinen, ursprünglich chinesischen Gedicht zum Ausdruck:[8]

> *Nun weiß man erst, was Rosenknospe sei,*
> *Jetzt, da die Rosenzeit vorbei;*
> *Ein Spätling noch am Stocke glänzt*
> *Und ganz allein die Blumenwelt ergänzt.*

Eine gewaltige, umfassende Kraft geht von dieser *Anschauung* der Rosenknospe aus. Die Blumenwelt von Herbst und Frühling wird damit implizite aufgerufen; die Rosenknospe ist die intensivst erlebte Mitte einer zeitlich sich entfaltenden Blütenwelt.

Der *methodische Schritt*, das intensiv Wahrgenommene immer mehr in die Mitte des Bewußtseins zu stellen, ist ein Schritt, der wohl eine allgemeine, nicht nur wissenschaftliche Bedeutung für das menschliche Bewußtsein hat und womöglich in der hier geforderten Intensität eigentlich erst in der Neuzeit möglich geworden ist. Ein vorbereitender Entwicklungsschritt, der mit dieser Art des methodischen Vorgehens in der Auffassung von Natur und Welt gemacht wurde, fand in der Renaissance mit der Entdeckung der Perspektive statt. Leonardo da Vinci hat gesagt: Die Mitte ist der tiefste Ort der Welt.[9] Warum eigentlich? Weil jedes Hervorbringen eine Mitte braucht, woraus etwas ex-zentrisch wird und «ex-sistiert». Leonardo da Vinci empfand die Perspektive als die «unsichtbar-sichtbare Mitte», die jedem naturgetreuen Motiv eine innere hervorbringende Ordnung gibt. Eine solche sinnlich-übersinnliche Orientierung auf eine «Urmitte» ist im «Letzten Abendmahl» in sublimer Form dargestellt.

Einige Jahrhunderte später sah dann Goethe: Jede Pflanze, jedes Leben läßt exzentrisch werden, sowohl im Werden, bei dem alles an der Pflanze aus ihr herausstrebt zur Erscheinung, aber auch im Vergehen, bei dem Äste abbrechen, Blätter abfallen, Blüten hinwelken. Das einzig Tastbare der Pflanze, wo sie sich konzentriert, sind Knospen und Samen!

Wieder ein gutes Jahrhundert später wird es die Entdeckung der Phänomenologie des 20. Jahrhunderts, daß der Mensch als einziges Wesen in der Welt sich dessen bewußt wird, daß er aus sich heraustritt («ex-sistiert»). Ein jedes Ding, das sichtbar wird, tritt außer sich; das Bewußtsein der Dualität eines Innerlich-Essentiellen und eines Heraustretenden tritt jedoch nur beim Menschen auf. Sogar Gott, so sagt Heidegger, *ist* wohl, aber er *existiert* nicht![10] In Hermann Plessners Denken ist ein zentrales Motiv, daß der Mensch ex-zentrisch ist mit seinem Bewußtsein: Er verfügt über das Vermögen, aus seinem Zentrum herauszutreten, dafür aber etwas anderes, ein Nicht-Ich, zentral in sein Bewußtsein zu stellen.[11]

Es ist nun mit diesen ersten Schritten die Anschauung der Naturerscheinungen reflektiert und methodisch aufgegriffen. Ausgangspunkt ist die sinnliche Wahrnehmung, das Vorhaben ist die Hinführung des Individuell-Wahrnehmbaren zum Allgemein-Gesetzmäßigen. Die erste Anforderung, um zu einer neuen Einstellung der Anschauung zu kommen, ist das unbedingte Ernstnehmen der Wahrnehmung. Dies forderte nicht nur Goethe im 19. Jahrhundert; auch von den phänomenologischen Strömungen im 20. Jahrhundert wurde diese absolute

Hinwendung zur Erscheinung für notwendig erachtet. Edmund Husserl mahnte an: «Zurück zu den Dingen, den Phänomenen», und damit: zu den Wesen.¹² Husserls Wesensbegriff (Wesensschau) ist übrigens nicht mystisch-metaphysisch, sondern vielmehr als konkretes Gedankenerlebnis zu verstehen. Max Scheler forderte, sich absetzend von Kant, die liebevolle, schauende Hingabe an die Welt.¹³ Durch diese existentielle Phänomenologie kann als großes begeisterndes Erlebnis auftreten: Der Mensch ist ganz frei, auf die Sinneswahrnehmungen einzugehen; gerade in dieser Hinwendung kommt er am meisten los von seinen Vorstellungen und Zwängen.

Das technische Bewußtsein und das kreative Bewußtsein

Und doch: Diese letztgenannten philosophischen Strömungen haben für die sehr praktisch gewordene Naturwissenschaft eigentlich keine Konsequenzen gehabt. Mögen sie stellenweise in der Soziologie und Psychologie mit Nutzen angewendet worden sein, das technische Naturverständnis scheint durch diese Forderungen der phänomenologischen Strömungen in der Praxis nicht merkbar bereichert worden zu sein. Welche Aufgaben wären zu erfüllen, um hier weiterzukommen?

In der anthroposophischen Auffassung der goetheanistischen Phänomenologie liegt ein besonderes Element, das in den philosophischen, phänomenologischen Strömungen des 20. Jahrhunderts meines Wissens nicht so explizite ausgearbeitet wurde. Hier wäre anzuknüpfen, damit die Naturwissenschaft auch aus dieser Sicht wieder praktisch werden kann.

Am Anfang des Buches *Wie erlangt man Erkenntnisse der höheren Welten?* steht ein Satz, der höchst nüchtern und damit von einem unmittelbar praktischen Anspruch ist. Dieser erste Satz trägt eine auffallende Allgemeingültigkeit in sich: «Es schlummern in jedem Menschen Fähigkeiten, durch die er sich Erkenntnisse über höhere Welten erobern kann.» Wohl mit Absicht wird hier etwas Triviales, dennoch zugleich sehr Erhebendes ausgesagt. Denn wie es für jedes heranwachsende Kind selbstverständlich ist, daß es Fähigkeiten entwickeln soll, um Erkenntnisse, *die zu ihm passen*, zu erlangen, so scheint diese Möglichkeit im Erwachsenenleben unerschöpflich zu sein. Voraussetzung dafür ist nur, daß ein Streben da ist, diese inneren Fähigkeiten wachzurufen und wachzuhalten. Der menschliche Wille muß – was in keiner anderen phänomenologischen Methodik derart nachdrücklich als Voraussetzung hervorgehoben wird – beim Anschauen außerordentlich aktiv werden. Worin besteht diese Willenstätigkeit? Sicher nicht in einer primär begreifenden Tätigkeit! In *Wie erlangt man Erkenntnisse der höheren Welten?* wird das Hören in Form eines offenen Entgegennehmens von verschiedenartigen Geräuschen und Tönen als Übung empfohlen, ebenso das hingebungsvolle Schauen auf werdende und vergehende Prozesse in der Natur. Oder eine Tätigkeit wird empfohlen, die darin besteht, die Formfolge einer sich aus dem Samen entwickelnden Pflanze immer wieder, also in gewisser Treue bei gleichbleibendem Vorstellungsinhalt, zu vollziehen. Es ist jeweils ein Sehenwollen und Hörenwollen mit der Qualität des Raum-Schaffens in der anschauenden Seele. Es geht also nicht nur darum, immer mehr Information in sich aufzunehmen, sondern es wird zunehmend wichtiger, für diese Information einen sogenannten Leerraum zu bilden. *In diesem seelischen Leerraum entsteht der Impuls zur geistigen Kreativität als innere Antwort auf ein in der Außenwelt Wahrgenommenes.*

«Höflichkeit» der Erkenntnis.
Der Innenraum für ein geistiges Gegenüber

Goethe forderte vom Anschauen das In-die-Mitte-Stellen einer Erscheinung. Rudolf Steiner fügt dem hinzu: Die Erscheinung soll nicht nur in die Mitte gestellt werden, weil sie, wie Goethe bemerkte, aus ihrer Mitte lebendig ist, sondern auch, weil daran eine Kraft zu erüben ist, die allmählich erfahrbar macht, was in diesem Lebendig-sich-Entfaltenden lebt. Die Kraft, die bewirkt, daß ein Inneres, eine innere Essenz existieren, aus sich heraustreten und in Erscheinung treten kann, wird erkennbar, wenn die Seele durch Übung einen solchen Verdichtungsgrad erlangt, daß die Kraft dieser Umbildung vom Inneren zum Äußeren selber erfahrbar wird. Und diese Kraft, die eine kreative geistige Kraft ist, ist zunächst zu umschreiben als das durch Erkenntnispflege immer mehr gesteigerte Interesse am Nachvollzug der Verwandlung von Erscheinungsformen im Bewußtsein. Es ist eine solche Verstärkung und Verdichtung der Eigentätigkeit zu erlangen, daß sie Anschauungsorgan wird für einen geistigen Inhalt – oder auch: für eine geistige Substanz. Das Ergebnis dieses methodischen Schrittes, einen kreativen inneren Leerraum zu schaffen, bewirkt, daß eine «innere Substanz» entsteht und damit ein innerlich Wesenhaftes allmählich angeschaut oder im altgriechischen Sinne «theoretisiert» werden kann. Wurde anfangs die Anschauung zur Methode gesteigert, so ergibt die konsequente Fortsetzung der Methode den Freiraum für eine nun von innen her geführte Anschauung.

Das Verhältnis zwischen einem Innerlichen, «Wesenhaften» und einer dadurch hervorgebrachten äußeren Erscheinungsform, eines «Phänomens», welcher Art auch immer, kann vom menschlichen Bewußtsein erst und nur dann als Tatsache erkannt werden, wenn es den Übergang von der Idee zur Erscheinungsform im eigenen Bewußtsein so substantiell werden läßt, daß es zur inneren Erfahrung wird. In den *Einleitungen zu Goethes Naturwissenschaftlichen Schriften* charakterisiert Rudolf Steiner die sinnlich *wahrgenommene* Welt im Sinne von Goethes Weltanschauung als «eine Summe von metamorphosierten Wahrnehmungen».[14] Diese Summe der metamorphosierten Wahrnehmungen ist in sich konsistent, trägt sich selber, und es bedarf *innerhalb dieser Wahrnehmungsinhalte* nicht eines äußeren Materiebegriffs, weil die sich metamorphosierenden Inhalte sich gegenseitig stützen. Es sind die Phänomene anzuschauen und methodisch so zu verarbeiten, daß eine in sich gedanklich konsistente Einheit entsteht.

Wie führt dann ein an einem äußeren Phänomen geübtes, «verdichtetes» Anschauen methodisch dazu, eine hervorbringende Tätigkeit innerlich zu erfahren und zu erkennen? Ich möchte dafür auf eine einfach nachvollziehbare Empfindung hinweisen, die eigentlich jeder kennt. Wer sich längere Zeit und mit gewisser Mühe mit einer Sache beschäftigt, fühlt sich nicht nur in seinem Seelenleben immer mehr belebt von dieser Beschäftigung des «In-die-Mitte-Stellens»; es tritt, meistens gar nicht so bewußt, auch die Empfindung einer gewissen «Partnerschaft» mit dem thematisierten Anschauungsmaterial auf.

«Ich beschäftige mich damit» und «es beschäftigt mich» ist nicht mehr so ganz zu trennen. Dieses Eigenleben eines zunächst in der Außenwelt erworbenen indifferenten Anschauungsgebietes bekommt in der Seele ein Eigenleben; Fragen tauchen immer mehr auf, das Erfahrungsgebiet erweitert sich, noch mehr Fragen und vor allem Begriffe, mitunter auch Entdeckungen, stellen sich ein. Erinnern wir uns nun an Goethe, der in seinen meteorologischen Beschäftigungen auf einmal zu einer Gesetzesform durchdringt, die diese meteorologischen Erscheinungen «beherrscht»: «Ich denke mir die Erde mit ihrem Dunstkreise *gleichnisweise als ein großes lebendiges Wesen...*» Das war nicht nur formal oder poetisch gemeint! Goethe kann wohl nicht umhin, das, was sich innerlich seelisch immer mehr differenziert und vielfältig darstellt, doch *gleichnisweise als ein Wesen* zu empfinden. Es ist keineswegs eine «magische» Wesenheit, die sich da kundtut, es ist vielmehr, als ob die Seele zunehmend eine «Höflichkeit» spürt: Es wird in der Fülle von komplizierten und doch zusammenhängenden Erscheinungen ein Zusammenhang spürbar, dem ich in meinem Bewußtsein eine gewisse Ehrfurcht entgegentragen kann. Und dieses Gefühl der «Höflichkeit» gegenüber der inneren Erfahrung kann aus zwei Gründen besonders stark werden: Je mehr der gesetzmäßige, «logische» Zusammenhang der Erscheinungsformen eingesehen wird, desto mehr kann ein Gefühl der Bewunderung für diese innerlich objektiv und somit als «Objekt» erlebte Realität entstehen; und eine solche «Höflichkeit» ist um so stärker als Empfindung anwesend, je stärker die eigene Bemühung zur Erlangung der Einsicht in den logischen Zusammenhang war und vor allem auch je stärker sie innerlich gewollt und bejaht wurde.

An diesem so geschilderten Weg der «Induktion» nach methodischer Anleitung der goetheanistischen, existentiell-phänomenologischen und anthroposophischen Anforderungen wird deutlich, daß hier zwei Qualitäten zur üblichen durchgeführten Methode der Induktion dazukommen: Erstens ist die Evidenzerfahrung des unbedingten Wahr-Seins der einzelnen Wahrnehmung eine Voraussetzung. Es ist zunächst jedem Zweifel zu entheben, daß die Erscheinungsform an sich nicht wahr sei. Diese Anerkennung der «ersten Wahrheit» einer Wahrnehmung ist eine «Kardinaltugend», auf die insbesondere durch die Phänomenologie des 20. Jahrhunderts hingewiesen worden ist. Durch Hinzunahme der goetheanistischen Methode, gleichwertige Phänomene miteinander zu vergleichen und tunlichst aus- und aneinander zu entwickeln, bleibt die Wahrheit der Einzelwahrnehmungen unangetastet, zugleich aber entsteht ein verbindlicher Zusammenhang, wodurch ein Phänomen auf ein anderes Bezug nimmt oder sogar als daraus hervorgehend dargestellt werden kann. Die Goethesche Methode erlaubt es, allgemeine Gesetze, «Urphänomene» oder «Typen» in der sinnlich erfahrbaren Wahrnehmung wirksam zu sehen. Zweitens macht Rudolf Steiner darauf aufmerksam, daß diese nun innerlich so geordnete seelische Tätigkeit selber ins Bewußtsein zu heben sei: In der Erfahrung der durch eigene Tätigkeit entdeckten Gesetzmäßigkeit, die dem Einzelphänomen als An-sich-Wahrem keinerlei Abbruch tut, vielmehr restlos aus sich hervorgehen läßt, weil sie einen wirksamen Zusammenhang herstellt in der Vielfalt der Erscheinungen, wird ein Wesenhaftes geahnt. Mit dieser Ahnung gehen Empfindungen wie Ehrfurcht vor der Gesetzmäßigkeit oder ihre objektive Bewunderung einher. Damit wird allmählich das Allgemein-Gesetzmäßige, weil wesenhaft und also im Geiste substantiell seiend, eine gleich sichere Erfahrung wie die der einzelnen Sinneswahrnehmungen.

Die tätige Idee in der Wahrnehmung

Es ist somit eine zweifach ausgerichtete Phänomenologie, die von der Anthroposophie im Kontext und als Weiterführung der phänomenologischen Vorarbeiten befürwortet wird. Einerseits schaut man nach außen und freut sich an der Erscheinungsform, weil diese für den Erkenntnisprozeß als «erste Wahrheit» gelten muß. Zugleich wird das Bemühen um den in der Vielfalt der Erscheinungsformen waltenden Zusammenhang ins Bewußtsein gehoben, die innere Willenstätigkeit, das an den Erscheinungsformen geübte Tätigwerden der Erkenntnisgewinnung. Und obwohl von mir als Menschen geleistet, liegt in dieser inneren Erfahrung der Anlaß, das den einzelnen Erscheinungen zugrundeliegende *objektive* Verbindende nicht nur nominalistisch als Gesetz oder als Typus, sondern noch mehr als reelles Wesen, jedenfalls als *objektives Gegenüber* in der Seele zu erleben.

Die Methodik der anthroposophischen Geisteswissenschaft enthält, insofern diese einen Beitrag liefern möchte zur Naturerkenntnis, eine zusätzliche Komponente im Vergleich zur technisch-naturwissenschaftlichen und der nach phänomenologischer Auffassung vertretenen Induktion.

In der technischen Naturwissenschaft wird das Einzelphänomen benutzt, um zur Erkenntnis einer allgemeinen Gesetzmäßigkeit zu gelangen. Dazu werden am Einzelphänomen diejenigen Eigenschaften ausgeklammert, die zur Gültigkeit des Gesetzes nicht beitragen oder dieser gar widersprechen. Damit tritt schon eine gewisse Abstrahierung der natürlichen Wirklichkeit auf. Bei dieser Abstrahierung wird schlußendlich eine Eigenschaft oder ein Komplex einiger Eigenschaften übrigbleiben, für die eine allgemeingültige Aussage stimmt. Dieses Allgemeingültige, Gesetzmäßige, ist dem Einzelphänomen jedoch vollkommen gleichgültig und äußerlich, das heißt, die innere Gesetzmäßigkeit und das Äußere der individuellen sinnlichen Erscheinung, worin die Gesetzmäßigkeit wirkt, sind unabhängig voneinander.

Dem steht die von der Anthroposophie erweiterte Anschauung der Welt gegenüber. In der Rücksicht auf die Ganzheit der Erscheinungsform einerseits und durch die Hinzunahme der Beobachtung der eigenen seelischen Tätigkeit andererseits wird das zu den Erscheinungsformen Gefundene ein in der Seele erlebtes objektives Gegenüber, ein «Wesen», das in den Erscheinungsformen tätig und damit im klassisch-philosophischen Sinne «wesentlich» für das Äußere der sinnlichen Objekte ist. *Das Innerlich-Essentielle wird direkt in seiner Tätigkeit im Erscheinen der sinnlichen Wahrnehmung angeschaut.* Es wird möglich, den Übergang zwischen Innerlich-Essentiellem und äußerer Form anzuschauen, weil die innere Aktivität bei der Entwicklung von Begriffen, des In-die-Mitte-Stellens und der «Höflichkeit» im Erahnen des Wesentlichen mit in die Beobachtung hinzugenommen wird.

Eine solche Art der «essentialen» Naturwissenschaft kann man an bereits vorliegenden Erfahrungen von Wissenschaftlern erkennen, die auf dem Gebiet der Naturwissenschaften tätig gewesen sind. Wenn Adolf Portmann sagt: «Die Gestalt des Wirbeltiers ist immer in erster Linie Selbstdarstellung einer besonderen Innerlichkeit ... Der Nachweis der Selbstdarstellung ist die oberste Aufgabe der morphologischen Arbeit»,[15] so klingt hier die Erfahrung der Anwendung von oben beschriebener Methode auf dem Gebiet der zoologischen Forschung an.

Im Katalog der Ausstellung *Erwachen an der Landschaft* formuliert Jochen Bockemühl den Unterschied zwischen System und Organismus folgendermaßen: «Eine Maschine ist ganz *System*. Sie funktioniert erst dann, wenn alles Vorgedachte in Einzelheiten hergestellt und zusammengebaut ist und ihr ein Funktionsantrieb (wie zum Beispiel Elektrizität oder brennendes Benzin) beigefügt wird. Die Konstruktionsidee steht dem Material äußerlich gegenüber. Auch wenn ein solches System Regelkreise enthält, wird kein Organismus daraus. Jeder physische *Organismus* muß im Augenblick der Beobachtung die Bedingungen eines Systems zwar erfüllen. An Pflanzen, Tieren und Menschen machen wir aber zusätzlich die Erfahrung, daß die ‹Konstruktionsidee› nicht nur in einem äußeren, sondern auch in verschiedener Weise noch *in einem inneren Verhältnis* zum System steht.»[16]

Eine solche Intention der Suche nach dem innewohnenden gestaltenden Prinzip der Organismenwelt mit besonderer Rücksicht auf die Heilpflanze liegt den verschiedenen Beiträgen dieses Buches zugrunde. Es ist das Bestreben der Naturwissenschaft, die Wirksamkeit der Heilpflanze erkennen zu lernen aus den in ihr zu analysierenden Substanzen; die Methodik der anthroposophischen Geisteswissenschaft möchte in Ergänzung dazu eine «innere Substanz» erfahrbar machen in der geübten Anschauung der pflanzlichen Gestalt, Bildung und Metamorphose.

Die Deduktion

War nun bisher die Rede davon, daß das wissenschaftliche Prinzip der Induktion, der Hinführung der Phänomene zum Allgemeinen, auch so fortgeführt werden kann, daß die Erfahrung der tätigen Idee in der Erscheinung auftritt, so ist eigentlich auch schon implizite die methodologische Ergänzung, die Deduktion, zu Hilfe genommen. Dennoch ist auch dieses Hilfsmittel der wissenschaftlichen Methodik noch für sich zu betrachten.

Schon erwähnt wurde, daß der deduktive Weg exemplarisch in der Mathematik angewandt wird und nachvollziehbar ist. In der Mathematik wird ein Axiom oder ein «Satz» zuerst als evident erfahren und dann angewandt zum weiteren Auf- und Ausbau der Beziehungen mathematischer Elemente. Hier ist also besonders wichtig, daß das inhaltlich als evident Erfahrene eine Möglichkeit abgibt, *in einer Beweisführung tätig zu werden, die einzelnes begründet.* Ein solches Tätigwerden wird auch möglich, wenn man physikalische oder chemische Gesetze aufstellt: Diese erlauben eine gezielte Handhabe von Gegenständen, die zur Technik wird. Wird eine richtige Technik daraus, dann hat sich die Idee bewährt.

Überraschenderweise fordert Rudolf Steiner in seinem Buch *Die Philosophie der Freiheit* eine solche Art deduktiven Vorgehens ebenso für die sittlichen Impulse des Menschen.[17] Diese sittlichen Impulse, die jeder Mensch für sich aus seiner eigenen Intuition als evident festzustellen hat, sind mit «Geschick» – oder nach dem Terminus dort: mit «moralischer Technik» – in die Tat umzusetzen. Im Evidenzerlebnis einer moralischen Intuition liegt die Anleitung zu der Art, wie man handelnd in die Welt eingreifen möchte. Das ist eine Art «deduktiven» Vorgehens.

Eine andere Art dieses methodischen Vorgehens wird von Rudolf Steiner in *Metamorphosen des Seelenlebens* beschrieben:

«Kein äußeres Erlebnis der Natur kann uns das, was über den ewigen Wesenskern des Menschen schon öfters betont wurde, bestätigen. Wir können unmöglich aus der äußeren Beobachtung heraus die Wahrheit gewinnen, daß das menschliche Ich immer wieder und wieder in neuen Verkörperungen erscheint. Wer zu dieser Wahrheit gelangen will, muß sich über das äußere Erlebnis erheben. Er muß in seiner Seele eine Wahrheit erfassen können, die er nicht im äußeren Erlebnis zunächst hat, aber sie muß sich auch im äußeren Leben realisieren. Man kann eine solche Wahrheit nicht so beweisen wie die erste Wahrheit, die wir nachgedachte Wahrheit genannt haben. Man kann sie nur beweisen dadurch, daß man ihre Anwendung im Leben zeigt. Dafür gibt es aber auch keinen anderen Beweis als eine Widerspiegelung im Leben. Wer hineinschaut in das Leben und es betrachtet mit der Erkenntnis, daß die Seele immer wiederkehrt, und betrachtet, was sich abspielt zwischen Geburt und Tod, was da die Seele immer wieder erlebt, und da betrachtet, welche Befriedigung diese Idee gewähren und welche Kraft sie im Leben geben kann, ihre Fruchtbarkeit im Leben verfolgt – und auch noch im anderen Sinne verfolgt, indem er sich zum Beispiel sagt: wie kann ich die Kraft einer Kindesseele entwickeln, wenn ich voraussetze, daß da eine Seele sich herausarbeitet, die schon immer da war? – dem leuchtet diese Wahrheit und Idee in der äußeren Wirklichkeit entgegen, sie erweist sich ihm fruchtbar. *Alle anderen Beweise sind unrichtig.* Einzig und allein die Bewahrheitung solcher vorgedachter Wahrheiten im Leben ist als ein Beweis ihrer Richtigkeit zu betrachten. Vorgedachte Wahrheiten, die nicht aus der Beobachtung gewonnen werden können, können auch nicht so bewiesen werden wie nachgedachte Wahrheiten. Sie können sich nur an der Wirklichkeit bewähren und fruchtbar erweisen. Es ist ein gewaltiger Unterschied zwischen dem Beweis der ersten und zweiten Art Wahrheit. *Die zweite ist eigentlich eine im Geiste erfaßte, die sich bewähren soll in der äußeren Beobachtung, im Leben.*»[18]

Während es sich bei der «Hinführung», der vorhin angegebenen erweiterten Induktion, um einen methodischen Weg handelt, durch den die in der Wahrnehmungswelt tätige Idee oder das tätige Wesen erkennbar wird, handelt es sich bei der «Ableitung» der zunächst nur im Geiste erfaßten Idee, die sich allmählich und immer genauer in der Anwendung bewährt, um eine erweiterte Art Deduktion. Die im Geiste erfaßte Idee der Reinkarnation ist nicht ein definierter Begriff; sie kann zunächst in aller «intellektueller Bescheidenheit» nur eine Sichtweise, eine geistige Anschauungsart sein, als Hilfsmittel, um zu Problemlösungen zu kommen. Im Finden von Problemlösungen, d.h. in der Verbesserung der pädagogischen oder medizinischen Maßnahmen, liegt die Bewährung und damit die eigentliche, konkrete Realität dieser Idee, die durchaus auch während des im Grunde unendlichen Lernprozesses der Anwendung «korrekturfähig» bleibt. So mag der Begriff der Reinkarnation als allgemeine Idee noch wenig «Kontur» haben; sie bekommt solche Kontur – oder wird immer wesentlicher, substantieller – in der praktischen Handhabung, und zwar auch nur, insofern diese hilfreich und erfolgreich wird.

Die so vorgestellte Methodik zur Auffindung einer Wahrheit ist darauf angewiesen, innerlich erfaßte Ideen nicht als mechanische Prinzipien einer danach festgelegten Wirklichkeit zu verstehen, sondern als Suchbegriffe, um nach einem sinnvollen und verständnisvollen Umgang zu handeln. Solche Suchbegriffe machen die menschliche Handlung immer objektiver, denn sie rechnen nicht mit dem eigenen Nutzen, sondern mit der aktuellen Anwesenheit eines Wesenhaften in der Erscheinung. Es kann dies der Fall sein bei einem weiten Spektrum von Ideen und geistigen Inhalten, die als «Suchbegriffe» behandelt werden. Mit Bezug auf das Verständnis für die Heilpflanze sind wir heute, fast ein Jahrhundert nach den Anfängen der Anthroposophie, noch immer in der Situation, wo an einer nachvollziehbaren Methode zu arbeiten ist.

Abschluß

William James schrieb in seinem Buch *Pragmatism*: «Unsere Achtung vor den Tatsachen hat nicht alle Religiosität in uns neutralisiert; die Beachtung der Tatsachen ist fast für sich religiös. Unser wissenschaftliches Temperament sei fromm.»[19]

Fromm sein gegenüber den Dingen in der Welt im pragmatischen Sinne der anthroposophischen Geisteswissenschaft heißt: anerkennen, daß in den Naturerscheinungen ein Wesen lebt, das gefördert werden möchte. Aristoteles spürte, daß er sich in einem sicheren Bereich befand, wo er die Idee und die Wahrnehmung zueinanderbringen konnte, also im Gebiet der vermittelnden Tätigkeit. In den Büchern Rudolf Steiners, die einige Jahre vor dem Buch von William James erschienen, scheint diese Sicherheit nun erweiterbar zu sein bis zur Gewißheit der Realität sowohl des äußerlichen als auch des innerlichen Gegenübers. Die Perspektive dieser Anschauung ist für viele in diesem Jahrhundert Triebfeder geworden, auf der Grundlage der Anthroposophie fruchtbar tätig zu werden. Durch die Arbeit vieler ist manches Erstaunliche und Bewundernswerte in den Arbeitsbereichen der Landwirtschaft, Medizin und Pädagogik «deduktiv» verwirklicht worden. An expliziter, mitteilbarer und diskussionsfähiger wissenschaftlicher Methode im Sinne des vorhin beschriebenen Weges der erweiterten Induktion ist allerdings noch ein sehr großer Bedarf. Auf dem Gebiete der Heilpflanzenerkenntnis bleibt die sorgfältige Erarbeitung der «inneren Substanz» als Sicherheitserfahrung in der Anwendung innerhalb der Therapie ebenfalls eine Herausforderung.

Jochen Bockemühl

Wege der Anschauung zum Verständnis der Heilpflanzen und ihrer Beziehung zum Menschen am Beispiel des Ruprechtskrautes

Ein Schlüssel zur Erkenntnis heilwirksamer Substanzen

Das Wissen von der Wirkung von Heilpflanzen entstand ursprünglich wohl unbewußt aus dem Verhältnis des Menschen, das er natürlicherweise zu den Naturdingen hatte – vielleicht in ähnlicher Art, wie ein Tier instinktiv findet, was es nährt und heilt.

Heute kann man auf eine solch instinktive Weise kein Wissen mehr gewinnen. Aber die Erkenntnis kann auf neue Weise zu diesen Beziehungen finden, die zwischen der Pflanzenwelt und den Organen, auf die sich das menschliche Leben stützt, bestehen. Denn jede spezielle Wirkung einer pflanzlichen Substanz auf den menschlichen Organismus setzt eine Empfänglichkeit dafür voraus. Auf dieses komplementäre Verhältnis gilt es schon im Erkenntnisprozeß selbst aufmerksam zu werden. Wie sich am Sinneseindruck das Nachbild einstellt, wie die Wahrnehmung den Begriff fordert, so wird die Bedeutung des Einflusses einer aufgenommenen Substanz auf den Menschen erst am Innern der leiblichen Organe erfahren. Dieses Innere der Organe ist aber nicht zu verwechseln mit dem, was sich durch Anatomie und Physiologie feststellen läßt. Inneres wird nur durch Innerlichkeit erfahren. Durch diese Blickrichtung überwindet man die Grenze, an die man unweigerlich stößt, wenn man von einer bloß gegenständlich-stofflichen Erkenntnis zu einem Verständnis der Wirkung auf den Menschen kommen will.

Gewöhnlich wird nicht darauf geachtet, wie *jede* Erscheinung zugleich eine Wirkung auf den Menschen hervorruft und so einen speziellen inneren Bezug zum eigenen Wesen hat. Goethes naturwissenschaftliche Schriften zeugen davon, wie er auf seinem Erkenntnisweg diese Beziehung immer voraussetzt, wie er im Äußeren das Innere aufsucht, um es dadurch zu begreifen. «Wär nicht das Auge sonnenhaft, die Sonne könnt' es nie erblicken ...»

Bedeutung der Selbsterfahrung für das Erkennen

Im Blick auf eine Pflanze und ihre stofflichen Wirkungen auf den menschlichen Organismus wenden wir uns gewöhnlich von der Erfahrung des eigenen Selbst ab. Trotzdem stützen wir uns auf diese Erfahrung, weil sonst kein Evidenzerlebnis für unsere Erkenntnis zustande käme. Das geschieht auf vierfache Weise:

1. Wir haben einen vorläufigen Begriff von «Pflanze» und auch von derjenigen, der wir uns zuwenden wollen. Dieser Begriff lenkt uns den Blick, durch den wir Pflanzen und gerade die ins Auge gefaßte Pflanze sehen. Wenn ein Kind beispielsweise den ersten bewußten Eindruck von einem Schäferhund mit «Wauwau» bezeichnet und nachher Kühe und Fliegen ebenso benennt, so ist es offenbar aufmerksam geworden auf ein allgemeines Prinzip, das es erst später differenzieren lernt. Dieser erste Begriff sieht zuerst das Zusammengehörige, in dem zugleich eine Seite des eigenen Wesens im Denken aufklingt. Wir sind für Augenblicke ganz drin (intuitiv). Die erste Begriffsbildung ist so gesehen wie ein Wiedererkennen von etwas, was mit uns schon verbunden war, jetzt aber im Einswerden mit einem äußeren Eindruck eine aktuelle Bestimmung bekommt.
2. Wenn wir Dinge unterscheiden oder zueinander in Beziehung bringen, so setzen wir im Blick auf das Ding die zuerst gemachte Erfahrung in jedem verwendeten Begriff voraus und leben uns in *äußere Beziehungen* wie räumlich ein. Wir stützen uns dabei auch im Denken auf Erfahrungen, die wir ursprünglich mit unseren Gliedmaßen machen und durch die wir uns selbst in Raum und Zeit zurechtfinden. In dieser Art von Selbsterfahrung fühlen wir uns heute als Wissenschaftler am meisten zu Hause und setzen sie in Modellvorstellungen um (z. B. Landkarte, chemische For-

meln). Diese enthalten aber gerade *nicht die Bilder*, die die Sinne liefern.
3. Bilden wir uns heute neue Anschauungen von Pflanzenarten mit Hilfe des Bestimmungsbuches, so benutzen wir beide Arten der Selbsterfahrung und wandeln – ohne es gewöhnlich zu bemerken – die eine in die andere um: Zunächst lenken wir die Aufmerksamkeit auf einzelne Merkmale, setzen in den Einzelvorstellungen die jeweilige Begrifflichkeit voraus (Pflanze, Blatt, Haare usw.). Dann wandelt sich nach und nach das durch spezielle Vorstellungen Gewonnene in eine Gesamtanschauung um. Oft gelingt das erst, wenn wir vielleicht noch eine Abbildung zu Hilfe nehmen. Auch in diesem, von uns selbst angestrebten aktuellen Umwandlungsprozeß spielt die Selbsterfahrung eine wesentliche Rolle. Auf diese Weise wird in uns die *Fähigkeit* geweckt, die Pflanzenart auch dann zu erkennen, wenn ihre Merkmale im konkreten Fall nur zum Teil ausgebildet sind.
Nun können wir auch auf neue, bisher noch nicht bemerkte Qualitäten und auf Unterschiede zu anderen Pflanzen aufmerksam werden, in deren Kontext wir sie sehen. Die Anschauung der Pflanzenwelt und einzelner Pflanzenarten wird auf diesem Weg immer reicher. Je mehr die Umwandlung bewußt angestrebt und zugleich die Anschauungsfähigkeit des Denkens erweitert wird, um so besser begreifen wir die Pflanze aus ihrem ätherisch-astralischen Umkreis.
4. Schließlich wird die Selbsterfahrung wesentlich, wenn wir uns selbst mit unserer Erkenntnis geistesgegenwärtig in die Welt stellen, wenn die Überzeugung entsteht, wie eine Einsicht hier und jetzt wesensgemäß und für das Handeln richtunggebend sein muß. Die an den Pflanzen gebildeten Fähigkeiten vermitteln uns innere Wahrnehmungen von den leiblichen Organen des Menschen. Es entsteht ein Bewußtsein davon, wie er durch jedes dieser Organe in ein spezifisches Verhältnis zum Kosmos tritt und dadurch physisch anwesend sein kann.

Beispiel Ruprechtskraut (Geranium Robertianum L.)

Der erste Eindruck

Diese vier Arten der Selbsterfahrung in der Erkenntnis greifen gewöhnlich ineinander. Dafür wird der Keim schon in der ersten Begegnung gelegt. Bei einem Anblick wie in Abbildung 1 sieht man selbstverständlich eine Pflanze und hat zugleich den spezifischen Eindruck des Besonderen hier und jetzt. Vielleicht hat man nicht gleich den Namen Ruprechtskraut, aber in dem Sinneseindruck klingt etwas an, das unser Staunen erregt; ein Rätselvolles, von dem man ahnt, daß die Lösung an der Wahrnehmung im eigenen Wesen gefunden werden kann. Dasselbe würde man auch unter anderen Bedingungen wiedererkennen, auch wenn es bei genauerer Betrachtung äußerlich sehr anders aussieht.

Im ersten Eindruck entsteht auf diese Weise ein intuitiver Vorgriff auf ein Unbekanntes. Dieser intuitive Vorgriff ist eine äußerst vage Angelegenheit, einerseits unfaßlich, ja eigentlich so unfaßlich wie dasjenige, wozu man «Ich» sagt. Denn man kann natürlich das charakterisieren, was alles zu einem gehört, aber das Selbstsein wirklich ansprechen kann man nur, indem man *zu sich* «Ich» sagt. Das ist sehr bestimmt, sehr deutlich, und doch ist es inhaltlich für den anderen nur faßbar, wenn er es entsprechend bei sich selbst aufsucht.

Was da auftritt als erster intuitiver Vorgriff auf das Ruprechtskraut, hängt ganz dicht mit dem eigenen Wesen zusammen. Im eigenen Wesen tritt ein bestimmtes Erlebnis auf, und dieses ist unverkennbar. Aber es kann gerade daran das Bedürfnis entstehen, es richtig kennenzulernen. Darin liegt ein merkwürdiger Widerspruch.

Die Verfremdung

Man kann beobachten, wie es der Bemühung bedarf, von dem ersten Fassen des Wesenhaften, als einer scheinbar vagen Angelegenheit, abzusteigen in eine Differenzierung, um dadurch bereichert auf den ersten Eindruck des Ganzen wieder zurückzukommen. Der Weg in die Abgrenzung und Differenzierung bedeutet eine Verfremdung.

Wenn ich beispielsweise Blätter abtrenne, die Blütenorgane im einzelnen hervorhebe, so wird zunächst der Gesamteindruck zerstört. Man erkennt im einzelnen die Pflanze vorerst nicht wieder.

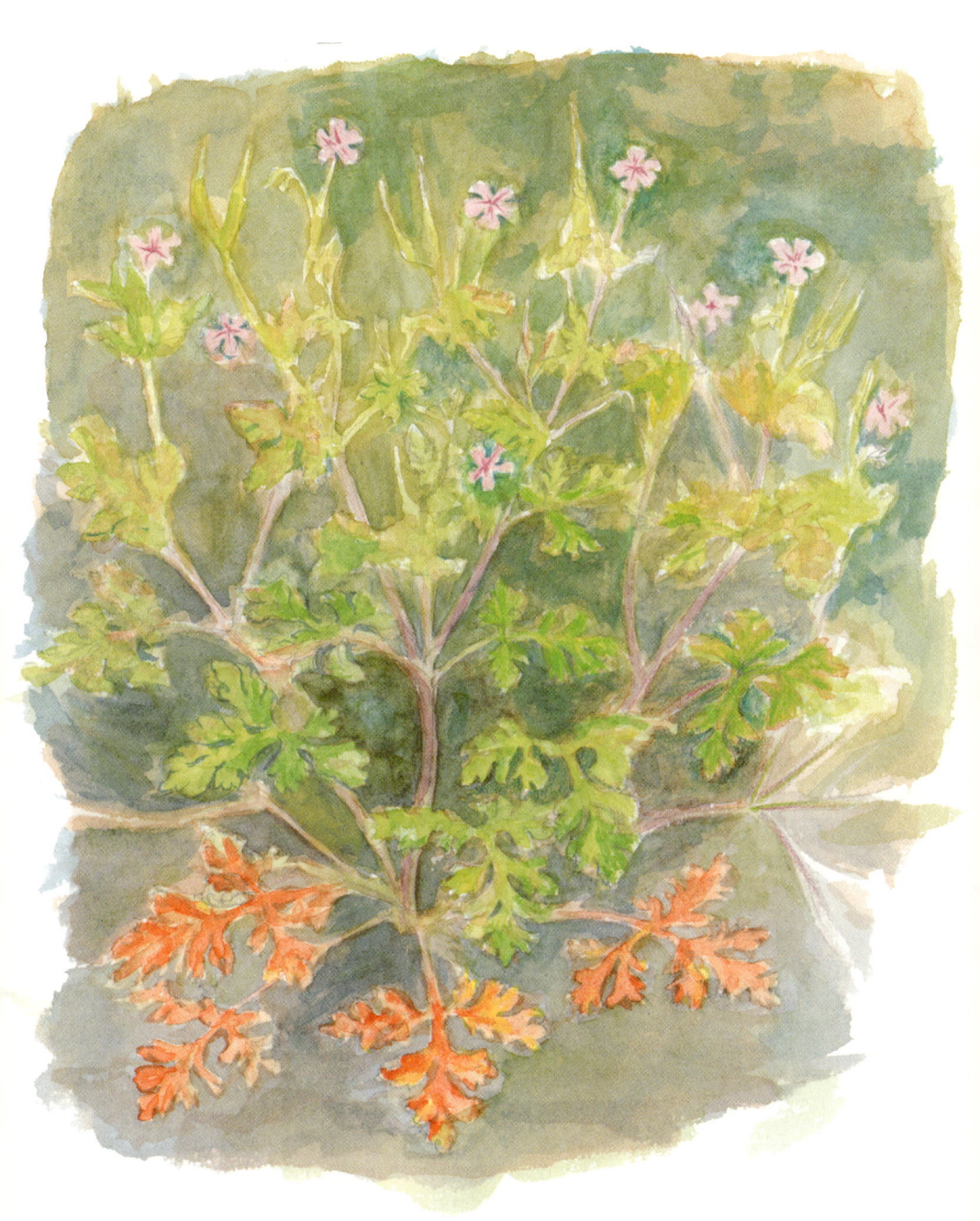

Abb. 1: Ruprechtskraut (Geranium Robertianum L.).

Dafür brauche ich nicht einmal etwas mit der Hand zu machen. Schon wenn ich meine Aufmerksamkeit auf eine Frucht oder auf ein Blatt lenke, habe ich bereits eine Verfremdung, eine Abgrenzung vorgenommen. Wo ich genauer hinsehe, finde ich weitere Unterschiede. Darin kann ich natürlich hängenbleiben und nur zählen und messen. Aber ich kann auch versuchen, dieses Abgelöste im Hinblick auf das anzuschauen, wovon ich ausgegangen bin. Darin, daß ich selbst das Verhältnis des einzelnen zum ganzen mit Bewußtsein durchdringe, liegt der eigentliche Erkenntnisvorgang von der äußeren Natur zum Innern des anderen Wesens. Damit ist gemeint: Das Wesen einer Pflanze lebt im Verhältnis der speziellen Komposition ihrer Organe, die in Farben, Formen, Gerüchen usw. erscheinen und aufeinander zugeordnet sind, zu der besonderen Umgebung, die wir durch das Erscheinungsbild der Pflanzen innerlich erfahren.

Diese Umgebung verstehen wir als einen Aspekt des allgemeinen Ganzen, das die Erde zusammen mit dem Sternenkosmos bildet. Wird uns die Umgebung einer werdenden und vergehenden Pflanze als innere Erfahrung bewußt, so wird diese Erfahrung zugleich zu einem besonderen seelischen Aspekt der menschlichen Organisation.

Das Wesen des Hundes lebt im Gegensatz zur Pflanze in den Formen und Bewegungen seiner Organe, die auf eine bildhaft sinnlich wahrnehmbare Umgebung ausgerichtet sind. Der Hund bedeutet uns daher durch seine Art, sich zu bewegen, was *in ihm* lebt. Er lebt in dieser Bedeutung, die zugleich *seine* Umgebung ist. So hat jedes Tier seine ihm eigentümliche Umgebung. Werden uns Seelenwelten von Tieren als innere Erfahrung bewußt, so erleben wir, wie sich jeweils aus diesen Welten einseitige Organe formen wollen. Das ist grundsätzlich verschieden von der Art, wie eine Pflanze durch ihre Farben, Formen usw. erfahren wird.

Bildungsweise des wachsenden Ruprechtskrautes

Im Stadium der Abbildung 2 sind die Blätter unten am größten. Mit ihren fein und zugleich geschwungen aufgeteilten Flächen breiten sie sich in der Horizontalen aus. In der Rosette sind sie in einer $^2/_5$-Spirale angeordnet. Am aufsteigenden, sich an jedem Knoten etwas winkelig verzweigenden Sproß stehen dann meistens jeweils ein größeres und ein kleineres Blatt auf gleicher Höhe (siehe Abb. 3). Dem größeren

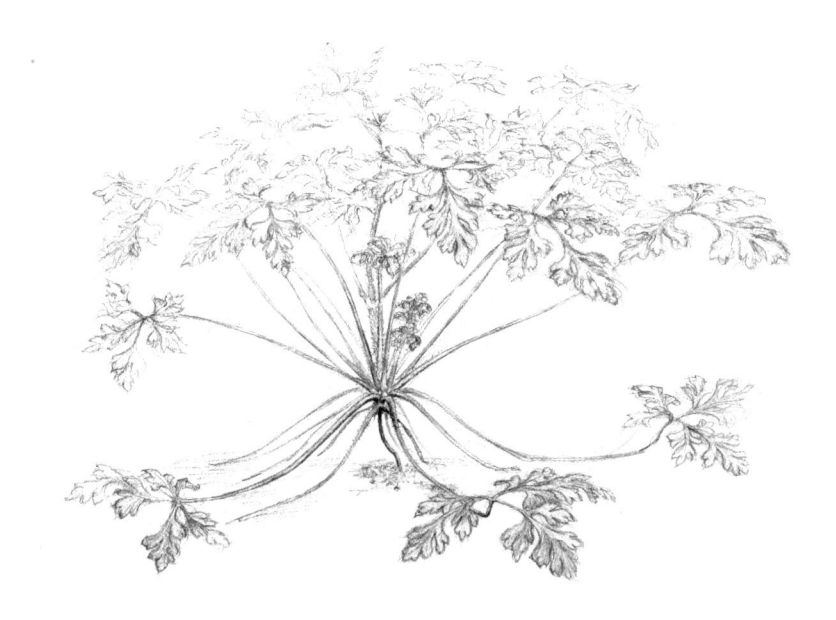

Abb. 2: Der Sproß des Ruprechtskrauts.

gegenüber entspringt eine Blüte. Dazwischen setzt der Seitentrieb den Sproß fort. Der Achsel des kleineren Blattes entspringt oft außerdem ein kleinerer Seitentrieb, der ebenfalls bald zum Blühen übergeht.

Die Verzweigung des Sprosses beginnt schon am Boden, so daß kein aufrechter Haupttrieb entsteht. Mit weiter fortschreitender Verzweigung werden die Blätter immer schmaler und kleiner, die Sproßglieder immer feiner, und das Blühen tritt immer mehr in den Vordergrund. Gegen Ende verschwindet an den Knoten das kleinere Blatt und damit auch die weitere Aufgabelung des Sprosses. Während sich in der lokker-buschig wachsenden Pflanze die Sprosse nach außen zu immer mehr verfeinern, werden diese nach unten zu kräftiger und steifer und bilden an den Verzweigungen wäßrige und zugleich verholzte Knoten.

Auch die Stiele der unten schon abgewelkten Blätter werden steif und strecken sich schräg nach unten.

Nur das dünne Hypocotyl, die einzige Verbindung zu den sehr feinen Wurzeln, bleibt weich. So ist die ganze Pflanze nur lose mit dem Boden verbunden und würde umkippen, wenn die alten Blattstiele sie nicht aufrecht hielten.

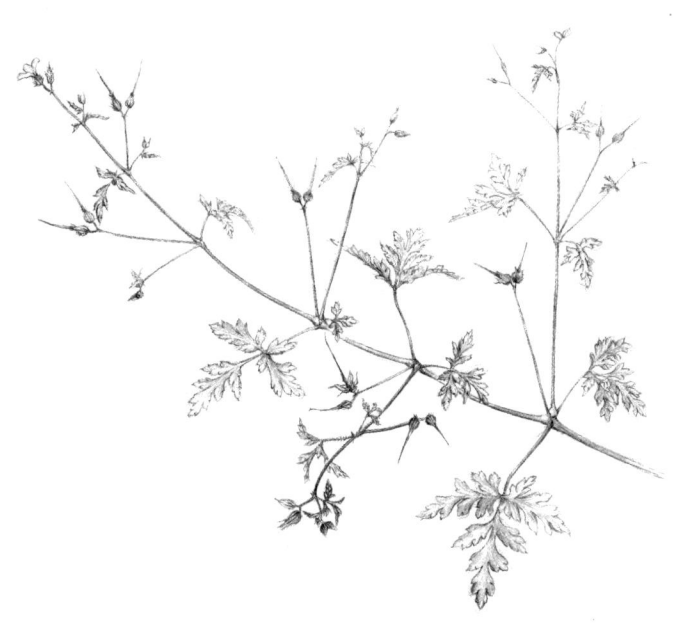

*Abb. 3: Blattstellung am
aufsteigenden Sproß des Ruprechtskrauts.*

Färbung der vegetativen Organe

Das anfängliche Grün der Stengel und Blattstiele wandelt sich in ein dunkles Rot, das während der späteren Entwicklung der Pflanze dann auch die Konturen der Blattflächen betont (siehe Abb. 4). Schließlich kann das Rot die ganze Blattfläche ergreifen und orangerot leuchten. An trockenen, sonnenexponierten Orten, wie an Mauern oder auf dem Schotter von Bahnkörpern, rötet sich das Ruprechtskraut vom ersten Wachstum an so intensiv, daß kaum noch etwas Grünes sichtbar bleibt.

Geruch

Beim Berühren der Blätter verbreitet das Ruprechtskraut einen sehr charakteristischen Geruch, etwas dumpf-krautig-fruchtig und zugleich an Blattwanzen auf Brombeeren erinnernd. An sonnigen Orten wird dieser Geruch intensiver.

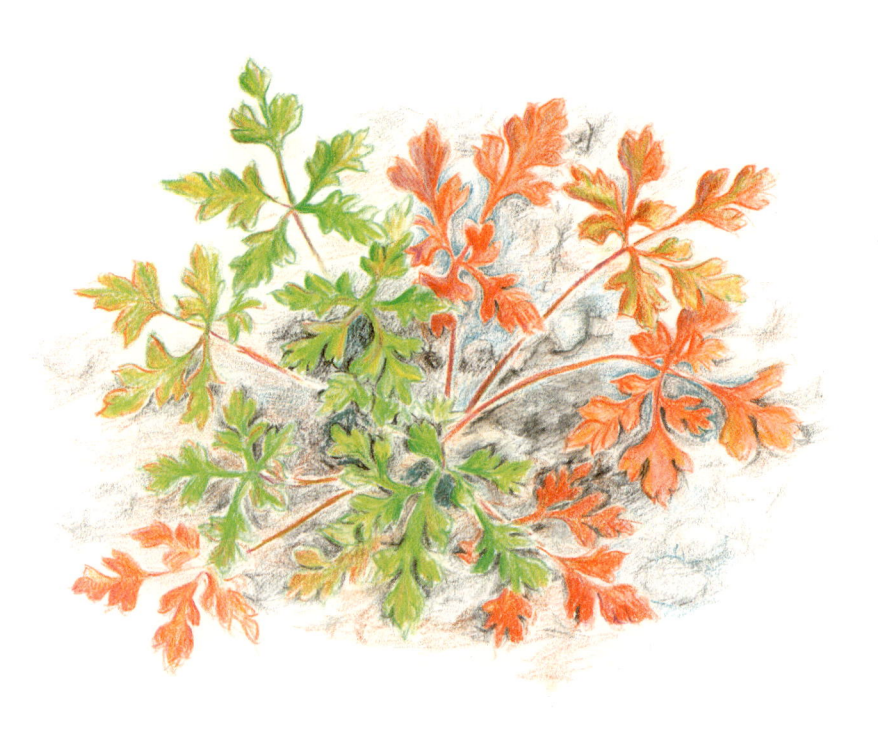

Abb. 4: Die rötliche Färbung der Stengel und Blätter des Ruprechtskrauts.

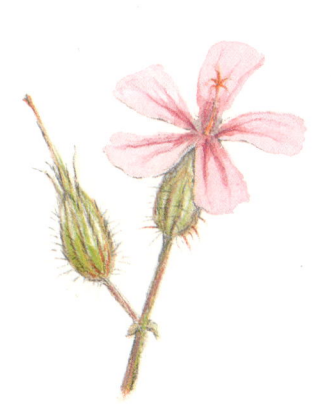

Abb. 5: Blüte des Ruprechtskrauts.

Das Blühen im Kontrast zur Gesamtpflanze

Mit Beginn der Verzweigung und Streckung des Sprosses erscheinen auch die ersten *Blüten*, wie Sternchen verstreut über dem Busch.

Im einzelnen hat die Blüte eine Eigengestalt, und ihr zartes Rosa erscheint wie aus einer anderen Welt (siehe Abb. 5). Es kontrastiert stark gegen das die grünen Blätter durchsetzende irdisch wirkende Rot. Eine dunkelrote Zeichnung strahlt vom Zentrum der Blüte aus und wird umhüllt von dem zarten Rosa. Das Blühen beginnt schon im März/April. Es wird immer intensiver und läuft an einer Pflanze je nach Standort schließlich im August aus. Derweilen sind aber neue Pflanzen gekeimt, die bis in den Herbst hinein das Blühen fortsetzen. Selbst im Winter kann man blühendes Ruprechtskraut antreffen. Meistens verharrt es zu dieser Zeit allerdings im Rosettenstadium.

Das Fruchten

Die Frucht streckt sich zum dünnen «Storchschnabel», einem feingegliederten, verholzenden Schleudermechanismus. Dieser ist unten noch umhüllt vom stark behaarten, rot gestreiften Kelch, der mehr auffällt, wenn die Blütenblätter abgefallen sind. Die Struktur des Storchschnabels ist wie eine Fortsetzung der sich verfeinernden, immer wieder abwinkelnden Sprosse.

Die eigentlichen Samen bleiben als kleine Nüßchen an der Basis der Schnäbel im vertrockneten Kelch verborgen.

Unterschied der Sinnesqualitäten

Beim Besinnen der beschriebenen Wahrnehmungen kann sich das Erleben einer Ganzheit einstellen. Die Sinneseindrücke wirken dabei verschieden:

Der *Geruch* versetzt den Betrachter ganz allgemein in eine bestimmte Seelenverfassung, von der er schwer Abstand gewinnen kann, um sie zu beschreiben. Das Ruprechtskraut richtet unser Erleben auf etwas dumpf Pflanzliches mit einer Wendung ins insektenhaft Tierische, in das wir im Augenblick des Riechens eintauchen.

Die *Färbung* bewegt die Seele des Betrachters in verschiedene Richtungen. Beim Ruprechtskraut sind die Grüntöne, die das vegetative Leben zum Erleben bringen, immer mehr oder weniger begleitet vom Rot, das begrenzendes, konturierendes, sich formendes Leben an der Grenze des Vergehens aufleuchten läßt.

Die *Bildungsweise* läßt den Betrachter am meisten frei. Sie läßt beschreibbare Einzelheiten erkennen, deren Zusammenhang erst bewußt wieder gefunden werden muß.

So spricht die Begegnung mit einer Pflanze auf drei Ebenen: Der *Geruch* ist im Erleben dem Ganzen nahe, die *Färbung* führt zum Ganzen über seelische Bewegungen, und die *Bildungsweise*, die als ein Ganzes zu fassen am schwierigsten ist und am meisten eigene Anstrengung verlangt, gibt dem Ganzen Kontur.

Das Besinnen dient dazu, in der einen Offenbarungsform die andere zu erleben, ohne *eine* Wahrnehmung von der anderen ableiten zu wollen. (Es entsteht Anschauung, die zugleich Erleben und Gedanke ist, d.h. Idee.) Was sich uns darin innerlich ergibt, ist das Erleben einer Einseitigkeit. Es ist eine Saite, die erklingt, ein Organ der Seele, das speziell für die Wirkungen des Ruprechtskrautes empfänglich ist. Um das deutlicher zu bekommen, ist es meiner Erfahrung nach nicht so gut, direkt auf die menschliche Organisation zuzugehen, sondern erst einmal in der an der Pflanze gewonnenen Erfahrung die Spiegelung von deren räumlicher und zeitlicher Umgebung zu sehen.

Der Wuchsort als seelisch zu erfassende Umgebung der Pflanze

Das Ruprechtskraut wächst vorwiegend an halbschattigen Orten, wenn der Untergrund genügend Feuchte halten kann. Es füllt mit seinen locker geteilten Blättern an Wald- und Gebüschrändern die Lücken zwischen Geäst und anderen Kräutern. Der Geruch zeigt die Verwandtschaft mit solchen dumpf-halbschattigen Orten verstärkt gerade dort an, wo das Ruprechtskraut weiter ins Offene vordringt.

Wie viele andere Pflanzen breitet sich das Ruprechtskraut heute in vielen Gegenden stärker aus. Man vermutet da einen Zusammenhang mit der zunehmenden Triebigkeit der Böden (z. B. durch Stickstoffeintrag aus der Luft). Es wächst aber nicht so breitblättrig wie Nelkenwurz und Ampfer und verdrängt nicht andere Kräuter, so wie die Brennessel. Die farnartig gegliederten Blätter vermitteln auch bei großen Pflanzen einen grazilen Eindruck. Zum Sommer hin läßt das Ruprechtskraut dann auch anderen Pflanzen Platz, so daß es schwieriger wird, dazwischen den Zusammenhang der Einzelpflanzen zu erkennen. Aber die rosa Blütensterne leuchten weiterhin zwischen den anderen Gewächsen durch.

Durch die verschiedenen Wahrnehmungen tasten wir uns erlebend in einen Raum vor, d.h. in die das Ruprechtskraut bildende Umgebung. Anders ausgedrückt: Aus der Umgebung der Pflanze ist etwas in die Stoffbildung aufgenommen worden, wofür sie besonders empfänglich ist. Das ist unmittelbar nicht wahrzunehmen, zeigt sich aber jetzt als *Wirkung* im Bild der stofflichen Pflanze. Es geht hier um zweierlei:

1. die elementarischen Wirkungen wie das Festigend-Abgrenzende, das Flüssige, das Luftige; aber auch um das, was in allem Impulsierenden, Hervorbringenden zum Ausdruck kommt (Wärme), um das, was zur Erscheinung bringt (Licht), was aus der Zeit heraus gestaltet (Rhythmus), und um das, was Entwicklung ermöglicht (Lebenszusammenhang).

   Das alles geht als *Wirkungen* in das allgemeine Werden und Vergehen der sich stofflich bildenden Pflanze ein.

2. das Besondere einer Pflanzenart, das sich aus einem übergeordneten Raum bestimmt, den man den Raum der Formprinzipien nennen kann. In diesem stehen die Pflanzenfamilien durch ihre Verwandtschaftsverhältnisse zueinander in einem Verhältnis wie Sternbilder am Sternenhimmel. In der weiteren Aufgliederung der Familien in Gattungen und Arten zeigt sich auch ein erblicher Bezug zur elementarischen Umgebung (z.B. Goldhahnenfuß als Waldpflanze, scharfer Hahnenfuß als Bewohner feuchterer Wiesen und knolliger Hahnenfuß als Bewohner trockenerer Wiesen in der Gattung Ranunculus). Das sei hier nur angedeutet, ist aber auf dem beschriebenen Wege erfahrbar.

Der Jahreslauf als substanzbildende Umgebung der Pflanze

Das Ruprechtskraut entwickelt sich in der charakterisierten Weise aus dem Samen, der an einer offenen Stelle des Bodens keimt, eine Rosette entfaltet, dann bald fortwährend zu blühen und fruchten beginnt. Seine Substanzbildung verläuft rhythmisch und schlägt in diesem Vorgang verschiedene Richtungen ein. Das geschieht in einem bestimmten Verhältnis zum Jahreslauf.

Den Jahreslauf erleben wir selbst mit. Wir können uns bewußt damit in Einklang bringen und dadurch das Wahrnehmungsorgan für Kräfte bilden, durch welche die Substanzbildung der Pflanzenwelt ihre Richtung bekommt.

Indem man sich sein Verhältnis zur Natur und wie es sich verändern kann deutlich macht, entsteht dieses Organ: Man muß sich wirklich erst einmal selbst auf eine Erscheinung einlassen und mit dem Denken, Fühlen und Wollen eintauchen. Dann wird man im nachhinein bemerken, wie weit es einem gelungen ist, sich ganz offen zu machen für das andere Wesen. Die eigene Aktivität bewegt sich dabei in einer anderen Weise mit diesem Wesen, wenn man ihm mit den physischen Sinnen folgt als wenn man es im Nachdenken – ebenfalls im Bemühen, nichts Willkürliches hinzuzufügen – aus seinem Erinnerungsleben entstehen läßt. Der Unterschied dieser beiden Gebärden der eigenen Seelenbetätigungen wird allerdings meistens übersehen, weil man es gewöhnlich einerseits schwer hat, bewußt wahrzunehmen, andererseits nicht bemerkt, woher man die Erinnerungen holt. In beiden Fällen wacht man erst in der fertigen Vorstellung auf und verschläft die Entstehungsweise. Zunächst scheint es sich dabei um Vorgänge im eigenen Innern zu handeln. Man schafft in diesem Bemühen jeweils die notwendige innere Ergänzung zu dem, was man stofflich vor sich zu haben glaubt, was jedoch ohne diese Ergänzung (zur Substanz) keine Wirklichkeit ist.

Man wird mit dem Gedanken vertraut, daß die Natur, im Jahreslauf ausgebreitet, in sehr differenzierter Weise etwas tut, was wir mitvollziehen können, so daß wir die Wirklichkeit der Prozesse erfahren: eintauchen in das Erscheinung-Werden im aufsteigenden Jahr, in das Sich-daraus-Zurückziehen, Welken und Reifen-Lassen im absteigenden. Im *Seelenkalender* Rudolf Steiners, der eine Hilfe bietet, sich so in den Jahreslauf einzuleben, wird nicht direkt von Pflanzen gesprochen, sondern von Beziehungen zur Welt, denen man empfindend nachgehen kann.[1] In Mitteleuropa läßt sich das relativ gut in Zusammenhang bringen mit dem, was draußen erscheint. Je weiter man sich davon entfernt, desto schwieriger wird jedoch zunächst die Verbindung. Man kann in anderen Ländern der Erde bemerken, wie ein anderer Umgang erforderlich wird mit dem, was man wie urbildlich im Seelenjahr erfaßt.

Das Erleben des Jahreslaufs in diesem Sinne wird zu einem Organ, um schließlich auch an einem Standort oder an einer Pflanze die einzelnen Qualitäten der Substanzbildung wahrzunehmen. Unterschiedliche Stadien des Werdens und Vergehens bei einzelnen Pflanzen lassen sich beispielsweise bei einer Pflanzenexkursion beobachten: An einem südexponierten, etwas trockenen Ort zieht uns die ungeheure Vielfalt und Buntheit der ungemähten Wiese in den Bann. In dem, was als ein einheitlicher Höhepunkt des Jahres erscheint, durchdringen sich Früheres und Späteres: So ist der Löwenzahn schon verblüht. Sein Grün ist eins geworden mit dem Grün der unteren Krautschicht. Etwas weiter davon entfernt ist die Wiese einförmiger grün. Die Frische des Grüns ist auf eine dumpfere Art belebend als die weckendere Frische der Blütenpracht, die oft auch von rötlichen und gelblichen Tönen im Grün begleitet wird.

An einem schattigeren Ort am Waldrand verwelkt gerade die Anemone. Sie hat ihren Herbst schon im Mai. Die Rotteprozesse verlaufen zu dieser Zeit viel schneller als im Herbst bei den Bäumen. Daneben ist derweilen ein großblättriger Busch herausgewachsen, in dem mancher kaum die bescheidene Waldprimel wiedererkennt, die er im Frühjahr sah. Langsam gewöhnt man sich an ein solches Sehen: Man hat wie eine Art Grundzug des Jahreslaufes, in den sich die einzelnen Pflanzenarten mit ihren Lebensprozessen einfügen: Keimen, Wachsen, Bestocken, Aufstrecken (Schießen), Blühen, Fruchten, Reifen bzw. Welken. Jeder dieser Prozesse bedeutet eine Wende im Erleben, d.h. Wahrnehmen, von deren innerer Natur. Im Gesamtverlauf ist das Blühen meistens auch für unsere sinnliche Wahrnehmung wie ein besonderes Aufleuchten, ein Höhepunkt auf dem Weg nach außen, der eine Wende nach innen einleitet.

Jeder der genannten Prozesse verläuft anders, je nach seinem Verhältnis zum Gesamtprozeß der Natur. Sehr lesenswert ist in diesem Zusammenhang der Zyklus *Der Jahreskreislauf als Atmungsvorgang der Erde* von Rudolf Steiner.[2] Dort wird beschrieben, wie man sich an der Pflanzenentwicklung der Erde eine Teilvorstellung bilden kann von den Kräften, die Seelenkräfte der Erde sind, wie sie etwas zur Erscheinung bringen und die jeweilige Wende bewirken. Nun kann man sagen: «Ich sehe ja nicht das Seelische der Erde.» Ich meine, wir sollten das ganz ernst nehmen. Hier sind nicht Begriffe benutzt von etwas, was man nicht erfahren kann. Wenn man nämlich auf die Pflanze eingeht, so sieht das jeder: Jede Pflanze vermittelt uns einen seelischen Eindruck, der zunächst einmal relativ unbestimmt ist oder mehr durch die Formen bestimmt wird, sonst aber stärker mit dem allgemeinen Grün zusammenhängt. Wir werden mehr elementarisch bewegt, bemerken das Feuchte, Trockene usw. Wenn dann eine Zeit kommt, wo plötzlich die Blüte erscheint und dieser Höhepunkt erreicht wird, dieses Stillstehen, dann beginnt es in sehr spezifischer Weise zu uns zu sprechen. Wo sich die Vegetation winterlich zurückzieht, entstehen als Erdensubstanz Teile, die sich als Samen oder Knospen isolieren, und andere, die sich als Wurzel mit der Erde stärker verbinden. In dieser Verborgenheit wird etwas abgeschlossen, wie innerlich rund. Dann vollzieht die Pflanzensubstanz in der Ruhephase auf verschiedene Weise eine Wende vom «Einatmen» zum «Ausatmen», für das der Anstoß wieder von außen kommen muß.

Dieses Sprechen des Seelischen zu uns muß auf verschiedenen Ebenen angeregt werden, wenn man den Bezug zum Seelischen der Erde aufsucht. Man bemüht sich darum, das Seelische nicht einfach nur so aus seinem Innern zu holen, sondern versucht es am Naturlauf zu ordnen und darin etwas zu entwickeln, was thematisch Peter Goedings in seinem Beitrag schon angesprochen hat. Es geht um ein Ordnen der Zuwendung zu dem anderen Wesen, sich dafür offen zu machen, Platz zu schaffen, daß dieses andere Wesen ins eigene Wesen aufgenommen wird. Das ist das Teilhaben an dem Seelischen der Erde. Dieses Ordnen des Seelischen an der Welt ist heute um so notwendiger, als ja das Seelische wie auch der Naturlauf selbst mehr und mehr gestört werden. Unter diesem Gesichtspunkt ist es schon für sich genommen ein heilsamer Prozeß, einen persönlichen Bezug zur Natur neu zu entwickeln, um in die Wirksamkeiten des Pflanzenlebens eintauchen zu können.

Unterschiedliche Bildungsweise im Jahreslauf

Jede Pflanze fügt sich mit ihrem Entwicklungsgang anders in den Jahreslauf ein. Die wenigsten Pflanzen entwickeln sich in dem Sinne mit dem Jahreslauf konform, daß sie im Frühjahr keimen, sich wachsend, grünend zum Sommer hin in ihre Umgebung ausbreiten, den am Ort wirksamsten irdisch-kosmischen Zusammenhang und zugleich den sprechendsten Bildausdruck ihrer inneren Natur erreichen und im Herbst ihre Früchte ausbilden.

Das Verhältnis zum Jahreslauf wird schon anders, wenn die Entwicklung vom Keim an über eineinhalb Jahre verläuft bis zum ersten Blühen. Im folgenden stellen wir zwei Heilpflanzen aus der Familie der Hahnenfußgewächse mit der Blüte im Sommer und im Frühling gegenüber.

Der *Eisenhut* (Aconitum napellus L., Abb. 6 a) breitet sich beispielsweise im ersten Jahr gewöhnlich nur in eine Blattrosette aus (Abb. 6 b), verbindet sich einwurzelnd mit der Erde und bildet einen ersten Wurzelstock. Im zweiten Jahr folgt dann erst eine reichere Blattentfaltung am Stengel (Abb. 6 c), der sich aufrecht von der Erde wegstreckt und von unten her verzweigt. Zum Sommer hin erscheinen kompliziert geformte Blüten an kurzen Stielchen, die den Achseln der kleiner werdenden Blätter entspringen. Während nach oben zu immer neue Blüten entstehen und von unten her die Fruchtbildung fortschreitet, bereitet sich am Wurzelstock der nächstjährige Wurzelstock schon vor.

In diesem Entwicklungsvorgang spricht sich schon eine erste stärkere Verbindung mit der Erde und zugleich eine Verselbständigung zur Dauerpflanze aus. Im Bild der dunkelblau «behelmten» Blüte wird das urbildliche Ausstrahlen in die Umgebung aufgegeben. Es entsteht eine Art von seitlich gewendetem Innenraum.

Auch die als Hahnenfußgewächs nah verwandte *Küchenschelle* (Pulsatilla vulgaris L., Abb. 7 a) bildet im ersten Jahr eine buschige Rosette aus feingeteilten Blättern (Abb. 7 b). Sie hat in dieser Zeit ihre hauptsächliche Blattentfaltung. Sie blüht dann schon im Frühling am Ende eines kurzen Stengels, der sich direkt aus den am Boden überwinterten Niederblättern emporstreckt. Ein kelchartiger Kranz von drei fiedrig aufgeteilten Blättern umgibt die Blüte (Abb. 7 c). Diese ist meistens nach unten gewendet und umschließt mit ihren einfachen violetten Blütenblättern auf andere Weise einen nur innen warm-gelben Raum. Nur kurze Zeit an einem sonnigen Tag öffnet sich die Blüte strahlig.

Beide Pflanzen wachsen an offenen, sonnenexponierten Orten, die Küchenschelle aus der Feuchte des Winters ins Sommertrockene hinein, der Eisenhut mehr in der Nähe von frisch fließenden Berggewässern. Das Verhältnis der Entwicklung dieser beiden Pflanzen und damit auch die unterschiedliche Gebärde der Substanzbildung läßt sich schon an den Blattreihen ganz gut bewußtmachen, wenn

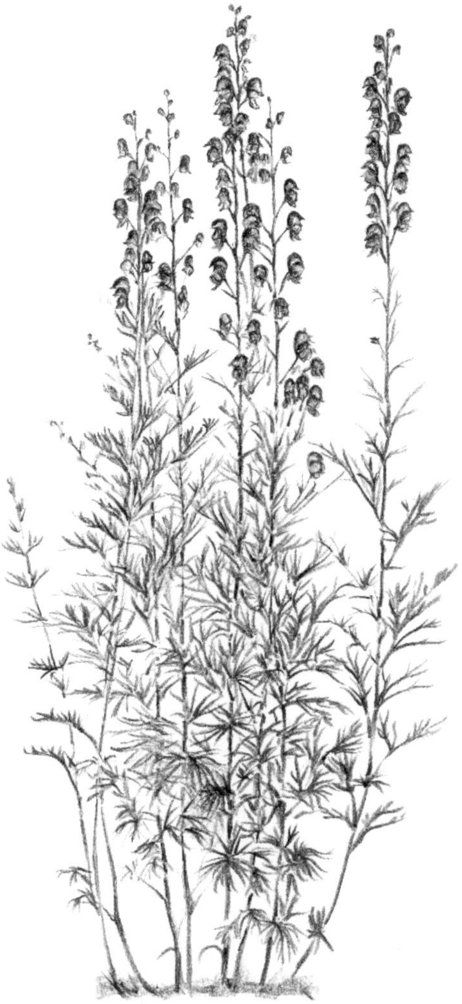

Abb. 6 a: Blauer Eisenhut (Aconitum napellus L.) im zweiten Jahr; Blüte: August. (Es sind mehrere Triebe nebeneinander zu sehen.)

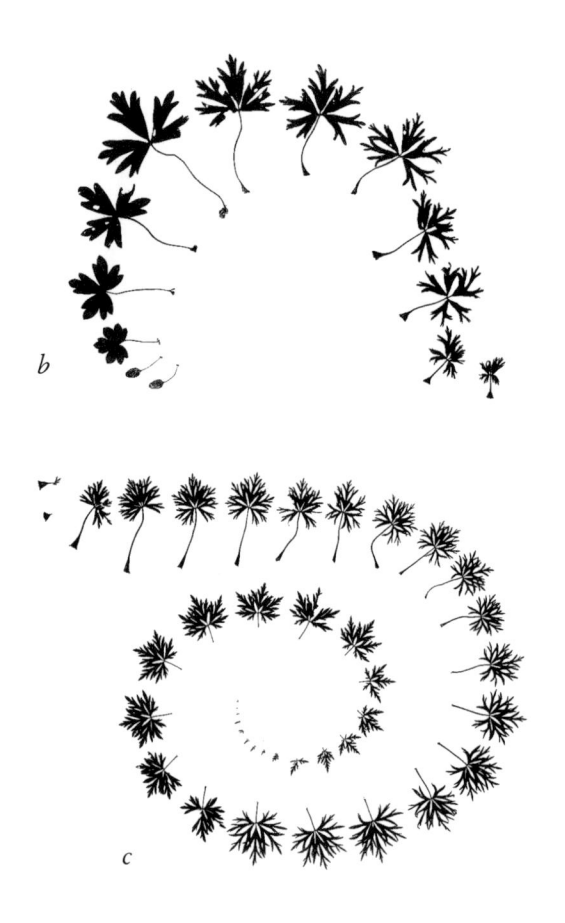

Abb. 6 b und c: Blattfolge vom Haupttrieb des Blauen Eisenhuts. Der Blaue Eisenhut ist ein typischer Sommerblüher, der an feuchten, humosen Orten im Gebirge wächst. Nach dem Keimen im Sommer entsteht eine Rosette von einfachen geteilten Blättern (Abb. 6 b), die im Herbst verwelken. Im Boden hat sich währenddessen ein verdicktes Rhizom gebildet, an dem die Knospe überwintert. Im Frühjahr entsteht erneut eine Rosette, jetzt mit stärker geteilten Blättern (Abb. 6 c). Der Sproß wächst in die Höhe und beginnt ab Ende Juni aus den Achseln der oberen Blätter, die auf schmale Spitzen reduziert sind, zu blühen. Die blauvioletten Blütenblätter umhüllen einen Hohlraum, der sich nicht öffnet. Mit dem Weiterwachsen des Sprosses setzt sich auch das Blühen über einige Zeit fort. Währenddessen bildet sich zum Herbst hin unter der Erde seitlich am Hauptsproß eine neue Rhizomknolle. Diese Rhizome werden im August / September geerntet und schnell getrocknet, damit die sehr starke Giftigkeit nicht verlorengeht.

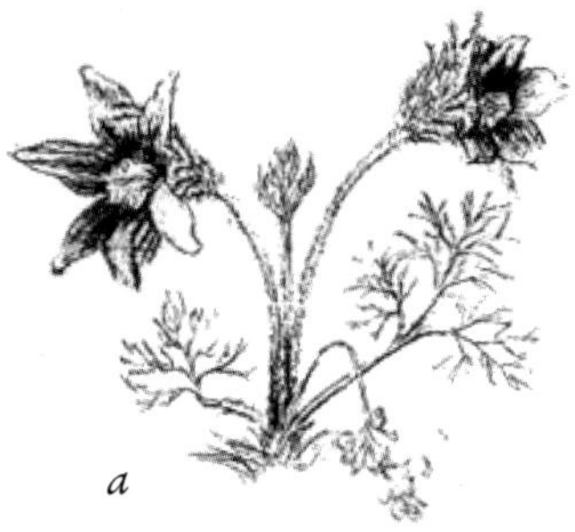

Abb. 7 a: Gewöhnliche Kuhschelle (Pulsatilla vulgaris Mil.) im zweiten Jahr. Ein typischer Frühjahrsblüher an trockenen, warmen, sonnigen Standorten auf Kalkgestein. (Die hier sichtbaren Blätter gehören zu einem Seitentrieb.)

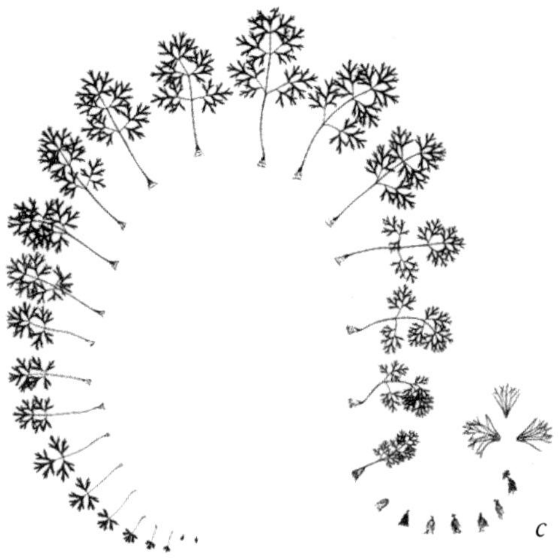

Abb. 7 b und c: Blattfolge vom Haupttrieb der Gewöhnlichen Kuhschelle. Nach dem Keimen im Frühjahr entsteht zunächst einmal ein ganzer Busch von feingliedrigen Blättern (Abb. 7 b), die zum Herbst hin verwelken. Unter der Erde ist währenddessen ein Rhizom mit einer oder mehreren Blütenknospen entstanden, die, durch die Wurzel etwas in die Erde gezogen, den Winter über ruhen. Im März / April schieben sich die violetten, pelzig behaarten Blüten, nun umgeben von einem Kranz aus drei stark aufgeteilten Blättern (Abb. 7c), aus der Erde. Die Blüte bleibt meistens glockig geschlossen, die gelben Staubgefäße umhüllend. Nur an einigen sonnigen Tagen öffnet sich die Blüte etwas mehr und läßt im Inneren das Gelb aufleuchten. – Mit dem Blühen folgen auch einige grundständige Blätter, vor allem an Seitentrieben, die das Blühen im nächsten Jahr vorbereiten. Pulsatilla ist in frischen Zustand in allen Teilen sehr giftig («Pulsatilla-Kampfer»). Man erntet die neuen Blätter nach dem Blühen und verwendet dann Auszüge aus der frisch getrockneten Droge, die schon etwas weniger giftig sind. Mit dem Altern der Droge schwindet die Giftigkeit weiter.

man die angedeuteten Beziehungen möglichst anschaulich in die Besinnung einbezieht.

Es gibt nun Pflanzen, die sich stärker aus dem Jahreslauf heraus wie verselbständigen. Am bekanntesten ist die Art, wie das bei der *Mistel* (Viscum album L.) und der *stinkenden Nieswurz* (Helleborus foetidus L.) geschieht. Beide entwickeln eine Art von Dauergrün und blühen in den Winter hinein. Die Mistel löst sich als Halbschmarotzer auf Bäumen dazu noch von der Erde ab. Die *Nelkenwurz* (Geum urbanum L.) verselbständigt sich durch ihren über Jahre als kurzes, aufrechtes Rhizom weiterwachsenden Hauptsproß gegenüber der Erde, stimmt sich aber mit Blattmetamorphose und Seitentrieben in den Rhythmus des Jahreslaufes der Erde so mit ein wie schnellwüchsige Pflanzen (z. B. Senecio vulgaris L. oder Mohn) bei aufeinanderfolgenden Aussaaten.[3]

Versuch einer ersten Zusammenschau für das Ruprechtskraut

Auch das Ruprechtskraut läßt sich vom Aspekt der Verselbständigung her betrachten. Dann fällt der Blick auf die lose Verbindung der ganzen Pflanze, die nur aufrechtgehalten wird durch die versteiften, nach allen Seiten abwärts gewendeten Blattstiele. Die Prozesse des Werdens und des Konturgebens, Bewußtseinsweckens an der Grenze des Vergehens sind beim Ruprechtskraut wie ineinandergeschoben. Auf das Ergrünen folgt schnell das Röten, natürlich an jedem Ort und zu jeder Zeit etwas verschieden. Im Ganzen stellt sich jedenfalls ein herbstlicher Ausdruck schon im Frühjahr mit ein.

Auch das Blühen des Ruprechtskrautes steigert sich zwar in den Juni und Juli hinein, aber im Ganzen setzt es sich durch das ganze Jahr fort.

In dieser Verselbständigung vollzieht sich die Polarisierung einerseits in eine immer weitere Verfeinerung bis hin zu den vertrocknenden langspitzigen Früchten in die Peripherie und andererseits dem wäßrig Verdicken und zugleich strohig Verhärten der basalen Teile der winkelig verzweigten Sprosse. In den feinen, außen gerundeten Blütensternen, zart rosa und von innen durchstrahlt von dunklerem Rot, leuchtet gleichsam eine geistigere Welt auf als im übrigen, mehr irdischen, von Rot durchzogenen Grün des krautigen Busches.

Wenn man dies alles zusammennimmt, erfährt man eine sehr sprechende Gebärde. Soweit es gelingt, diese in der tätigen Seele anschauend und erlebend aufzuwecken und lebendig zu halten, ist auch ein Hintergrund gegeben für geistesgegenwärtiges therapeutisches Handeln. *Das Bild der Pflanze, die Idee wird Realität, das heißt, die Idee wird die Substanz, welche im Stoff erscheint.* Sie ist ein Ganzes und doch eine Einseitigkeit, die, wenn sie nicht nur Seelenerlebnis bleibt, sondern die Gestaltung des menschlichen Organismus ergreift, mit einer Krankheit identisch ist.

Man kann sich fragen, wie dieses Bild mit der Wirkung der Substanz des Ruprechtskrautes als Medikament zusammenhängt, und einwenden, daß die beschriebenen Wahrnehmungen an der Pflanze beim Essen oder sogar schon bei der Zubereitung verschwinden. Dazu ist zu sagen: Immerhin ist das stoffliche Produkt aus dem Ideellen hervorgegangen und kann gerade durch die Zerstörung des fertigen Bildes in Lösung gebracht und in den menschlichen Organismus aufgenommen werden und dort *spezifische Empfänglichkeiten wecken.*

Das Schmecken der Organe

Die Empfänglichkeit ist durch die Krankheitsneigung veranlagt. Das Wecken der Empfänglichkeit geschieht durch das, was nach Art des Schmeckens den Bezug zum Organismus aufnimmt. Vom Geschmack war bisher noch nicht die Rede. Beim Ruprechtskraut schmecken die Blätter zunächst säuerlich «weckend», anfangs manchmal von dem schnell verfliegenden Geruch begleitet, oxalsäureähnlich: Die Zunge wird etwas pelzig; dieses anfänglich Säuerliche ist bei den zartgrünen Blättern am reinsten. Wenn das Säuerliche verschwindet, klingt ein angenehm süßlicher, speichellösender Geschmack noch lange nach. Beim Zerkauen der unteren Stengelteile trennt sich deutlich Strohiges von Wäßrigem. Die knotigen Verdickungen sind ebenfalls fest, aber innen besonders wäßrig. Der Geschmack der Stengel ist herzhaft-frisch-krautig, in den Knoten im ersten Moment etwas bitter-herb, dann aber geht alles ähnlich wie beim Blatt in den süßlichen, appetitweckenden Geschmack über. Der Wurzelgeschmack klingt anfangs an Radieschen an, dann kommt etwas Herbes, leicht Scharfes, Adstringierendes, das aber nicht lange haftet. Es ist bei bewußtem Schmecken, wie wenn ein erster weckender Widerstand zu überwinden ist und dann der Organismus wie eins werden will mit dieser Substanz.

Zum Abschluß

Mit dem ersten Kapitel des Buches *Grundlegendes zu einer Erweiterung der Heilkunst,* das Rudolf Steiner zuallerletzt geschrieben hat, wird der innere Weg beschrieben, der dann in allen folgenden Kapiteln vorausgesetzt wird.[4] Das vergißt man leicht, wenn man so weiterliest, und verfällt in die gewohnte Betrachtungsart, die die Realität des Seelisch-Geistigen im Sinnlichen nicht finden kann. Es ist eben dieser Weg über die Entwicklung der Anschauungsfähigkeit des Denkens, der dazu führt, daß man nicht nur für das Physische und allenfalls das Ätherische einen Sinn entwickelt, sondern daß man einen Sinn auch entwickelt für den Zusammenhang mit dem Seelisch-Geistigen des Menschen bis hin zur Innenseite der physischen Organe. Sehr häufig wird vom «Menschenbild» gesprochen, das man mit den Sinnesbeobachtungen in Zusammenhang zu bringen habe. Man meint dann etwas, was von Rudolf Steiner oft auch so geschildert ist, daß man eine Bildvorstellung bekommt. Aber dieses Menschenbild, das man so vor sich hat, ist nur ein Symbol für etwas, was ganz anders noch zu fassen ist, d.h. durch Entwickeln der *Anschauungsfähigkeit des Denkens,* ausgehend von der Bildungsweise, der Beweglichkeit des Erlebens, von der Farbe und der Fähigkeit, seelisch eins zu werden mit der Substanz im Riechen. So meine ich, daß die ersten Schritte in der Richtung gerade durch solche Betrachtungsübungen, wie wir sie jetzt hier versucht haben, gemacht werden können. Kann ein solches Bild, wie es hier für das Ruprechtskraut skizziert wird, vom Arzt nachvollzogen werden, so bleibt die Freiheit gewährleistet, die er braucht, um dem Patienten gegenüber die richtige therapeutische Intuition zu bekommen.*

---

* Die Abbildungen wurden eigens für diesen Beitrag von Herrn Mathias Buess angefertigt. Dafür möchte ich ihm herzlich danken.

Ernst-Michael Kranich

Anschauende Urteilskraft und imaginatives Anschauen als Wege zum Verstehen von Heilpflanzen

I. Anschauende Urteilskraft als Weg zum Verstehen von Heilpflanzen

Die Heilpflanzenerkenntnis steht noch sehr in den Anfängen. Wir besitzen wohl ein reiches Erfahrungswissen. Man weiß z. B., daß der Rote Fingerhut (Digitalis purpurea) und in etwas anderer Weise das Maiglöckchen (Convallaria majalis) bei Herzinsuffizienz therapeutisch wirken und daß Arnika (Arnica officinalis) bei verschiedenen Blutungen und Blutandrang eine heilende Wirkung ausübt. Der Zusammenhang zwischen den Formen dieser Pflanzen und ihren Heilwirkungen ist aber dunkel. Wenn man feststellt, daß in den Blättern des Roten Fingerhuts bestimmte Glykoside entstehen und in der Arnikablüte bestimmte ätherische Öle zusammen mit dem Bitterstoff Arnicin, dann ist auch hier die Beziehung zwischen dem Organ der Pflanze und seinen Inhaltsstoffen völlig unklar. Diesem Mangel an Verständnis liegt ein allgemeineres Problem zugrunde.

Vor längerer Zeit hat R. Matthaei in einem Aufsatz über «Das Gestaltproblem» die Frage aufgeworfen: «Wie kommt es, daß die Eiche Eicheln hat und nicht Kastanien?»[1] An dieser Frage kann einem bewußt werden, wie es mit unserem Verstehen der Pflanzenwelt bestellt ist. Wir betrachten eine Eiche mit ihrem mächtigen Stamm und kraftvollen Geäst; wir schauen hin auf die Triebe dieses Jahres und die Form ihrer Blätter. Dann erinnern wir uns an das unscheinbare Blühen und bemerken, wie die Frucht langsam in ihrem Becher heranwächst. Das alles ist die Eiche. Wenn wir uns fragen: Begreifen wir den inneren Zusammenhang dieser verschiedenen Bildungen? Verstehen wir also, wieso sich an diesem Geäst gerade solche Blätter und solche Früchte bilden? – dann müssen wir uns eingestehen: Die Eiche ist uns ein Rätsel, das wir zunächst nicht lösen können. Genauso ist es aber auch beim Roten Fingerhut, der Arnika, dem Maiglöckchen usw.

Durch das gewöhnliche Betrachten erfassen wir die Gestalt einer Pflanze mit ihren verschiedenen Gliedern. Man schaut von außen auf das hin, was aus den Lebensprozessen immer schon in bestimmten Formen geronnen ist. Da man den Zusammenhang nicht erfaßt, ist mit dem Betrachten der Gestalt immer ein Auseinanderfallen des Ganzen in seine Teile verbunden. Im Bereich der Gestaltanschauung kann man zu keiner Heilpflanzenerkenntnis kommen, weil es hier kein Verstehen der Pflanzen gibt. Man muß also höhere Formen des Anschauens ausbilden. Einen Hinweis auf eine solche höhere Erkenntnisform findet man in der folgenden Äußerung Goethes: «Der Deutsche hat für den Komplex des Daseins eines wirklichen Wesens das Wort Gestalt. Er abstrahiert bei diesem Ausdruck von dem Beweglichen, er nimmt an, daß ein Zusammengehöriges festgestellt, abgeschlossen und in seinem Charakter fixiert sei. Betrachten wir aber alle Gestalten, besonders die organischen, so finden wir, daß nirgend ein Bestehendes, nirgend ein Ruhendes, ein Abgeschlossenes vorkommt, sondern daß vielmehr alles in einer steten Bewegung schwanke. Daher unsere Sprache das Wort Bildung sowohl von dem Hervorgebrachten als von dem Hervorgebrachtwerdenden gehörig genug zu brauchen pflegt.»[2] Man hat zu einem «lebendigen Anschauen» (Goethe) der Bildungsprozesse fortzuschreiten.

Der Weg zu einem solchen Anschauen der Pflanzen ist komplizierter, als man gewöhnlich meint. Um die Methode zu klären, muß man folgendes bedenken: Alle Blütenpflanzen entwickeln sich in gleicher Weise durch die Stufen des Keimens, Sprießens, Blühens und des Reifens. In allen herrscht das gleiche Bildungsgesetz. Es ist aber in den einzelnen Gattungen und Arten vielfältig variiert. Deshalb muß man zunächst das allgemeine Bildungsgesetz kennenlernen und dann jene Prinzipien, durch die es sich in den Formen der verschiedenen Pflanzenfamilien und ihrer einzelnen Gattungen und Arten ausgestaltet.

Das allgemeine Bildungsgesetz der Blütenpflanzen wurde von Goethe in seiner «Metamorphose der Pflanzen» (1790) und seitdem in zahlreichen Darstellungen, die das Ganze oder einzelne Aspekte behandeln, dargestellt. Deshalb genügen kurze Hinweise und einige Ergänzungen, die man bei Goethe nicht findet.

Der erste Prozeß, der nach dem Keimen im Vordergrund steht, ist die Wurzelbildung. Es ist ein ungewöhnlich rasch verlaufender Prozeß. An dem zum Erdmittelpunkt gerichteten Wachstum der Primärwurzel bemerkt man, daß die Wurzelbildung von der Kraft der Gravitation beherrscht wird. Gravitation bedeutet aber Verdichtung zum Erdmittelpunkt hin. Durch die Verdichtungstendenz führt die Gravitation letztlich in die Erstarrung. Deshalb geht das Leben in der Wurzel, indem es von der Gravitation durchwirkt wird, rasch in die Erstarrung über; das Streckungswachstum erlischt schon wenige Millimeter über der Wurzelspitze.

Dann beginnt die Entwicklung des Sprosses mit dem Gegensatz der Stengel- und der Blattbildung. Die Anlage des Sprosses entsteht am Vegetationspunkt in inniger Beziehung zur Sonne. Aus dieser Anlage entwickelt sich der Stengel aber vor allem in der Nacht. In einem intensiven Streckungswachstum entstehen durch Verdichtung das erste Festigungsgewebe, außerdem jene Gefäße, durch die das Wasser aus den Wurzeln nach oben steigt. Der Stengel geht in den Bereich der irdischen Wirkungen über, indem im Streckungswachstum die von der Erde ausgehenden Wirkungen nach oben drängen. Diese Wirkungen durchsetzen im Stiel und in den Blattadern auch die Blattbildung. In den Blättern weitet sich die Pflanze vor allem aber in die Umgebung der durchlichteten Atmosphäre; denn im Entstehen des Blattes durchdringt sie sich mit dem Element der Luft, d.h. mit jener feinen beweglichen Substanz, in der überall die Tendenz herrscht, sich auszudehnen und sich zu verflüchtigen. Das kommt in der Blattbildung deutlich zum Ausdruck, indem von der zentralen Ader fiederförmige Adern zur Umgebung hinausstrahlen und sich immer weiter aufgliedern. Erfaßt man in dieser Weise, wie das Element Luft wirkt, schafft man die Blattbildung innerlich nach. Dieses nachgestaltete Schaffen steigert sich, wenn man verfolgt, wie sich der Blattbildungsprozeß im Entstehen des nächsten Blattes erneuert und verwandelt. Man taucht gleichsam in das sich immer wieder erneuernde und verwandelnde Leben ein.

Der Übergang zum Blühen beginnt mit einer bedeutenden Erweiterung des Sprießens. Aus den Achseln der Blätter entfalten sich die Triebe des Blütenstandes. Sie sind kleine Pflanzen, die nicht mehr wie der zentrale Sproß direkt mit der Erde verbunden sind. So entstehen die Blüten in einem Bereich, in dem sich das Sprießen aus der unmittelbaren Verbindung mit der Erde löst.

Mit dem nachgestaltenden Denken dringt man dann beim Entstehen der Blüten in einen Umwandlungsprozeß ein, der viel intensiver als der bisherige ist. In der Bildung des Kelches erlischt die Stengelbildung; die aus der Erde nach oben drängenden Kräfte klingen völlig ab. Die Blattbildung zieht sich aus der Verbindung mit der Atmosphäre weitgehend zurück. Das einzelne Blatt geht in einem übergreifenden Ganzen auf. Dieser Umwandlungsprozeß ist im allgemeinen an einen bestimmten Lichtrhythmus und an eine stärkere Durchwärmung der Lebensprozesse gebunden. Durch das Wirken der Wärme sind die Blütenblätter viel zarter als die grünen Blätter. Ihre charakteristische Form ist ein Sich-Weiten zur Umgebung. In der Form der Blütenblätter kommt so die Sulfurisierung zum Ausdruck, aber auch in der Substanzbildung: in den ätherischen Ölen, in denen sich Wärme so anreichert, daß sie leicht brennbar und flüchtig sind. Die Pflanze, die sich zuerst im Sprießen entwickelt hat, ist nun auf einer höheren Stufe zur Blütenhülle mit Kelch und Krone geworden. Im Zentrum der Blüte bildet sich der Fruchtknoten, indem mehrere Blätter zu einer Art Knospe zusammenwachsen. Das Leben konzentriert sich hier in sich selbst. Es löst sich aus seiner Verflechtung mit den Naturkräften. Das erreicht seinen Höhepunkt im Reifen der Frucht, das sich im innigen Zusammenhang mit Atmungsprozessen und innerer Wärmebildung vollzieht. Das Reifen ist ein Geschehen, in dem sich das Leben verinnerlicht. Die typische runde Form der Frucht zeigt, wie die Pflanze in sich ein Ganzes wird. In dieser Sphäre entstehen die Samenkörner durch einen Prozeß starker Konzentration und wärmehafter Austrocknung.

Was ist das Wesentliche in dieser Betrachtungsweise? Zunächst betrachtet man die Pflanze als Gestalt. Nun wird alles, was man von außen aufgefaßt hat, innerlich nachgeschaffen. Was man im Nachschaffen entstehen läßt, lernt man in seiner inneren Bildungsgesetzmäßigkeit kennen. Man denkt nicht mehr über äußerlich Angeschautes nach. Indem man die Bildungs- und Verwandlungsprozesse innerlich vollzieht, denkt man zugleich in Gestaltungsprozessen. Man erzeugt in innerer Gestaltungstätigkeit die Pflanze – und man schaut im Gestalten auf das hin, was man denkend als Bildungs- und Verwandlungsprozesse vollzieht. Da gibt es nicht mehr den Gegensatz von äußerer Anschauung und denkendem Beurteilen des Angeschauten. Was das schaffende Denken gestaltet, schaut man geistig an. Und es gibt keinen anderen Inhalt der Anschauung als den, den man im Denken nachschaffend erzeugt. Man erringt jenes höhere Erkennen, das man als anschauende Urteilskraft bezeichnet. In der anschauenden Urteilskraft lebt ein Bereich der Wirklichkeit auf, der dem gewöhnlichen Anschauen unerreichbar ist. Das ist der innere Zusammenhang der Pflanzenbildung: das in Verwandlungsprozessen sich gestaltende Wesen der Blütenpflanze, in dem es nichts gibt als lebendig sich verwandelnde Bildungsprozesse.

Anschauende Urteilskraft ist also nicht die Anwendung des urteilenden Denkens auf äußerlich Angeschautes. Das wäre nur wieder das gewöhnliche Urteilen. So schreibt R. Steiner: Unser Geist «muß eine Tätigkeit auf sich nehmen, die in der unorganischen Naturwissenschaft die Sinne besorgen und die wir Anschauung nennen. Auf dieser höheren Stufe muß also der Geist selbst anschauend sein. Unsere Urteilskraft muß denkend anschauen und anschauend denken. Wir haben es hier, wie Goethe zum erstenmal auseinandersetzt, mit einer anschauenden Urteilskraft zu tun.»[3]

Von diesem innerlich lebendigen Bild des allgemeinen Pflanzenwesens, der Urpflanze Goethes, kommt man durch eine weitere Ausbildung der anschauenden Urteilskraft zu den einzelnen Pflanzenformen. Den Weg, der nun einzuschlagen ist, kann man sich durch folgende Überlegung klarmachen. Wenn in dem lebendigen Pflanzenwesen sich ein bestimmter Bildungsprozeß verstärkt, dann wird er in die ganze übrige Pflanzenbildung modifizierend hineinwirken. Denn alle Bildungsprozesse stehen in einem inneren Zusammenhang. Was an einer Stelle geschieht, wirkt sich im Ganzen aus. Man hat bei der Betrachtung einer Pflanzenform also zunächst darauf zu achten, ob ein bestimmter Bildungsprozeß im Vordergrund steht, und dann zu verfolgen, wie sich das allgemeine Pflanzenwesen durch diesen Prozeß zu der betreffenden Pflanzenform ausgestaltet.

Wir können nun einige Pflanzenfamilien, zu denen Heilpflanzen gehören, im Sinne dieser Methode betrachten. Den Ausgangspunkt

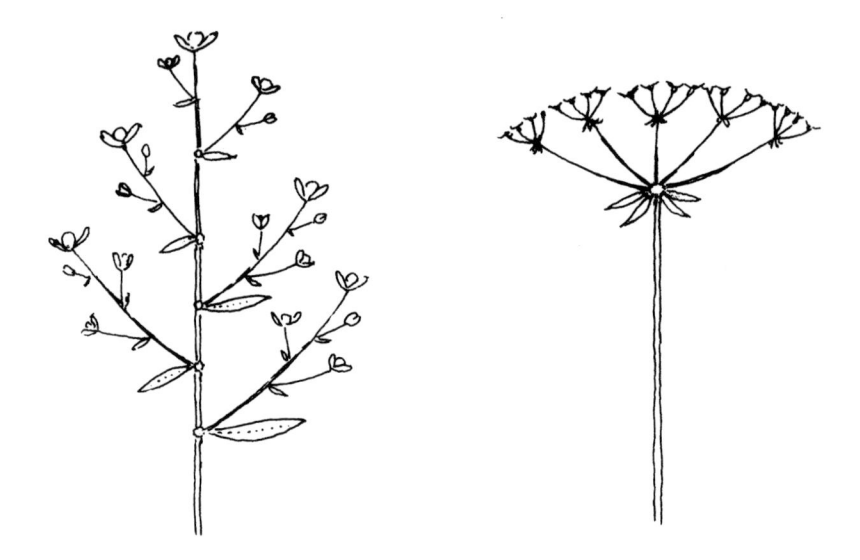

Abb. 1: Durch Unterdrückung der Internodien am Zentralsproß des rispenartigen Blütenstandes (links) und an den Seitentrieben entsteht die Doppeldolde (rechts).

mögen die Doldengewächse (Umbelliferae, Apiaceae) bilden. Zunächst sei an einige der charakteristischen Merkmale erinnert:

- an den oft weit in die Höhe strebenden Stengel
- die lockere Anordnung der Blätter
- ihre meist mehrfach fiederförmig aufgegliederte Blattspreite
- die Ausbildung des Blütenstandes in der Form der Doppeldolde
- und die oft starke Aromatisierung der ganzen Pflanze.

Der Schlüssel zum Verstehen der Doldengewächse liegt in der eigentümlichen Bildung des Blütenstandes (siehe Abb. 1). Von der Spitze des Sprosses aus strahlen die Doldenstrahlen zum Umkreis, und an deren Spitze wiederholt sich diese Geste. Es ist ein Aufgehen des Blühens in der Hingabe an den Umkreis. Der Blütenstand ist gegenüber der Grundform dadurch modifiziert, daß die Seitentriebe, die sonst nacheinander aus der zentralen Achse hervorgehen, aus dem gleichen Punkt entspringen. Diese Konzentration wiederholt sich in den sogenannten Döldchen. Schon innerhalb des Blütenstandes werden Internodien (d.h. zwischen zwei Blattansatzstellen liegende Sproßabschnitte) unterdrückt, wie sonst erst in der Bildung der Blütenhülle. So wird im Ganzen des Blütenstandes jener Prozeß bestimmend, der normalerweise erst im Entstehen der einzelnen Blüte die aus der Erde nach oben dringenden Kräfte überwindet. Der Prozeß der Blütenbildung tritt auf einer früheren Stufe der Entwicklung auf; er greift tiefer in die Pflanzenbildung ein als normal.

Was sind die Konsequenzen?

Indem die Blütenbildung im Entstehen der Döldchen und in der Gesamtheit der Döldchen als Dolde (Doppeldolde) tiefer in die Pflanzen eindringt, wird die ganze Dolde zum Analogon der Blüte. Damit tritt die einzelne Blüte aber zurück; sie ist nun ein Glied in der umfassenderen blütenartigen Gestaltung. Man kann sagen: Es «blüht» der Blütenstand. So werden die Blütenblätter an der Peripherie dieses Blütenstandes oft größer als die anderen; denn die Dolde ist ein Ganzes, wie sonst die Blütenkrone. Und diesem Ganzen ordnen sich die Einzelblüten unter.

In ihrem machtvollen Blühen gibt sich die Pflanze viel intensiver an die Weite des Weltumkreises hin als in der Rispe. Deshalb dringt die Pflanze durch ihren Stengel intensiver in den Umkreis hinauf. Sonst wachsen die Stengelabschnitte an der Basis, von unten nach oben. Bei den Doldengewächsen entwickelt sich aber eine zweite Wachstumszone an der Spitze der Internodien. So kommt das Sich-Herausheben zu diesem Aufgehen in der Hingabe zum Umkreis in der Stengelbildung zur Geltung.

Das mächtige Emporstreben des Stengels manifestiert sich auch in den Blättern: Der Stiel durchdringt die Blattspreite und löst sie in einzelne Abschnitte, die Fiedern, auf. In den Fiedern wiederholt sich dieser Prozeß dann oft noch zweimal, so daß das Blatt ganz in der Umgebung aufgeht. Jener Prozeß, der in der Dolde als Hinausstrahlen in den Umkreis herrscht, wird auch in den Blättern sichtbar.

Er ergreift auch den Stengel in einer eigenartigen Weise. Der Stengel weitet sich und wird hohl. Die sonst dichte Konsistenz wird bis zu einem bestimmten Grade überwunden. Das gilt bei verschiedenen Doldengewächsen auch für die Wurzel.

So erfaßt man, wie der Blütenprozeß die Pflanzenbildung nicht nur in der Umwandlung des Blütenstandes durchwirkt; er prägt sich auch im Stengel, in den Blüten und bis in die Wurzel aus.

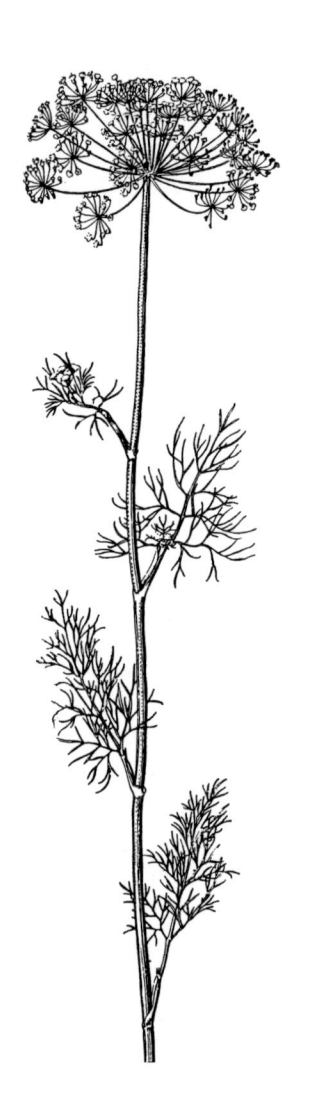

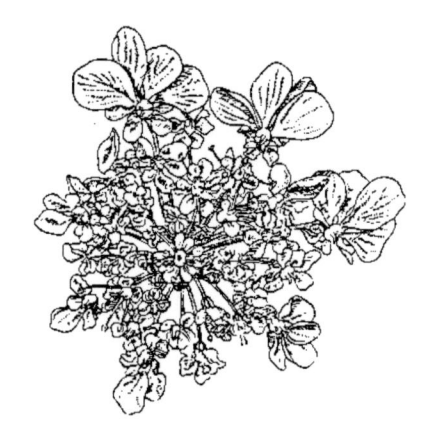

Abb. 3:
Randständiges Döldchen aus der Blütendolde einer Wilden Möhre (Daucus carota). Die zur Umgebung gerichteten Blütenblätter der peripheren Blüten sind vergrößert (aus: W. Troll, Praktische Einführung in die Pflanzenmorphologie, 2. Teil).

Abb. 2:
Oberer Teil des Sprosses und Blütendolde des Dill (Anethum graveolens; aus: G. Hegi, Illustrierte Flora von Mitteleuropa, 5. Band, 1. Teil).

Man verfolgt in innerer schaffender Tätigkeit, wie die ganze Pflanze sich gestaltet, wenn das Blühen so tief eindringt, daß der Blütenstand blütenhaft wird. Man sieht, wie die Pflanze zum Doldengewächs wird, d.h. von blütenhafter Qualität durchwirkt wird. Auch jene Wärmeprozesse, die mit dem Blühen verbunden sind, durchdringen die ganze Pflanze als Tendenz zur Bildung ätherischer Öle. Das ist bei jenen Doldengewächsen am stärksten, die in einer trockenen und warmen Umgebung heranwachsen, wie bei Dill und Fenchel. Diese edle Pflanze zeigt bis in die schmalen Zipfel der Fiederblätter, daß alles feuchtquellende Wachstum durch ausdörrende Wärme unterdrückt ist. Der Fenchel ist eines der wenigen Doldengewächse, das ausschließlich ätherisches Öl bildet. Andere Doldengewächse haben eine Beziehung zu feuchten oder gar nassen Standorten. Bei ihnen sind die wärmehaften Substanzprozesse modifiziert. Es entstehen, wie z. B. beim Wasserschierling, Acetylenverbindungen, d.h. hochgradig modifizierte ätherische Öle.[4]

Eine Pflanzenfamilie, zu der mehr Heilpflanzen gehören als zu den Doldengewächsen, ist die der Lippenblütler. Es gibt verschiedene Ansätze, die Lippenblütler genauer zu verstehen. Dabei hat man sich von der Tatsache leiten lassen, daß so charakteristische Formen wie Salbei, Minze, Thymian, Lavendel, Rosmarin usw. ätherische Öle bilden, und hieraus auf ein Vorherrschen des Blühprozesses geschlossen.[5] Das zeigt aber, daß man im Verstehen dieser Pflanzenfamilie noch ganz am Anfang steht. Denn es gibt wohl kaum einen größeren Gegensatz als z. B. den zwischen Wilder Möhre und Salbei oder den zwischen Kümmel und Thymian. Das weist darauf hin, daß sich der Lippenblütler aus einem anderen Prinzip gestaltet hat als das Doldengewächs. Die charakteristischen Merkmale sind folgende:

– Der Stengel ist vierkantig. In den vier Kanten befindet sich ein spezielles Festigungsgewebe (Kollenchym).
– Die Blätter sind einfach, das heißt, die Blattbildung bleibt im Vergleich mit anderen Pflanzen auf einem ziemlich einfachen, anfänglichen Stadium der Blattentwicklung stehen.
– Das kommt auch in der Blattstellung zum Ausdruck. In der gegenständigen Blattstellung ist die Blattbildung stärker zum Stengel hin konzentriert als bei spiralförmiger Anordnung der Blätter.

- Die Seitentriebe des Blütenstandes sind stark gehemmt, so daß die Blüten eng am Stengel stehen, bisweilen in dichten Scheinquirlen.
- Der Kelch ist verwachsen und bildet eine Röhre; es herrscht Zusammenziehung mit einer starken Tendenz, sich von der Umgebung abzusondern.
- Das gilt auch für die Blüten mit ihren engen Röhren, die sich nur an der Peripherie mit einer «Unterlippe» und einer «Oberlippe» zur Umgebung wenden.
- Die Zweiseitigkeit kommt auch im Innern, in der Zwei- oder Vierzahl der Staubgefäße zum Ausdruck.
- Der Fruchtknoten unterteilt sich so, daß um jedes der vier Samenkörner eine kleine Umhüllung, eine sogenannte Klause, entsteht. Die Samenbildung prägt und beherrscht die Fruchtbildung.

Wenn man alles überschaut, dann bemerkt man, daß die Lippenblütler von Kräften durchwirkt sind, die die Pflanzenbildung in der Entfaltung hemmen, von der Umgebung absondern und nach innen zentrieren.

Diese Prozesse – Zusammenziehung, Absonderung von der Umgebung und Zentrierung nach innen – findet man in der Samenbildung. Hier wird die Pflanzenbildung auf einer einfachen Stufe zurückgehalten. Die beiden Keimblätter wenden sich nach innen und werden zusammen mit den anderen Organen des Keimlings durch die Samenschale aus der Umgebung abgesondert. Diese Konzentration wird – wir haben das schon erwähnt – von einer wärmehaften Ausdörrung durchwirkt.

Man muß sich nun das lebendig sich entwickelnde Pflanzenwesen vergegenwärtigen und in der anschauenden Urteilskraft verfolgen, wie es sich konfiguriert, wenn es von den in der Samenbildung tätigen Prozessen durchwirkt wird. Am meisten manifestiert sich diese Konfiguration selbstverständlich im Keimling mit seinen beiden Blättern, die eng am Keimstengel sitzen und in ihrer abgerundeten Form zum Ausdruck bringen, wie sehr die Blattbildung in sich abgeschlossen ist. Die Anordnung ist gegenständig, d.h. zur Mitte zentriert. Wenn das, was in dieser Konfiguration zum Ausdruck kommt, in die weiteren Stufen der Entwicklung hineinwirkt, dann werden sich die Blätter auch weiterhin in dieser Gegenständigkeit bilden. Sie werden sich nur wenig vom Stengel in den Umkreis hinausbegeben und die einfache,

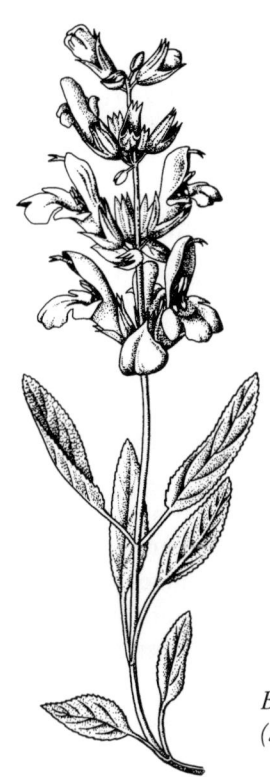

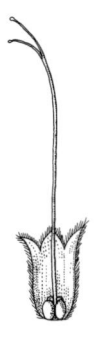

Abb. 4b:
Die samenartig unterteilte Frucht eines Lippenblütlers tief im verwachsenen Kelch (aus: Strasburger, Lehrbuch der Botanik).

Abb. 4a:
Blühendes Sproßstück des Echten Salbei (Salvia officinalis; aus: Frohne / Jensen, Systematik des Pflanzenreiches).

geschlossene Blattfläche bewahren, d.h. sich nur wenig über den Anfangszustand zur Umgebung hin entfalten. So kann es nur zu einer geringen Formverwandlung kommen.

Die zusammenziehenden Kräfte der Samenbildung kommen aber besonders machtvoll zur Geltung, wenn das Pflanzenwesen zum Blühen übergeht. Denn das Blühen endet ja letztlich im Samenbildungsprozeß. Und so werden die Blütentriebe in ihrer Entfaltung fast vollständig gehemmt. Und dann durchwirkt die zusammenziehende Absonderung die Bildung des Kelches. Es entsteht jene Bildung, an der nur die Kelchzähne noch darauf hinweisen, daß mehrere Kelchblätter zu dieser Röhre umgebildet wurden. Diese zusammenziehende Absonderung läßt aus der Blütenkrone ein Gebilde entstehen, das stark in sich zentriert ist und nur einen Rest von Hinwendung zur Umgebung zeigt. Schließlich ergreift die Samenbildung den Fruchtknoten. So entwickeln sich die Samenkörner nicht in dem Raum der Frucht, sondern die Frucht teilt sich auf, indem um jedes Samenkorn eine spezielle Fruchthülle wie eine zweite Samenschale entsteht.

In dieser Weise vollzieht man jenen Prozeß geistig mit, durch den das Pflanzenwesen sich zum Lippenblütler gestaltet. Durch die anschauende Urteilskraft lernt man jenen Vorgang kennen, in dem das Bildungsgesetz der Lippenblütler entsteht. Man dringt gleichsam in jenes Gebiet ein, in dem die Bildegesetze wie aus einem geistigen Zentrum hervorgehen. Dabei kommt man zu einer Unterscheidung, die für das Verstehen der Heilpflanzen wichtig ist. Es ist nämlich unzureichend, nur ganz allgemein von Wärmeprozessen zu sprechen. Jener Wärmeprozeß, der im Entstehen der Blüten wirkt, unterscheidet sich von dem in der Samenbildung. Im Sinne der antiken Elementenlehre gibt es das Warme, das im Feuchten wirkt und das Feuchte zur größten Verfeinerung führt, indem es alles, was im Feuchten noch als Dichtes und Dumpfes wirkt, auflöst. Dieses Wirken des Warmen, das das Feuchte zum Luftförmigen verfeinert und auflöst, ist der Prozeß in der Blütenkrone. Es kommt in der Zartheit der Blütenblätter zum Ausdruck und in ihrer sich ausweitenden Gebärde – auch in manchen Details der inneren Struktur.

Die Wärme in der Samenbildung ist austrocknend, ausdörrend. Im Sinne der Elementenlehre wirken die Qualitäten «warm» und «trokken» zusammen; das Warme erreicht seine höchste Intensität, die man als Feuer bezeichnet hat. Diese Wärme wirkt vor allem in den Lebensprozessen der Lippenblütler. Wenn sie nicht, wie bei vielen unserer einheimischen Lippenblütler, wie der Taubnessel, dem Hohlzahn, dem Ziest usw., durch das Feuchte gedämpft wird, dann kommt es wie beim Rosmarin und Lavendel zur Verholzung. Und indem in der Blattbildung mit dem Feuchten das sprießende Wachsen weitgehend unterdrückt wird, bleiben die Blätter schmal und klein. Es entstehen ätherische Öle und mit ihnen zusammen jene Substanzen, in denen die zusammenziehenden Kräfte am stärksten zur Geltung kommen. Das sind die Gerbstoffe mit ihrer adstringierenden Wirkung.

Man könnte nun leicht zur Betrachtung der einzelnen Heilpflanzen unter den Lippenblütlern weiterschreiten, zum Salbei und Lavendel, zum Thymian, zur Melisse usw. Es ist zunächst aber wichtiger, die Heilpflanzenfamilien genauer zu charakterisieren. Denn wenn man nicht weiß, aus welchen inneren Prinzipien die Pflanze sich als Lippenblütler, als Korbblütler oder als Liliengewächs ausgestaltet, wird man kein wirkliches Verstehen der einzelnen Heilpflanzen erlangen. Es geht um die Grundlagen einer künftigen Wissenschaft der Heilpflanzen. Deshalb sei aus dem Bereich der zweikeimblättrigen Pflanzen als dritte Familie die der Korbblütler betrachtet.

Durch welchen Prozeß entsteht die zum Teil mächtige Konzentration vieler Blüten zu einem höheren Ganzen, wie in den Blütenkörbchen der Korbblütler? Man hat das Blütenkörbchen verschiedentlich als höchste Steigerung des Blühens gedeutet, durch die sich «Blüten aus Blüten», sogenannte Pseudanthien, bilden.[6] Das Blütenkörbchen einer Ringelblume oder einer Arnika sieht auch aus wie eine besonders vollkommene Blüte. Es liegt aber ein komplizierteres Geschehen als eine besonders intensive Steigerung des Blütenbildungsprozesses zugrunde. Das Blütenkörbchen einer Flockenblume (Centaurea) oder Distel (Cirsium) umschließt wie in einem Krug viele Blüten. Der Boden dieses Kruges wird von dem ausgeweiteten Stengel gebildet, die Wand von einer ganzen Anzahl kleiner Blättchen. Die Blüten im Inneren haben eine eigenartige Form. Unten am Blütenboden ist der Fruchtknoten. Er umschließt eine Samenanlage. Die Fruchthülle (Perikarp) ist mit der Samenschale verwachsen. So hat die Frucht den Charakter eines Samenkorns. Die Samenbildung ist der dominierende Prozeß. Sie wirkt mit ihren zusammenziehenden Kräften in die Blütenbildung hinein. So werden die Blüten eng und klein. Die Blütenblätter verwachsen zu einer Röhre. Die Kräfte der Samenbildung beherrschen sogar die Bildung der Staubgefäße: Die Staubbeutel schließen sich zu einer Röhre zusammen. Die sogenannten Röhrenblüten sind also samenartige Blüten. Diese samenartigen Röhrenblüten werden von dem Krug aus Blättern weitgehend umhüllt. Was ist aber dieser Krug?

Wir haben gesehen, daß der Fruchtknoten und die Frucht dadurch entstehen, daß sich eine Anzahl von Blättern zusammenschließen. Nun kann dieser Prozeß in die sprießende Pflanze hineinwirken. Dann wird das Sprießen aufgestaut; und es werden sich die Blätter eng zusammenschließen. Es bildet sich eine Art Krug, dessen Wände aus kleinen Blättern besteht. Und der Blütenstand, der sich sonst

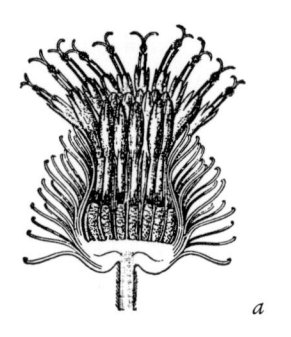

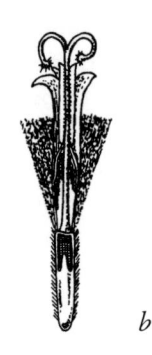

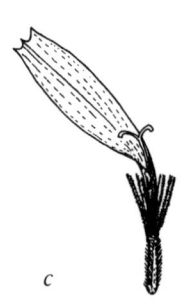

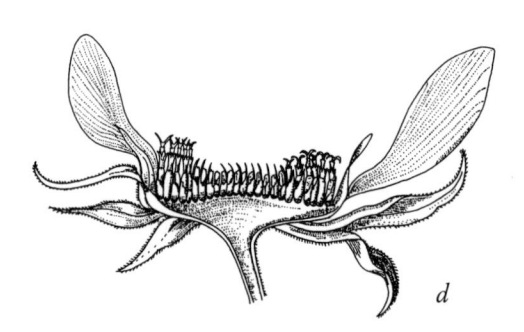

Abb. 5a: Blütenkörbchen einer Klette (Arctium spec.; Längsschnitt); (aus: Strasburger, Lehrbuch der Botanik).

b: Einzelne Röhrenblüte aus dem Inneren eines Blütenkörbchens (aus: G. Grohmann, Die Pflanze, 2. Band).

c: Einzelne Zungenblüte vom Rande eines weiten Blütenkörbchens (aus: Frohne / Jensen, Systematik des Pflanzenreiches).

d: Blütenkörbchen eines Korbblütlers mit Röhren- und Zungenblüten (Längsschnitt; aus: Frohne / Jensen, Systematik des Pflanzenreiches).

zum Umkreis hin entfaltet, wird sich im Inneren dieses Kruges konzentrieren. Im Inneren einer fruchtartigen Bildung wirken die Kräfte der Samenbildung. So werden die Blüten im Inneren dieses Kruges von diesen konzentrierten Kräften durchprägt.

Was ist also ein solches Blütenkörbchen? Normalerweise folgen in der Entwicklung das Blühen und die Frucht- und Samenbildung aufeinander. Im Blühen löst sich die Pflanze aus den irdisch-terrestrischen Wirkungen, in der Frucht- und Samenbildung aus allen äußeren Naturkräften. Im Blütenkörbchen verschmelzen diese Prozesse zu einer Einheit. Jene Prozesse, die sonst im Entstehen des Fruchtknotens und im Reifen der Frucht tätig sind, dringen tief in die Pflanzenbildung ein und ergreifen die sprießende Pflanze. So kommt es in jener Region, wo die Pflanze sonst im Sprießen dem Blühen und Reifen erst entgegenwächst, zu einem Sich-Durchdringen von Blühen, Frucht- und Samenbildung.

Nun kann in diesem Geschehen der Impuls des Blühens stärker werden. Dann wird sich der enge Krug etwas öffnen und ausweiten. Die samenhaften Blüten an der Peripherie werden als Zungenblüten zum Umkreis hinausstrahlen und sich zur Sonne wenden. Es entstehen jene Formen, die wir von der Margerite, der Ringelblume, der Arnika und vielen anderen Korbblütlern kennen. Hier wirken in besonders schöner Weise Fruchtbildung, Blühen und Samenbildung zusammen. Das zentrale Geschehen ist aber auch hier der tief in die Pflanze hinunterwirkende Prozeß der Fruchtbildung.

Das bedeutet aber, daß das Leben der Pflanze von Reifungsprozessen durchdrungen wird. Das sind wiederum Wärmeprozesse, aber andere als diejenigen, die im Blühen, und jene, die in der Samenbildung wirken. Wir haben auf den besonderen Charakter dieser Wärmeprozesse schon hingewiesen. Sie wirken in jener Verwandlung, durch die sich die Pflanze beim Reifen in ihren Lebensprozessen losringt aus der Verflechtung mit allen äußeren Naturwirkungen, in die sie eingewoben ist, solange sie sprießt und blüht. So werden von einem Korbblütler wie der Arnika, Kamille und Calendula andere Heilwirkungen ausgehen als von einem Lippenblütler oder einem Doldengewächs. Man hat nun zu studieren, wie jene Kräfte, die in der Bildung der Blütenkörbchen tätig sind, mit den Prozessen in der übrigen Pflanze zusammenwirken. Das ist bei der Arnika ganz anders als z. B. bei der Schafgarbe.

Man kann das bisher Behandelte in einem schematischen Überblick zusammenfassen:

Das allgemeine Bildungsgesetz (Urpflanze)		
wird durch Steigerung der in der Blütenkrone wirkenden Bildekräfte zu den Doldengewächsen.	wird durch Steigerung der Fruchtknoten- und Fruchtbildung zu den Korbblütlern.	wird durch Steigerung des Samenbildungsprozesses zu den Lippenblütlern.

Bei den Doldengewächsen, Lippenblütlern und Korbblütlern durchdringen Bildungs- und Lebensprozesse, die in den fortgeschrittenen Stufen der Entwicklung der Pflanze auftreten, schon die früheren Stufen. So kommen im ganzen Pflanzenwesen Kräfte zur Geltung, die den von der Erde ausgehenden Wirkungen entgegengesetzt sind und diese abdämpfen. Am stärksten ist das bei den Korbblütlern mit schönen großen Blütenkörbchen der Fall, wie bei der Arnika. Bei den Lippenblütlern sind die Verhältnisse insofern kompliziert, als der Same die letzte, der aus dem Samen sich entfaltende Keimling die erste Stufe der Entwicklung ist.

Nun gibt es aber auch den entgegengesetzten Prozeß: daß nämlich die frühen irdischen Wirkungen weit über das normale Maß in die späteren Stufen der Entwicklung hineinwirken und diese stark modifizieren. Das ist z. B. bei den Liliengewächsen der Fall.

Bei den Liliengewächsen bleibt die Primärwurzel schwach. Die Wurzeln entspringen vor allem aus dem Sproß. Dadurch kommt die Pflanzenbildung stärker als sonst unter den Einfluß der in der Wurzelbildung wirkenden irdischen Kräfte. Das kann sich in zweierlei Weise auswirken. So kann der Sproß in seiner Entwicklung durch diese Wurzelbildung weitgehend in die Erde hinein gefesselt und zum Rhizom werden, wie beim Maiglöckchen, beim Salomonsiegel, der Einbeere oder dem Weißen Germer. Es kann aber auch die Entfaltung des Sprosses zunächst zurückgehalten werden, wie in den Zwiebeln vieler Liliengewächse. Die Zwiebel ist eine gesteigerte Knospenbildung, in der sich die Pflanze gegenüber der Umgebung absondert und konzentriert.

Was folgt für die anschauende Urteilskraft aus der Tatsache, daß die

Pflanze in ihrem Sproß tief in die irdischen Kräfte hineingefesselt wird oder sich so stark in der Zwiebelbildung in sich abschließt? Da wird sich das Pflanzenwesen in allen folgenden Stufen seiner Entwicklung nicht frei in die Umgebung entfalten. So bleiben die Blätter mit ihrer Spreite oft an den Stengel gebunden. In den Blättern kommt es nicht zur fiederförmig ausstrahlenden Weitung. Durch den parallelen Verlauf der Adern ist die Blattbildung in sich zentriert. Durch die gedämpfte Entfaltung entstehen keine Blütenstände, die sich weit ausbreiten. Die Blüten bleiben eng am Stengel. Die Blütenkrone bleibt oft eng, und die Blütenblätter zeigen in ihrer fleischigen Konsistenz bisweilen wenig von der Verfeinerung der Substanz, die sonst so charakteristisch ist. Indem die Blütenblätter zunächst grün und in ihrer Form oft schmal sind wie sonst der Kelch, wird deutlich, daß die Verwandlung zur Blüte unvollkommen bleibt.[7]

Wo sind die irdisch-wäßrigen Wirkungen bei den Liliengewächsen nun ganz besonders stark? Bei einer solchen Pflanze wird ein kräftiges Rhizom entstehen. Sonst erhebt sich aus dem Rhizom ein Trieb über die Erde. In ihm drängen die irdischen Kräfte im Stengel nach oben. Weit intensiver wird die Pflanzenbildung von ihnen durchwirkt, wenn der Sproß nur aus Bildungen hervorgeht, die normalerweise zur Sonne in Beziehung stehen, d.h. aus Blättern. Dann bildet sich aus röhrenförmigen Blättern ein sogenannter Scheinstamm. Bei diesem übermäßigen Wirken der irdischen Kräfte wird das Blühen stark zurückgehalten. Eine solche Pflanze kommt erst etwa nach zehn Jahren zum Blühen. Dann steigt in der Hülle aus röhrenförmigen Blättern ein Blütenstand in die Höhe. Seine Blüten sind grünlich, und die Form der Blütenblätter ist spitz, wie sonst nur die grünen Blätter der Pflanze. Zunächst sind nur die Adern der Blütenblätter grün. Nach dem Verstäuben und der Befruchtung ergrünt diese eigentümliche Blütenkrone vollständig. – Dieses extreme Liliengewächs ist der Weiße Germer (Veratrum album).

Abschließend sei auf die Spannweite der Pflanzenbildung durch den Vergleich des Weißen Germers mit der Arnika hingewiesen. Auch in der Arnika haben die irdischen Kräfte einen starken Einfluß auf die Pflanzenbildung. Der Sproß ist zum Teil als Rhizom in den Erdboden hineingebannt. Das wirkt, zusammen mit den besonderen Lichtwirkungen der Gebirgswelt, hemmend in der Pflanzenbildung. Die gegenständigen Blätter bilden am Boden eine Rosette. An dem

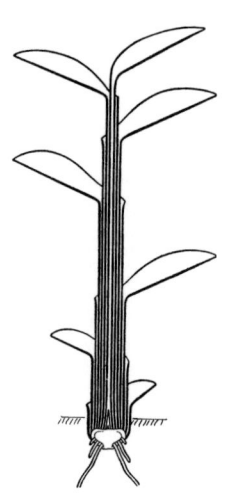

Abb. 6: Schematischer Längsschnitt durch den Scheinstamm eines Weißen Germers (Veratrum album; aus: W. Troll, Praktische Einführung in die Pflanzenmorphologie, 1. Teil).

parallelen Verlauf ihrer Adern zeigt sich, daß ihnen die innere Ausweitung fehlt.

So wirken in der Arnika irdisch zentrierende Kräfte und Reifungsprozesse zusammen. Die wärmehaften Reifungsprozesse sind so intensiv, daß die Bildung ätherischer Öle bis in das Rhizom hinunterreicht und das Gebiet der irdisch bestimmten Bildung durchwirkt. Insofern ist die Arnika wie ein Gegenbild des Weißen Germers. Das zeigt sich auch in den Vergiftungs- und Heilwirkungen.

Wie wirken Substanzen, die durch einen solchen gesteigerten Frucht- und Reifungsprozeß entstehen, im menschlichen Organismus? Wir haben gesehen: Reifen bedeutet ein Sich-Befreien des Lebens aus allen äußeren Kräften, eine starke Verinnerlichung des Lebendigen durch innere Wärmeprozesse. So hat die Arnika eine Affinität zu jenem Bereich unseres Organismus, in dem das Leben am stärksten im Inneren, ohne Beziehung nach außen wie im Sinnessystem oder im Verdauungssystem, verläuft. Sie hat eine spezifische Beziehung zum Blut- und Kreislaufsystem. Hier wirkt sie heilend bei allen möglichen inneren Blutungen und greift aktivierend in den Kreislauf ein. Im 6. Vortrag von *Die Welt der Sinne und die Welt des*

Geistes weist R. Steiner darauf hin, daß Früchte, d.h. die im Fruchtprozeß tätigen Kräfte, eine heilende Wirkung auf das Blutsystem ausüben.[8]

Die Giftwirkung des Weißen Germers beruht auf einer Reihe von Alkaloiden. Sie äußert sich in Kältegefühl und Verlangsamung des Pulses. Das innere Wesen des Menschen kann im Empfinden einer den ganzen Körper durchdringenden Kälte nicht mehr richtig den Leib durchwirken. Das zeigt sich an verschiedenen Symptomen. Muskeln beginnen zu zucken, das Blut weicht zurück – der Mensch wird blaß. Das Zurückgedrängtwerden des Seelischen äußert sich auch in Angst. Schließlich verliert der Mensch im Kollaps völlig die Herrschaft über den Leib. Wenn irdische Wirkungen den Organismus zu stark durchsetzen, dann wird das innere Wesen in seinem Wirken gehemmt. Dem entspricht die homöopathische Indikation: Ohnmacht, Kollaps, Lähmungserscheinungen.

II. Imaginatives Anschauen als Weg zum Verstehen von Heilpflanzen

Der besondere Charakter der modernen Erkenntnis liegt in der bewußten Handhabung der Methode. Denn nur so kann man die Erkenntnissicherheit gewinnen, die man als Mensch braucht. Bei jeder Methode muß man aber die Frage nach ihrer Tragweite aufwerfen. Man muß sich Rechenschaft geben, ob man mit der betreffenden Methode die Tatsachen, um die es geht, vollständig durchdringen kann und das Rätselhafte der Erscheinung ganz aufgehellt wird – oder ob es Reste gibt und bestimmte Aspekte der Erscheinung undurchdringbar bleiben. Das Überprüfen der Methode an den Erscheinungen gehört zur modernen wissenschaftlichen Gesinnung. Nur durch Methodenreflexion kann man dem subtilen Zwang des Methodenmonismus entkommen, der wie jede Monokultur durch eine geistige Nivellierung Schaden anrichtet. In seinem Buch *Wider den Methodenzwang* schreibt P. Feyerabend: «Die Welt, die wir erforschen möchten, ist etwas weitgehend Unbekanntes. Daher müssen wir uns offenhalten, dürfen uns nicht im voraus beschränken.»[9] In dem schaffenden Erkennen der anschauenden Urteilskraft werden verborgene Bildegesetze der lebendigen Natur bewußt. Man lernt jene tiefere Dimension der Natur kennen, in der die Formen entstehen, die wir als die Pflanzenarten anschauen. In der anschauenden Urteilskraft sieht man nicht nur ein Doldengewächs wie den Fenchel, sondern man erfaßt, wie sich die Pflanze zum Fenchel gestaltet, man sieht nicht nur den Germer, sondern die Pflanze in ihrer Ausgestaltung als Germer.

Heute, wo die Vordergründigkeit der gegenwärtigen Naturinterpretation bewußt geworden ist,[10] wird wieder auf eine tiefere Dimension der Natur hingewiesen, von der man in früheren Jahrhunderten wußte. Was man als Gestalten des Pflanzen- und Tierreiches wahrnahm, bezeichnete man als natura naturata, als die geschaffene Natur. Man war aber der Auffassung, daß der natura naturata eine schaffende, schöpferisch gestaltende Wirklichkeit zugrunde liegt, aus der die Gebilde der natura naturata hervorgehen. Diese natura naturans lebt in der anschauenden Urteilskraft auf. Man dringt gleichsam in die geistige Werkstatt der Natur ein und lernt jene Prozesse kennen, in denen die Pflanzen ihre Gestaltungen annehmen. Man könnte nun vermuten, daß auf diesem Wege die Pflanzenwelt geistig ganz durchsichtig wird.

Es gibt aber Phänomene, die diese Zuversicht dämpfen. In den Gestaltungen der Pflanzenwelt tritt uns etwas entgegen, was uns in einer anderen Weise berührt als die Gestaltungsgesetze. Es gibt vor allem bei den Blütenpflanzen etwas wie eine schwer greifbare Physiognomie. Eine Wicke berührt uns anders als eine Fingerhutpflanze, ein Veilchen anders als ein Buschwindröschen und eine Distel so ganz anders als die Königskerze. Was uns entgegentritt, ist nicht nur die spezielle Ausformung des allgemeinen Pflanzenwesens, sondern etwas, was zu unserer fühlenden Seele spricht. Man wird von etwas angemutet.

In seinem Werk *Der Aufbau der Person* charakterisiert Ph. Lersch das Angemutetwerden. Es sei eine Spiegelung dessen, was man wahrnimmt, in der Seele, «in den subjektiven Zuständlichkeiten», ein «Widerhall in Erlebnissen», die dem Inneren der Seele angehören.[11] Dem, was einen Widerhall erzeugt, entspricht etwas in den Pflanzen, was wir allerdings zunächst schlecht in Worte fassen können, weil die

Anmutungserlebnisse nicht voll bewußt sind. Wir wissen allerdings mit Sicherheit: Es ist etwas anderes als das objektive Bildungsgesetz, etwas Intimeres, Innerlicheres. So muß man sich die Frage vorlegen: Wie kann man eine Methode entwickeln, um zu einer klaren Anschauung dessen zu kommen, was man zunächst nur dämmerhaft erlebt?

Für den mittelalterlichen Künstler gab es noch kein Problem. Er hatte eine Pflanzensymbolik. Wenn er z. B. die Gottesmutter malte, dann stellte er ihre Seeleneigenschaften und Tugenden durch ganz bestimmte Pflanzen dar: die Reinheit ihrer Seele durch die weiße Lilie, ihre Demut durch das Veilchen, ihre reine Liebe durch die Rose usw. Wir können eine solche Symbolik nicht übernehmen, weil sie uns nicht über ahnungshafte Assoziationen hinausführt. Was uns an den Pflanzen an Physiognomischem entgegentritt, kann man nur aufhellen, wenn man das Bewußtsein nach zwei Richtungen verstärkt. Zum einen muß man sich in den gebärdenhaften Ausdruck der Pflanzen einleben; dann muß man sich nach innen wenden und die eigene Innenwelt der Seele, aus der die Anmutungserlebnisse aufsteigen, aufhellen. Denn wir haben normalerweise kein klares Bewußtsein von unserem Inneren. Wir wenden uns mit unserem Bewußtsein der äußeren Welt zu, nicht aber in gleicher Weise dem, was in uns bei der Begegnung mit der äußeren Welt an Seelenregungen ausgelöst wird. Erst wenn wir unser Bewußtsein nach beiden Richtungen schärfen, kann die Beziehung zwischen unserer Seeleninnenwelt und den Pflanzen deutlich werden und damit auch das, was uns in dem physiognomischen Ausdruck der Pflanzen anmutet.

Ich möchte die Methode zunächst, ohne schon auf Heilpflanzen einzugehen, an einem Beispiel erläutern. In einer Darstellung vor Lehrern hat R. Steiner einmal darauf hingewiesen, daß in der Nelke die Seeleneigenschaft der Koketterie zum Ausdruck komme. Was ist Koketterie? Sie gehört zu jener Region der seelischen Innenwelt, wo Eitelkeit, Selbstgefälligkeit, Selbstbespiegelung und einige verwandte Seelenregungen durch ein gesteigertes Selbsterleben der Seele eine eigenartige Tönung geben.

Die Eigenart der Koketterie kann man am Verhalten studieren. So wirft ein Mensch einem anderen einen Blick zu. Er bewegt sich etwas auffällig. Vielleicht hat er sich durch ein Tuch, eine Schleife und

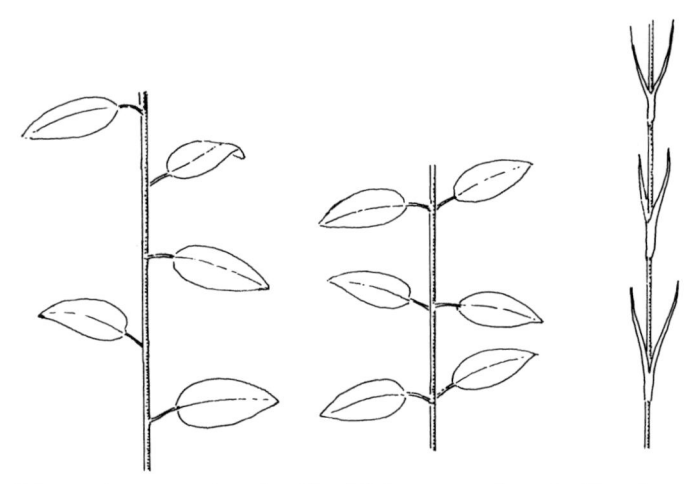

Abb. 7: Konzentration der Blattbildung von der spiralförmigen über die gegenständige Blattstellung zu der Anordnung bei der Karthäusernelke (aus: Kranich, Pflanzen als Bilder der Seelenwelt).

dergleichen so gekleidet, daß er durch die äußere Erscheinung die Aufmerksamkeit des anderen auf sich zieht. Man entfaltet eine Wirkung, denn man möchte gefallen; man möchte die Sympathie des anderen gewinnen. In dem Moment, wo sie einem zufließt, zieht man sich etwas zurück. Man distanziert sich, verfolgt aber genau, ob man die Sympathie weiterhin auf sich zieht. Damit dieser Strom der Zuwendung nicht versiegt, sendet man unter Umständen neue Signale, wieder ein Wort, einen Blick usw. Und dann wiederum die leichte Distanzierung. Die Koketterie ist ein Spiel mit dem anderen. Man sucht keine innere Verbindung mit dem anderen Menschen, sondern seine Sympathie, um an ihr das Selbstgefühl zu steigern; man sucht den Genuß des Selbsterlebens.

Im Selbsterleben ist die Seele in sich zentriert. Man weiß aus einer Reihe von Beobachtungen, daß der Mensch dadurch zum Selbsterleben kommt, daß er sich in der Auseinandersetzung mit der Schwere ergreift.[12] Das Selbsterleben entsteht, indem sich der Mensch mit jenen Kräften auseinandersetzt, die zur Erde niederziehen und letztlich in die Verdichtung und Erstarrung einmünden.

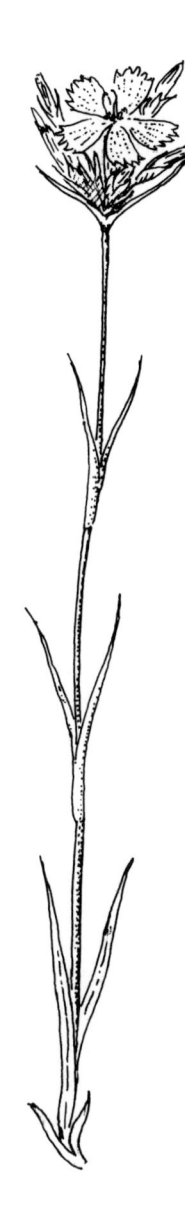

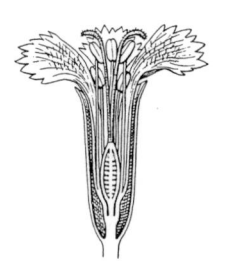

Abb. 8b: Längsschnitt durch die Blüte einer Karthäusernelke (aus: Graf, Tafelwerk zur Pflanzensystematik).

Abb. 8a: Karthäusernelke (Dianthus Carthusianorum; aus: Kranich, Pflanzen als Bilder der Seelenwelt).

Das äußere Bild dieses Selbsterlebens in der Pflanze ist der Stengel, d.h. jenes Gebilde, das sich aus dem Zusammenhang mit den Kräften der Gravitation entwickelt, das in sich zentriert ist und das als zentrale Achse den Zusammenhang zwischen den verschiedenen Organen der Pflanze herstellt.

Die Blätter sind Ausdruck für Hingabe an die Umgebung. Die Gebärde von Hingabe wird bei der gegenständigen Blattstellung schwächer. Und wenn sich das Blatt aus der Umgebung zurückzieht, die Blattspreite sich verengt und zum Stengel wendet, dann tritt an die Stelle von Hingabe der Ausdruck von Selbstbezogenheit. Diese Gebärde wiederholt sich des öfteren an dem dichten, knotigen Stengel. Durchwirkt diese Gebärde die weitere Pflanzenbildung, dann wird das Blühen, die offene Hingabe an die Sonne, gegenüber der Gebärde des Sich-in-sich-Zentrierens zurücktreten. Der Kelch verwächst zu einer schmalen Röhre. Aus diesem Bild des Eigenseins kommen Blütenblätter hervor, die sich nicht nach oben zum Licht wenden. Die Zacken und Fransen an ihrer Peripherie zeigen deutlich, daß sich das Blühen zur äußeren Umgebung hin richtet. Im Rot der Blüten manifestiert sich die Glut einer verhaltenen Leidenschaft. Der Duft, den sie verströmen, hat eine leicht betäubende Wirkung.

Man kann innerlich nachvollziehen, wie sich die Nelke mit ihrem Stengel, ihren Blättern und Blüten bildet. Dann durchlebt man innerlich nichts anderes als die Seelengebärde der Koketterie. Das weiß man allerdings nur, wenn man zuvor in der inneren Beobachtung die Koketterie kennengelernt hat. Da hat man die Koketterie bewußt durchlebt und erfaßt, daß sie eine ganz bestimmte innere gebärdenhafte Bewegung der Seele ist. Diese innere seelische Gebärde sieht man nun wie in einer äußeren Form geronnen in der Natur als Nelke.

Seelisches, d.h. übersinnlich Wesenhaftes, erscheint im Bereich des Lebendigen als äußeres Bild. Wenn man übersinnlich Wesenhaftes als Bild auffaßt, d.h. in einem Medium, in dem es sich als Bild manifestieren kann, dann hat man eine Imagination. Weil diese bildhafte Offenbarung im Bereich des äußeren Anschauens aufleuchtet, kann man diese Erkenntnisart als imaginatives Anschauen bezeichnen.

Von der Seite der Erkenntnismethode bedeutet imaginatives Anschauen, daß man durch inneres Beobachten zunächst die Regungen der Seele, die man sonst nur dumpf erlebt, als innere Bewegungen und Gebärden kennenlernt. Mit dem, was sich in der Seele aufhellt, wendet man sich dann nach außen, taucht in die Formgebärden einer Pflanze ein und erfaßt, wie diese Formgebärden die äußere bildhafte Offenbarung der gleichen Eigenschaft ist, die man durch Selbsterkenntnis in sich beobachtet hat.

Von der Seite der Natur ist folgendes zu sagen: Wenn eine Pflanze wie die Nelke Bild einer bestimmten Seeleneigenschaft ist, dann hat diese Seeleneigenschaft das bildende Leben so intensiv durchdrungen, daß es in ihm zum Bilde geworden ist. Seelisches durchdringt das Lebendige bis in die Formgebärde und bis in die Substanz.

Wie kommt man nun von dieser imaginativen Pflanzenbetrachtung zum Verständnis der Heilpflanzen und ihrer Wirksamkeit bei bestimmten Erkrankungen? Eine große Gruppe der Erkrankungen beruht darauf, daß das Seelische tiefer in den Leib eindringt als im gesunden Zustand. Man erlebt bei der Erkrankung seine Arme und Beine, den Rücken usw. Das Seelenleben wird von Unlustgefühlen, von Mißbefinden oder gar Schmerz bestimmt. Man sinkt gleichsam in den Leib unter, und die Beziehung zur Umgebung tritt zurück. H. Plügge hat diesen Vorgang mit folgenden Worten beschrieben: «Damit ziehe ich mich in mich selbst zurück. Ich will vorerst einmal nichts von alledem wissen, was ich vorhatte und womit ich beschäftigt war. Anstelle des Weltbezuges tritt jetzt eine Beziehung zu meiner Leiblichkeit.»[13] In den Erkrankungen dieser Art taucht das Seelisch-Astralische viel tiefer hinunter in den Leib, in die physisch-ätherische Organisation.[14] Zunächst ist es das allgemeine Erleben des Krankwerdens, das dann übergeht in eine lokalisierte Beschwerde, wo eine Spezifizierung zu einem Organ hin eintritt.

Dieses Untertauchen des Seelischen in das Gebiet des Lebendigen geschieht nicht nur im Krankwerden des Menschen. Es geschieht noch viel stärker draußen in der Pflanzenwelt, eben z. B. in der Nelke. Das imaginative Anschauen hat die Aufgabe, in der einzelnen Pflanze zu studieren, wie in ihrer ganzen Konfiguration eine bestimmte Seeleneigenschaft als Bild erscheint.[15] Durch das imaginative Anschauen kann man erfassen, wie Seeleneigenschaften das Lebendige so tief durchdringen, daß sie in ihm als reale Imaginationen sichtbar werden. Was beim Menschen im Krankwerden geschieht, vollzieht sich in der Pflanzenwelt. In einer Darstellung, in der R. Steiner die Beziehung des Menschen zur Pflanzenwelt behandelt, findet man folgenden Gedanken: «Richten wir unseren Blick auf die pflanzliche Umwelt unserer menschlichen Umgebung, so müssen wir uns sagen: In einem gewissen Sinne haben wir in der pflanzlichen Umwelt auch die Bilder unserer sämtlichen Krankheiten. Das ist das merkwürdige Geheimnis im Zusammenhang des Menschen mit der Naturumwelt, daß er ... in den Pflanzen draußen, namentlich insofern diese Pflanzen in sich die Anlage tragen zum Fruchtwerden, die Bilder zu sehen hat seiner Erkrankungsprozesse.» Und dann wenige Sätze weiter: «Die Medizin wird dann einmal eine Wissenschaft, wenn sie jede einzelne Krankheit in Parallele bringen wird zu irgendeiner Form der Pflanzenwelt.»[16] Um diesen Zusammenhang zwischen Krankheit und Heilpflanze aufzustellen, benötigt man das imaginative Anschauen.

Es gibt zwei verschiedene Wege zum imaginativen Anschauen von Pflanzen. Man kann sich zunächst nach innen wenden und die eigene Seele in ihren verschiedenen Regungen bewußt durchleben und dann mit dem, was sich im Seeleninneren aufgehellt hat, nach außen schauen. Nach dem alten Erkenntnisprinzip «Gleiches wird mit Gleichem erkannt» wird nun in den Formen und Farben der Pflanzenwelt sichtbar, was in ihnen Bild des Seelischen ist. Was zunächst nur Anmutung war, klärt sich im imaginativen Anschauen.

Man kann aber auch von einer bestimmten Pflanze ausgehen und sich ihre Formgebärden stärker als bisher zum Bewußtsein bringen. Auf diese Weise wird das Anmutungserlebnis intensiver und spezifischer. Man wird dadurch in einen bestimmten Bereich der Seele geführt, wo jene Seelenregung lebt, die man zum imaginativen Anschauen dieser Pflanze dann aufhellen muß.

Auf diesem zweiten Wege seien nun zwei Heilpflanzen betrachtet, die in einer spezifischen Weise auf das Herz wirken, der Rote Fingerhut (Digitalis purpurea) und das Maiglöckchen (Convallaria majalis).

Der Rote Fingerhut ist eine zweijährige Pflanze. Seine Entwicklung steht im ersten Jahr ganz unter dem Einfluß der irdischen Kräfte. Es entsteht eine starke Pfahlwurzel. Die Entfaltung des Sprosses bleibt bei der vorherrschenden Wurzelbildung gestaut. Die Blätter bilden eine dichte Rosette. Um so machtvoller ist die Entfaltung im zweiten Jahr. Im Stengel drängen die irdischen Kräfte in die Höhe. Die ganze Bildung ist zum Stengel hin zentriert. Die zentrierende Kraft der Stengelbildung ist so intensiv, daß die Blätter nicht sofort in die Umgebung hinausstreben, sondern ein Stück weit mit dem Stengel verwachsen. Wenn sie sich vom Stengel lösen, wenden sie sich zunächst schräg nach oben und dann erst zur Umgebung. So zeigt sich im grünen Sproß ein Ausdruck von geringer Hingabe an den Umkreis und von Zentrierung auf das Selbstsein. Die Blätter werden zur Spitze hin auffallend lang. So manifestiert sich in ihrer Form der intensive Wachstumsimpuls des ganzen Sprosses. Durch die Kräfte der Verdichtung entstehen auffallend starke Blattadern. Die Blätter sind aber nicht hart. Beim Anfassen gewinnt man den Eindruck, daß die Lebensprozesse von Wärme durchwirkt sind.

Noch stärker als im grünen Sproß erscheint der enge, in sich zentrierte Charakter in dem eindrucksvollen Blütenstand. Die Seitentriebe sind so stark zurückgehalten, daß jeweils nur eine Blüte entsteht. Das Blühen ist ganz an die beherrschende Geste, das in sich zentrierte Selbstsein, gebunden. Wenn sich die Blütentraube allmählich von unten aufsteigend entfaltet, wenden sich die Blüten in einer eigenartigen Gebärde etwas zur Seite und nach unten. Den tief glockenförmigen Blüten fehlt jeder Ausdruck von Hingabe. An der Art, wie sich die Blüten an der Peripherie etwas weiten, zeigt sich eine Mischung von Zuwendung und Distanz. Die roten Flecken im Inneren betonen, daß das Eigenleben etwas von innerer Unruhe hat. Der Ausdruck ist distanzierte, herablassende Zuwendung und starkes Eigenerleben. Der Innenraum wirkt leer. Die Staubgefäße und der Griffel liegen ganz oben. Dadurch, daß sich der Innenraum hinter dem Eingang etwas erweitert, hat er einen auf sich selbst bezogenen Charakter, der durch die unruhige Färbung noch verstärkt wird. So ist mit der eigenartigen Beziehung nach außen ein Ausdruck von innerem Eigenleben verknüpft. Die selbstbezogene Zentrierung der ganzen Erscheinung setzt sich bis in die Blüten fort. Am Fingerhut empfindet man schon bei einer flüchtigen Begegnung einen starken physiognomischen Ausdruck. Dieser verstärkt sich, wenn man die Formen und Farben eingehender betrachtet. Die Charakterisierung weist in jenes Gebiet der Seele, in dem die Gefühle von Selbsterleben durchsetzt sind. Zu ihnen gehören unter anderem das Selbstgefühl, die Selbstzufriedenheit, Eitelkeit, Koketterie, Arroganz, Überheblichkeit, Hochmut und Stolz.

An den Formgebärden des Roten Fingerhuts erlebt man eine beson-

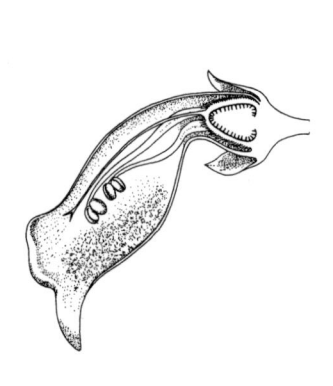

Abb. 9a: Längsschnitt durch die Blüte eines Roten Fingerhutes (Digitalis purpurea; aus: Strasburger, Lehrbuch der Botanik).

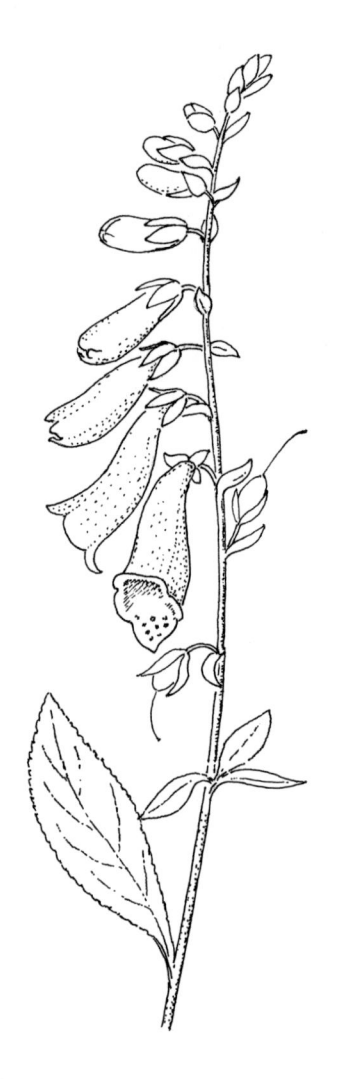

Abb. 9b: Blütensproß eines Roten Fingerhutes (aus: Kranich, Pflanzen als Bilder der Seelenwelt).

dere Nähe zu Stolz, Hochmut und Überheblichkeit. Da Überheblichkeit eine Nuance des Hochmuts ist, hat man sich den Unterschied von Stolz und Hochmut bewußtzumachen. Im Stolz schaut man aus innerer Souveränität über seine Umgebung hinweg. Im Hochmut lebt Herablassung. Man schaut auf die anderen herunter und erlebt in innerer Befriedigung die Bedeutung des eigenen Wesens. In der Gebärde herablassender Distanz bläht sich das Selbstgefühl auf.

Das alles offenbart sich im äußeren Bild als Roter Fingerhut:

- das gesteigerte Selbstbewußtsein in dem intensiv in die Höhe drängenden Sproß
- die demonstrative Hinwendung zur Umgebung in der Form und Gebärde der Blätter
- die Herablassung in den abwärts gerichteten Blüten
- die distanzierte Zuwendung und das Selbsterleben in der Form und Farbe der Blüten.

Der Rote Fingerhut ist für das imaginative Anschauen also ein Bild des Hochmuts.

Beim Maiglöckchen findet man nichts von übersteigerter Zentrierung. Der Sproß ist weitgehend als Rhizom in die Erde hineingebannt und ist von den Kräften der Wurzelbildung durchwirkt. Dadurch ist die ganze Entfaltung recht verhalten. Zunächst öffnet sich eine Knospe, indem die Knospenschuppen eine schmale, nach oben gerichtete Röhre bilden. Aus dem Inneren dieser Hülle dringen nur zwei Blätter nach oben, von denen das zweite von dem ersten unten umschlossen wird. Es ist wie im Anfang stehengeblieben. So richten sich die Blätter, besonders das zweite, mehr nach oben als zur Umgebung. Aus der Knospenhülle entspringt auch der Blütentrieb. Beim Aufblühen wenden sich die kleinen Blüten ganz nach unten. Ihre Farbe ist ein reines Weiß. Blüten, die sich nach oben wenden, sind Ausdruck von Hingabe an die Sonne. Orientierung zur Seite ist Hinwendung zur Umgebung. In der Richtung nach unten ist das Blühen nach innen gewendet. Dieses Nach-innen-gerichtet-Sein kommt auch in der Form der Blüten zum Ausdruck. Die rundlichen Glöckchen, die sich nur verhalten öffnen, sind das Bild eines inneren, lichten Erfülltseins. Beim allmählichen Aufblühen steigt dieses lichthafte Erfülltsein von unten nach oben.

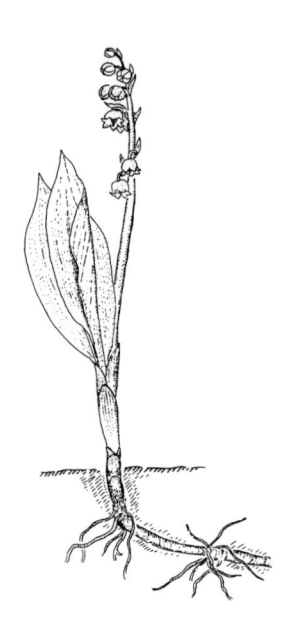

Abb. 10: Maiglöckchen (Convallaria Majalis). Rhizom, Blätter und Blütentrieb.

Was man an diesem so intimen physiognomischen Ausdruck empfindet, berührt die Seele in jenem Bereich, wo sie noch stark nach innen gewendet ist. An dem Kontakt mit der äußeren Welt steigt etwas auf, was die Seele innerlich erfüllt. Das Weiß des Blühens ist Ausdruck einer leidenschaftslosen, reinen Helligkeit.

Wenn man die Vielzahl der Gefühle überblickt, dann bemerkt man eine besondere Nähe zu zwei Seeleneigenschaften: zum Besinnen und zum Ahnen. Das Besinnen ist bewußtes Sich-nach-innen-Wenden. Das Ahnen ist ein Geschehen, das von vornherein ganz im Inneren verläuft. Es ist ein Aufsteigen im Inneren, in dem man sich erfüllt fühlt von einer im Gefühl aufdämmernden Einsicht, von einem zukünftigen Schicksal usw. Im Ahnen erlebt die Seele, wie die Wurzeln ihres Daseins ganz im Dunkeln liegen, wie sie auf der anderen Seite zur Welt und zum Leben in Beziehung kommt und aus der Tiefe ein vom Gefühl umschlossenes Wissen aufdämmert. Es ist aber kein Denken wie im Besinnen, sondern wie eine Morgendämmerung, wie ein lichter Traum. Was man in der Seele als das Ahnen erlebt, offenbart sich im Maiglöckchen in der Natur: der Lebensuntergrund im Dunkeln – im Rhizom; die Berührung mit der Welt – in den Blättern; das Aufsteigen der Ahnung – im Blühen.

In der anschauenden Urteilskraft werden die dem äußeren Betrachten verborgenen Bildungsprozesse bewußt. Man erfaßt, wie in den Lippenblütlern die Kräfte der Samenbildung die ganze Pflanze durchwirken, in den Korbblütlern die der Fruchtbildung usw. Diese Kräfte wirken bis in die stoffliche Konfiguration und gehen dabei in die Substanzen über. Wenn der Mensch in einem Heilmittel diese Substanzen in irgendeiner Form aufnimmt, dann entfalten diese Kräfte in seinem Organismus ihre Wirksamkeit.

Das ist aber noch kein vollständiger Begriff des Pharmakons. Denn man muß sich sagen: Wenn Hochmut und Ahnen den lebendigen Bildungsprozeß so weit durchprägen, daß sie in ihm als äußeres Bild sichtbar werden, dann durchdringt das Seelische das Lebendige bis in die Substanz. Das gilt insbesondere für die spezifischen Inhaltsstoffe der betreffenden Pflanzen, also z. B. für die Glykoside des Roten Fingerhuts und des Maiglöckchens. In die Substanzbildung gehen also nicht nur die Kräfte bestimmter Lebens- und Bildeprozesse über, sondern auch Seelisch-Astralisches. Das zeigt sich natürlich nicht, wenn man die betreffenden Substanzen auf die Konfiguration der in ihnen vereinigten chemischen Elemente hin untersucht. Diese Methode ist gleichsam blind gegenüber den Bildekräften und dem Seelischen. Um ein pflanzliches Pharmakon kennenzulernen, muß man seine Wirkung in einem Organismus verfolgen, in dem auch Physisch-Lebendiges und Seelisch-Astralisches ineinandergreifen. Deshalb ist das Studium der Vergiftungs- und Heilwirkungen die angemessene Methode. Sie hat allerdings eine Voraussetzung, die nicht leicht zu erringen ist. Man benötigt differenzierte Anschauungen des menschlichen Organismus. Man muß wissen, wie in den einzelnen Organen Physisches, Lebendiges und Seelisches zusammenwirken und wie das einzelne Organ mit dem ganzen Organismus in Zusammenhang steht.

Im weiteren sei durch einige Bemerkungen darauf hingewiesen, wie sich aus dem erweiterten Begriff des Pharmakons Gesichtspunkte für ein Verständnis der spezifischen Heilwirkungen ergeben kann. Es handelt sich um Erwägungen, die nach zwei Richtungen der Ergänzung bedürfen: nach der Richtung der Physiologie des Herzmuskels und der konkreten therapeutischen Erfahrung des Arztes.

Der Rote Fingerhut und das Maiglöckchen haben durch ihre Glykoside eine spezifische Wirkung auf das Herz; man gewinnt aus den Blättern des Fingerhuts und aus dem Maiglöckchen Heilmittel für Herzinsuffizienz. Sie wirken kräftigend auf das Herz, so daß es sich in gesunder Weise in die Zirkulation eingliedert. Es gibt viele Phänomene, die deutlich zeigen, daß die Bewegung des Blutes nicht vom Zentrum, vom Herzen, ausgeht, sondern von der Peripherie.[17] Die Lebensvorgänge in den Organen sind der bestimmende Faktor für die Hämodynamik. Sie bestimmen, wie stark ein Organ von Blut durchströmt wird; sie bewirken den Gefäßfüllungsdruck in den Venen. So begreift man das Blut als Organ des strömenden Lebens. Man muß aber auch jene Phänomene berücksichtigen, die darauf hinweisen, daß Gefühle, Emotionen und Willensimpulse im Leben des Blutes wirken und durch ihre Regungen das Strömen des Blutes beeinflussen. Und man muß ins Auge fassen, wie das willenshafte Wesen des Ich durch die Wärme, die Lebendigkeit der Substanz und den Eisengehalt sich im Blut und seiner Dynamik zum Ausdruck bringt.

In das Strömen des Blutes, dieses so vielschichtigen Organs, stellt sich das Herz mit seinem rhythmischen Pulsieren in bestimmter Weise hinein. Der fortwährende Rhythmus von Systole und Diastole weist auf eine besondere Konfiguration des Herzens hin. Man weiß, daß alle Lebensprozesse rhythmisch verlaufen, in einem dauerhaften Wechsel von einem Anschwellen der Tätigkeit, einem Abebben und erneuten Anschwellen. In der immer neuen Impulsierung beim Anschwellen zeigt sich das innerlich regsame Wirken des Lebens. So ist Rhythmus eine unmittelbare Manifestation des Lebens, des tätig wirkenden Lebensleibes.

Nun verlaufen die Lebensrhythmen zumeist im Inneren der Organe, die nach außen weitgehend ruhig erscheinen. Das Lebendig-Ätherische kann aber eine solche Macht gewinnen, daß sein Rhythmus das Physische des Organs vollständig durchwirkt und beherrscht. Dann pulsiert der Rhythmus nicht nur in den inneren Lebensprozessen; dann pulsiert das ganze Organ. Das Physische des Organs ist ganz in den Rhythmus des Lebendig-Ätherischen aufgenommen. So hat der Lebensleib im Herzen ein starkes Übergewicht über den physischen Leib.

Dadurch hat das Herz aber eine besondere Beziehung zum Seelisch-Astralischen und zum Ich. Denn in das rhythmische Pulsieren des Herzens kann das Seelisch-Geistige hereinwirken und sich in den Modulationen des Rhythmus zum Ausdruck bringen. Dabei kommt das Seelisch-Geistige in der Beeinflussung des Herzrhythmus zum Bewußtsein. Das geschieht in jedem Moment, in dem wir am Herzen Angst, Liebe, tiefe Freude, Sorge usw. empfinden. So nimmt der Mensch an seinem Herzen innerlich wahr, was er als seelisch-geistiges Wesen an inneren Erlebnissen hat. Es sind jene Erlebnisse, die die Seele und das Ich gewinnen, wenn sie durch das Blut in den verschiedenen Bereichen des Organismus tätig sind; z. B. beim Denken im Gehirn, beim Bewegen in den Gliedern, beim Erleben einer inneren Schwächung unter starken Eindrücken wie bei Angst usw. Damit das Geistig-Seelische in den Varianten des Herzrhythmus aber auch innerlich wahrgenommen werden kann, muß das Herz der Peripherie gegenüber, aus dem dieses Erleben stammt, offen sein. Es muß sich mit seinem Rhythmus in der richtigen Weise in den Kreislauf eingliedern.

Was geschieht, wenn sich ein Mensch an einer Fingerhutpflanze oder durch Überdosierung eines Digitalispräparates vergiftet? Da wird der Herzrhythmus stark beeinflußt. Das Herz schlägt langsamer, der Puls sinkt unter 60 und 50 Schläge in der Minute. Nach dem anfänglichen Übergangsstadium kann das eigentliche toxische Stadium folgen, in dem der Puls auf 40, auf 30 und bis zu 20 Schlägen pro Minute sinkt. Es handelt sich um eine unmittelbare Wirkung auf den Herzrhythmus, nicht um eine vagotone Beeinflussung. Was bedeutet aber diese hochgradige Bradycardie? Wenn das Herz schnell schlägt, strömt das Blut aus der Peripherie in raschem Rhythmus in das Herz. Wenn das Herz langsam schlägt, dann sondert es sich aus der inneren Verbindung mit dem Blutkreislauf etwas ab. Es verliert seine Offenheit und löst sich aus seinem wesensgemäßen Zusammenhang heraus. Der pulsierende Herzmuskel nimmt das Digitalis-Glykosid auf. Es kommt unter den Einfluß einer Substanz, in der die Kraft des Hochmuts wirkt, und isoliert sich etwas aus seinem Lebenszusammenhang. Das Herz erlebt eine Vergiftung durch die Wirkung dieser von Hochmut mitbestimmten Substanz.

Auch die Convallaria-Glykoside wirken unmittelbar auf den Herzmuskel. Die Vergiftung mit einer Substanz, die die Seelenkraft des Ahnens in sich trägt, ist anders als die durch Digitalis-Glykoside. Denn im Ahnen ist die Seele von dem erfüllt, was ihr aus dem Geistigen zufließt. Im Ahnen ist die Seele offen gegenüber dem Geistigen. Das ist wie das Gegenteil des Hochmuts. Unter dem Einfluß von Convallaria-Glykosiden verlangsamt sich der Puls nicht. Das Herz bleibt im Zusammenhang mit dem Kreislauf, d.h. mit seiner Umgebung, aus der ihm die Erlebnisse des inneren Menschen zufließen. Deshalb verwendet man Convallaria, wenn Digitalis wegen Bradykardie und Rhythmusstörungen schädlich wäre. Convallaria wirkt ausgleichend. Reagiert das Herz bei einer Herzneurose zu intensiv auf Affekte, dann geht von Convallaria eine dämpfende, d.h. harmonisierende Wirkung aus. In diesen und verschiedenen anderen Phänomenen manifestiert sich im Herzen die Eigenart einer Substanz, in der durch die Seelenkraft des Ahnens immer eine Offenheit gegenüber dem Geistig-Seelischen anwesend ist.

Wie ist nun unter den Gesichtspunkten, die sich aus der bisherigen Betrachtung ergeben, die therapeutische Wirkung von Digitalis und Convallaria bei Herzinsuffizienz zu verstehen? Bei Herzinsuffizienz entsteht vor dem rechten Herzen ein venöser Anstau mit den entsprechenden Folgewirkungen im Organismus (Lungenödeme, periphere Ödeme). Vom linken Herzen strömt den Organen zu wenig arterielles Blut zu. Das Herzzeitvolumen sinkt unter den Wert, den die Organe für die volle Funktion ihrer Lebensprozesse benötigen. Das Herz hemmt die Blutzirkulation. Sein Rhythmus ist gestört: Die Diastole beim Aufnehmen des Blutes aus der Peripherie in die rechte Herzkammer ist zu schwach, ebenso die Systole beim Ausstoßen des Blutes aus der linken Herzkammer in die Aorta. Vor allem ist auch die Impulsivität des rhythmischen Pulsierens, d.h. die lebendig-ätherische Konfiguration des Herzens, geschwächt. Digitalis stärkt das Herz: Die Diastole im rechten und die Systole im linken Herzen werden intensiver und kraftvoller. Das Herz gliedert sich wieder harmonisch in den Kreislauf ein. Auch «die Regularisierung und Ökonomisierung der Herztätigkeit ... wird ... aufs günstigste beeinflußt».[18] Um diese Wirkung auf den geschwächten Herzmuskel zu begreifen, muß man die Eigenart dieses Muskels berücksichtigen. Er vereinigt die Eigenschaften der quergestreiften, willkürlichen und der glatten, unwillkürlichen Muskulatur. In der quergestreiften Muskulatur seines Leibes wirkt der Mensch, wenn er steht und sich bewegt, d.h. wenn er in der vertikalen Haltung seinen Leib aus dem Ich ergreift. In der glatten Muskulatur, z. B. des Magen-Darm-Traktes, wirken Begierden und Emotionen; sie manifestieren sich im Ablauf der Kontraktionen. An einer Reihe von Tatsachen kann man ablesen, daß sich in der glatten Muskulatur die unwillkürlichen und dumpferen Impulse des seelisch-astralischen Wesens betätigen.

Dadurch, daß der Herzmuskel beide Qualitäten verbindet, steht das Herz mit seinem Rhythmus zum Seelisch-Astralischen und zum Ich in Beziehung. Wie das Auge als Wahrnehmungsorgan für Licht und Farbe aus den Gesetzen des Lichtes und der Farbe gebildet ist, so das Herz als Wahrnehmungsorgan für das Seelische und das Ich aus den Qualitäten des Seelischen und des Ich. Wird der Herzmuskel wie bei der Herzinsuffizienz schwach und kraftlos, dann müssen ihm Kräfte zukommen, die die rhythmische Funktion stärken. Es geht um eine Stärkung aus den Kräften des Seelisch-Astralischen und denen des Ich. Dies geschieht durch die Digitalis-Glykoside, in deren Bildung Hochmut beteiligt ist. Hochmut ist aber eine eigenartige Verbindung des Ich mit bestimmten seelisch-astralischen Kräften. Das Ich-Erleben ist durchsetzt von begierdehaften Regungen. Dadurch entsteht im Menschen das gesteigerte Selbsterleben und der Drang, in der Überheblichkeit einen Selbstgenuß zu empfinden. Diese Vermischung des Ich mit den Kräften des Begehren wirkt durch Digitalis in den Herzmuskel und führt ihm jene Kräfte zu, aus denen er sich regenerieren kann.

Und die therapeutische Wirkung von Convallaria? Convallaria enthält nicht jene inneren Kräfte, die wie die Digitalis-Glykoside das geschwächte Herz kräftigen. Daher eignet es sich nur zur Behandlung von Fällen nicht zu schwerer Herzschwäche. In der Ahnung wird die Seele innerlich belebt. Diese belebende Wirkung durchdringt in den Convallaria-Glykosiden das Herz. Sie übt einen günstigen Einfluß auf Rhythmusstörungen, d.h. auf den pulsierenden Lebensleib des Herzens, aus.

Michael Kalisch

Versuch einer Typologie der Substanzbildung

Einleitung

Noch kurz vor seinem Tode schrieb Goethe einen Brief an den Jenaer Chemiker Wackenroder, in dem er mit folgenden Worten sein Interesse an der *Pflanzenchemie* ausdrückte: «Es interessiert mich höchlich inwiefern es möglich sei, der organisch-chemischen Operation des Lebens beizukommen, durch welche die Metamorphose der Pflanzen, nach einem und demselben Gesetz, auf die mannigfaltigste Weise bewirkt wird.»[1] In den seitdem vergangenen 160 Jahren Forschung an der Pflanzenchemie ist nun so viel Material zusammengetragen worden, daß es möglich erscheint, anhand der «organisch-chemischen Operationen des Lebens» eine *Metamorphose der Pflanze* zu entwerfen, d.h. die einzelne Stoffbildung ebenso als Glied eines *ideellen* Ganzen zu zeigen, wie man Wurzel, Sproß und Blatt, Blüte und Frucht als Organe eines Ganzen in ihren Gestaltbeziehungen und in ihrer zeitlichen Entwicklung beschreiben kann.

Die «Organe» dieses ideellen Ganzen – des «Typus» der Pflanze im Sinne Goethes – werden dabei aber nicht *bildlich* vorstellbare Gestaltungen sein, die es in innerer Aktivität ineinander zu metamorphosieren gilt (wie die blatt- und sproßartigen Organe), sondern es werden *denkbare* Teilprozesse des gesamten Entwicklungsprozesses der Pflanze sein. Dieser Gesamtprozeß vollzieht sich im Jahreslauf; der Typus der Substanzbildung muß aus dem *Zeitlichen* heraus entwickelt werden. Das Vorstellen wird sich, da es um das Erfassen der Veränderung von Substanzqualitäten geht, mehr auf die Erfahrungen anderer Sinnesbereiche stützen: Geruchs- und Geschmackserlebnisse, Tasterfahrungen, aber auch Erfahrungen des Lebenssinnes, wie sie bei der Begegnung des Menschen mit der Substanz möglich sind. Und die noch tiefer liegenden Folgen dieser Begegnung, die sich an den Veränderungen physiologischer Prozesse ablesen lassen, also zunächst unterhalb der Schwelle des sinnlichen Erlebens liegen, sind natürlich auch einbezogen. Es sind damit die *pharmazeutischen* Wirkungen des Stoffes gemeint. – Es wäre gewiß ein Mißverständnis, wenn man dem Goetheanismus nur das Gebiet der Morphologie zuteilen wollte und eine Grenze zöge gegen die heute im Mittelpunkt stehende chemische Betrachtungsweise der Pflanze. Vorstellungen der heutigen Chemie über die Natur und insbesondere die biochemische Entstehung und Umwandlung der Pflanzenstoffe sollen in eine goetheanistische Betrachtungsart einbezogen werden, denn man muß sich nur klarmachen, daß der Stoff das Endprodukt eines Prozesses ist; um das Verstehen der Prozesse geht es aber in erster Linie. Die sinnliche Erfahrung des gebildeten Stoffes nähert sich von der einen Seite: Sie nimmt den Stoff *unmittelbar* als geronnenes Ergebnis eines Prozesses und als *Abdruck* desselben. Die Ergebnisse der Pflanzenphysiologie ergänzen dies von einer anderen Seite, weil sie Aussagen über die notwendigen stofflichen Voraussetzungen der Prozesse, ihre Lokalisierung in der Pflanze und die zeitlichen Gesetzmäßigkeiten machen kann. Die Umwandlungen und Verwandtschaften von Stoffen sind hierbei von besonderem Interesse.

Eine Durchdringung der Physiologie mit goetheanistischer Methode würde bedeuten, nicht stehenzubleiben bei der Beschreibung des Nacheinanders oder Nebeneinanders entstehender Stoffe, sondern diese Ereignisse im Lichte des ideell zu erfassenden *Typus* als notwendige zu verstehen, so daß die Beliebigkeit der Beziehung zwischen dem unmittelbar sinnlich oder experimentell Erfahrbaren und dem *Begriff* (der nominalistische Zustand einer Wissenschaft) nicht mehr besteht. Um nun diesen *ideellen* Gesamtprozeß *in Begriffen* entwerfen zu können, möchte ich zunächst von einem konkreten Beispiel ausgehen, durch das mir selber der Zusammenhang zwischen der pflanzlichen Stoffbildung und einem realen Typus, einer gegliederten Entwicklungsidee, faßbar wurde.

Es soll also (im Sinne der Ausführungen von Helmut Kiene) zunächst ein «platonischer» Weg beschritten werden: von der Erscheinungswelt zur Idee. Damit wird es gelingen, sich Ideen zwanglos zu nähern, die in der Geisteswissenschaft ausgebildet werden. Daher wird es dann möglich sein, in einer «aristotelischen» Vorgehensweise (wieder im Sinne der Darstellungen von Kiene) größere Bereiche der Erscheinungswelt durch das gewonnene Ideelle zu beleuchten. Beide Methoden sollen sich ergänzen.

Ätherische Öle und Alkaloide – eine Polarität

Ich stelle zwei Stoffgruppen an den Anfang, die man zu den *Sekundärstoffen* rechnet, also zu jener Stufe der pflanzlichen Stoffbildung, die für die Heilpflanzenbetrachtung von besonderem Interesse ist, weil hier die pharmazeutischen Wirkungen in besonderem Maße auftreten: die *ätherischen Öle* und die *Alkaloide*.[2] Man entdeckt nämlich, daß Vertreter der «ätherischen Öle» und der «Alkaloide» eine ausgeprägte Polarität zueinander bilden.

Einerseits haben wir «luftfreundliche» Stoffe: leichtflüchtig und dabei *duftend*, ihrer chemischen Natur nach fettverwandte (lipophile) Stoffe, im Wasser nicht oder nur schwer löslich, die eine große Affinität, sozusagen einen starken *Verinnerlichungsdrang*, gegenüber der *Wärme* der Umgebung zeigen; deshalb verdampfen sie auch leicht. Chemisch beschrieben gehören die meisten dieser Stoffe zu den sogenannten *Terpenoiden*, die sich durch Vervielfachung des aus fünf Kohlenstoffen aufgebauten Isoprens ableiten lassen; zwei- oder dreifache Vielfache des Isoprens sind unter den leichtflüchtigen Terpenoiden am häufigsten. In der Art der Synthese des Isoprens besteht eine nähere Verwandtschaft zu den Fettsäuren, die uns in den *fetten Ölen* entgegentreten. Bei diesen leichtflüchtigen Terpenoiden handelt es sich nun um ungesättigte offenkettige Kohlenwasserstoffe mit einem hohen Energiegehalt, die vielfältig abgewandelt werden können durch weitere Reduktionen oder unterschiedliche Grade der Oxidation. So entstehen Alkohole, Aldehyde und Ketone, Karbonsäuren, schließlich auch Ester und Laktone, außerdem vielfältige Ringbildungen. Diese Einführung des Sauerstoffs geschieht durch eine *aktive* Stoffwechselleistung der Pflanze, also nicht passiv an der Luft. – Indem der Sauerstoff in die Differenzierung der Terpenoide eingreift, werden sie in Richtung einer – mehr oder weniger starken – *sauren* Reaktion gebracht.

Der *artcharakteristische Geruch* einer blühenden oder auf die Blüte sich hinentwickelnden Pflanze entsteht nun dadurch, daß sie ein ganz spezifisches Spektrum terpenoider Substanzen bildet, die erst in ihrer *Komposition* das ausmachen, was man das sinnlich wahrnehmbare «ätherische Öl» einer Pflanze nennt. Im *Artspezifizierenden* des Duftes ist eine *Geste des Trennens* erkennbar: Eine Pflanze sondert sich durch diese Spezifizierung aus ihrer allgemeinen Verwandtschaft als ein Besonderes heraus. Sogar innerhalb von morphologisch einheitlichen Arten gibt es solche Trennvorgänge: Man kann z. B. an ihrem Duft verschiedene Sorten *einer* Thymianart unterscheiden (solche Sorten werden dann als «chemische Rassen» bezeichnet). – Diese Trenngeste ist sehr wesentlich. Sie liegt als Prozeßgebärde auch der Bildung ätherischer Öle mit ihrem lipophilen Charakter zugrunde, der sie aus dem Wasser als der Grundlage aller Lebensprozesse *ausgrenzt*.

Schauen wir auf die Anatomie und Biologie der Ätherisch-Öl-Bildung. Hier finden wir dieselbe charakteristische Gebärde wieder: Die ätherischen Öle werden von der Pflanze in der *Haupttendenz* an die *Peripherie* der oberirdischen Organe und aus dem lebendigen Stoffwechselzusammenhang *herausgesondert*. Aus Blütenblattzellen, wo sie gebildet werden können, verdunsten sie frei in der Wärme, oder sie sammeln sich wegen ihrer Hydrophobie vorher in Öltröpfchen; in isolierten Behältern und Gängen werden sie gespeichert,[3] in früh absterbenden Drüsenhaaren. Das Motiv der Trenngebärde zeigt sich auch darin wieder, daß Pflanzenfamilien und -arten an diesen spezifisch gestalteten ölsezernierenden Organen unterschieden werden können; so hat z. B. die Familie der *Lippenblütler* – das oft erwähnte Musterbeispiel einer von der Ätherisch-Öl-Bildung geprägten Pflanzenverwandtschaft – unverwechselbare Drüsenschuppen. Bei ihnen wird das ätherische Öl sogar in einem extrazellulären Spaltraum zwischen Zellwand und Cuticula gesammelt, von wo es verdunsten kann.

In diesen abgesonderten Organen sind die ätherischen Öle weitgehend dem weiteren «Stoffwechseln» entzogen; durch die freie Verdunstung entziehen sie sich ja schon selbst den Lebensprozessen. Von Ausnahmen abgesehen stellen sie das Ende eines Stoffbildungsweges dar.[4] Dabei sind sie nun aber nicht überflüssig gewordener «Abfall». Sie werden an die *beseelte* Tier-Umwelt «adressiert», denn da haben sie ihre Hauptaufgabe: in der Vermittlung zu den bestäubenden Insekten.

Wir können diesen ersten pflanzlichen Stofftyp abrundend charakterisieren, indem wir nach der Beziehung zum gesamten Entwicklungsgang der Pflanze fragen: Die Entwicklungsstufen oder die Organe, zu denen die ätherischen Öle ihrem *Wesen* nach in Beziehung stehen, sind die *Blüte* und die reifende Frucht.[5] Und in diesem Bereich wirkt eine *Trenngebärde* in der pflanzlichen Typenbildung auch am stärksten: Die Differenzierung des allgemeinen Typus «Blütenpflanze» in Familien, Gattungen und Arten wird hier in der Organbildung manifest, während sie im Laubbereich noch nicht so scharf eingreift – am wenigsten aber im Wurzelbereich, wo die Abgrenzungsgebärde so schwach ist, daß sich verschiedene Pflanzen miteinander verbinden können.[6] Aus diesen Gründen setzte Linné seine unterscheidende Systematisierung der Pflanzen an den Blütengestaltungen an.

Diesem Stofftypus des «ätherischen Öls» steht nun ein anderer polar gegenüber, dessen Vertreter folgende Merkmale zeigen: geruchlose, aber oft *bitter schmeckende* Stoffe, die *basisch* reagieren und mit Pflanzensäuren zusammen als *wasserlösliche Salze* vorliegen. In chemischer Betrachtungsweise sind es oftmals Stoffe von großer Komplexität und Stabilität (da mit einem geringeren Energiegehalt und folglich geringerer Reaktionsbereitschaft): Man beschreibt sie als Moleküle aus mehreren miteinander verbundenen Kohlenstoffringen, in denen *Stickstoff* mit eingebaut ist (sogenannte Heterocyclen). Die stickstoffhaltigen biogenetischen Vorstufen sind die *Aminosäuren* (z. B. Tryptophan, Tyrosin, Phenylalanin), aber auch die Purine (zu den *Kernbasen* gehörend). Wegen ihrer alkalischen Reaktion erhielten sie im 19. Jahrhundert den Namen «Alkaloide».

Ihre Bildungsgeste ist ganz anderer Art. Es sind ganz ins verborgene Innere genommene Stoffe, die von sich aus überhaupt nicht dazu «drängen», wahrgenommen zu werden wie die ätherischen Öle: Sie werden im Gegenteil meist in den wäßrigen Inhalt der Zellsaftvakuole verlagert; außerdem ist ihr Entstehungsort bei vielen Arten die *Wurzel* (beispielsweise bei den Nachtschattengewächsen) oder der Sproß.[7] Die Vakuole steht mehr zu dem in Beziehung, was die Pflanze an *Salzen* und Wasser im *Boden* findet oder was sie selber an Salzartigem bildet und aus dem Plasma entfernen will; die Wurzel entwickelt sich im Boden, womit sie sich der Anschauung entzieht – polar zur Blüte. Die Wurzel lebt in der Finsternis. Ganz gegensätzlich zu den ätherischen Ölen ist auch die Stellung der Alkaloide im Stoffwechsel: Sie werden keineswegs endgültig abgeschieden, sondern immer wieder in den Stoffwechsel hereingenommen und *umgebaut*, und dies trotz ihrer großen chemischen Kompliziertheit.[8] Diese stickstoffhaltigen Stoffe der Pflanze sind also nicht wie Harnstoff oder Harnsäure beim Tier «Abfallstoffe»; sie zirkulieren in den «Säften». – Ob auch das Verhältnis zur *Wärme* polar zu den ätherischen Ölen ist, will ich noch offenlassen. Immerhin lebt ja die Wurzel in der Finsternis der feuchten und kühlen Erde, oftmals auch den Winter über, wenn Blüten und Früchte abgestorben sind.

Und diese geschilderte Typenpolarität von «ätherischem Öl» und «Alkaloid» kommt nun dem, was man in der außermenschlichen Natur mit den alten Begriffen «Sulfur» und «Sal» bezeichnet hat, tatsächlich *sehr nahe* – daher kann man diese Begriffe ohne Scheu wieder aufgreifen, was ja Rudolf Steiner selber im ersten Medizinerkurs anregte.[9] Ich möchte daher nun, nachdem zuerst die Erscheinungswelt in einem Gebiet so weit geordnet werden konnte, daß die Idee einer *Polarität* aufleuchtete, «von der anderen Seite» – den geisteswissenschaftlichen Ideen – dem entgegenkommen und einige zentrale Stellen wiedergeben, wie sie in Rudolf Steiners Charakterisierung der zwei Prinzipien «Sal» und «Sulfur» sowie des dritten Prinzips – «Merkur» – zu finden sind.

Die «tria principia»: Sal, Merkur und Sulfur

Ich beginne mit dem Salprinzip: «Wenn [...] sich alles Salzartige gewissermaßen so verhält, daß es sich *hingibt an die Umgebung*, so liegt der Grund darinnen, daß alles Salzartige dadurch entsteht, daß die entsprechenden Substanzen *entblößt* sind, *befreit* sind von der inneren Wirkung der *Imponderabilien*, des Lichtes und anderer Imponderabilien.»[10] Außerdem wird besonders auf den Vorgang Gewicht gelegt, daß sich *Salze in Wasser lösen*. – Und zum Sulfur wird gesagt: «Die [...] dem Salze polarisch entgegengesetzten Substanzen sind diejenigen, die gewissermaßen das *Imponderable*, namentlich das Licht, aber auch [...] die *Wärme* und dergleichen, *verinnerlichen*, es zu ihrem innerlichen *Eigentum* machen.»[11]

Und schließlich steht das merkurial Wirkende als *Vermittelndes* dazwischen. Das ist erstens daran erkennbar, daß es sich weder so stark hingibt an die Umgebung wie das Salzartige noch so stark Imponderables in sich verdichtet hat wie das Sulfurische; es hält «die Waagschale zwischen dem Zerfließen des Salzigen und dem Insichgedrungensein in dem Zusammenhalten der Imponderabilien». Und zum zweiten ist typisch, daß sich das Merkurielle, bedingt «durch seinen inneren Kräftezusammenhang», in der *Tropfenform* auslebt.[12]

Nach dieser Charakterisierung anorganischer Vorgänge stellt Rudolf Steiner nun in einem nächsten Schritt dar, wie im *Belebten* die drei Prinzipien Ausdruck finden, sozusagen in der «Sprache» pflanzlicher Organe: «Sal» – die *Wurzel*bildung, vereinseitigt z. B. bei den Pilzen; «Sulfur»: die *Blüten*bildung, vereinseitigt z. B. bei den Parasiten (wie etwa der Mistel); «Merkur» als Mittleres: der grüne Laubbereich, das Kraut und der Baum.

Ätherische Öle und Alkaloide als eine sulfurisch-salinische Polarität

Wenn man jetzt zurückblickt auf die Beschreibung der ätherischen Öle und Alkaloide, kann man Sulfur- und Salprinzip deutlich wiedererkennen. Bei den ätherischen Ölen: das An-sich-Reißen der Wärme; das In-sich-Konzentrierthalten der unverwechselbaren *Qualitäten* des Duftes, eines «Imponderablen», d.h. eines nicht Wägbaren, und die Zugehörigkeit zur Blütenbildung: alles das ist «Sulfur». Auf der anderen Seite: im Wäßrigen gelöste Salze von Stickstoffbasen, oftmals in der Wurzel, aber auch im Sproß gebildet – «Sal»-Prinzip.

Und der so wesentliche Sulfur-Sal-Gegensatz des In-sich-Konzentrierens der Imponderabilien einerseits, der Hingabe an die Umgebung andererseits läßt sich sogar mit bestimmten Beispielen belegen: So bilden etwa bestimmte Kiefern (*Pinus*-Arten) ihr Terpentin (ein Gemisch aus duftend-flüchtigen und verharzenden Terpenoiden) in einer artcharakteristischen, konstanten Zusammensetzung; der Standort hat auf die Art der Komponenten kaum einen Einfluß, nur auf die gebildeten Mengen.[13] Auch das Beispiel von den zweierlei chemischen Rassen des *Thymians*, die dicht nebeneinander am selben Standort wachsen, gehört hierher. Diese Art der qualitativen Differenzierung charakterisiert sich nicht durch eine Hingabe an die Einflüsse der Umgebung (so daß Umgebungsqualitäten widergespiegelt werden), sondern ist in sich konsolidiert: Es ist die genannte Gebärde des Abschließens. Ein Gegenbeispiel: Man findet beim Eisenhut (*Aconitum napellus*) Alkaloide, deren Zusammensetzung stark abhängig ist vom Boden, je nach dem anstehenden kalkigen oder silikatischen Untergrund! In einer «Gebärde» ausgedrückt: «Hingabe an die Umgebung», so daß deren Einflüsse sich abbilden.[14]

Wenn man jetzt typische Beispiele von *pharmazeutischen Wirkungen* der beiden Substanztypen einbezieht, wird ihre sulfurisch-salinische Polarität noch deutlicher. Rudolf Steiner charakterisiert *sulfurische* (oder «phosphorige») Stoffe nämlich so, daß sie auf den Menschen eine «*geistbindende*» Anregungswirkung haben: Über den Phosphor selber führt er aus, daß man ihn bei bestimmten Krankheitserscheinungen, die darauf hindeuten, daß Astralleib und Ich nicht richtig im physischen Leib «drinnen sitzen», dazu benützen könne, «um diesen astralischen Leib und dieses Ich des Menschen dazu zu bringen, *daß sie sich mehr mit dem physischen Leibe beschäftigen*».[15] Was tun die ätherischen Öle? Sie regen an zu solcher «Beschäftigung», also zur *Inkarnation*: Als Gewürze haben sie die Eigenschaft der Appetitanregung und der Förderung der Verdauungssekrete; als Badezusatz hat z. B. der Rosmarin die Wirkung, die Regeneration und Kräftigung bei Erschöpfung anzuregen. Das Seelisch-Geistige wird dazu aufgerufen, daß es sich verstärkt mit dem Ätherisch-Physischen auseinandersetzt; die Nahrung wird besser verarbeitet und in den Aufbau geleitet. Außerdem können mit den ätherischen Ölen *Wärmeprozesse* des Organismus angeregt werden – bis zur Hyperämisierung und lokalen Entzündung. Wichtig ist, daß mit dem ätherischen Öl primär die Sinne angesprochen werden: der Geruchssinn (der beim Essen mit dem Geschmack eng verbunden ist), der Wärmesinn (etwa bei der *äußerlich kühlenden* Wirkung von Minz- oder Eukalyptusöl). Diesem Ansprechen der Sinne – also des «oberen» Menschen – folgt dann die aktive Reaktion von Ich und Astralleib, sich bis in die Verdauung hinein – im «unteren Menschen» – mit dem Leiblichen zu «beschäftigen». Das ist mit dem Begriff «geistbindend» gemeint.

Dem stellt Rudolf Steiner gegenüber: Salartiges (in Wasser sich lösendes Salz) wirke «geistbefreiend» im *unteren* Menschen, so daß die Wirksamkeit des Geistig-Seelischen von dort «nach dem *oberen* Menschen abfließen» könne. Was tun die Alkaloide? Seelisch-Geistiges wird gelockert aus der Beziehung zum Leib: Schmerzempfindung kann verdrängt werden, ja, sogar das normale Bewußtsein in den Gliedern, so daß es zur Empfindungslosigkeit kommt oder zur Lähmung; das Geistig-Seelische kann von der «Last» des Hungers, der Müdigkeit usw. «befreit» werden. Im Extrem wird sogar das Ätherische vom Physischen gelockert, so daß der Tod eintritt. Und ein Symptom dieser Befreiung des Geistig-Seelischen im *unteren* Menschen, die es nach oben «abfließen» läßt, sind die *Halluzinationen*, die in vielen Fällen zum Vergiftungsbild durch Alkaloide gehören. Hier wird eine «Sinneswelt von innen» aus einem sonst gleichsam schlafenden Bewußtseinsreich heraufgerufen, aber es werden nicht die wachen Sinne des oberen Menschen primär angesprochen. Das pflanzliche Alkaloid – allenfalls durch einen bitteren, damit zurückstoßenden Geschmack gekennzeichnet – taucht also *unter* die Sphäre der Sinne und wirkt dann dem aus eigener Aktivität freien Geistig-Seelischen *entgegen*. Die *Art* solcher Stoffe wird heute gerade *wegen* ihrer «befreienden» bis halluzinogenen Wirkungen von Millionen Menschen verwendet: Das *Drogenproblem* hängt mit dem Wesen der Alkaloide zusammen!

Mit den Giftwirkungen bestimmter Alkaloide sind nun außerdem – wie es einem echten Gegenpol zum ätherischen Öl entsprechen müßte – tatsächlich *Kälteerscheinungen* im Organismus verbunden: So bekommt man bei der Vergiftung mit *Eisenhut* das Gefühl von «Eiswasser in den Adern», verbunden mit einer realen Absenkung der Körpertemperatur; andere Beispiele wären die Nikotinvergiftung mit Ausbruch von «kaltem Schweiß» und die Durchblutungsstörungen der Extremitäten beim starken Dauerraucher, wobei sich der Wärmeorganismus ebenfalls aus der Peripherie zurückzieht, so daß die Glieder kalt werden. Während aber das Kühlende des Minzöls eine vom Wärmesinn wahrgenommene *äußere* Wirkung ist, kommen die Kälteerscheinungen bei Alkaloidvergiftungen durch deren Eingreifen in *innere* Körperprozesse (Durchblutung, zentrale Wärmeregulation) zustande, gehen also vom Organismus selber aus.

Beim Typus des «Alkaloids» hat man es – auch hierin polar zum Typus des ätherischen Öls – im Hinblick auf sein Verhältnis zum Geistig-Seelischen des Menschen mit einer *zurückdrängenden* Wirkung zu tun: Alkaloidartiges dringt als ein Fremdartiges in den Organismus ein und erweist sich dort stärker als der eigentliche «Eigentümer». Das bedeutet mit anderen Worten: Es wirkt als *Gift*. Man könnte auch sagen: Im Gegensatz zu den nährenden Substanzen, deren Überwindung ihrer Fremdartigkeit im zerstörenden Verdauungsprozeß gelingt, so daß der «Eigentümer» seine Herrschaft behält, treten hier Substanzen auf, die diesem Zerstörtwerden einen viel größeren Widerstand entgegensetzen, so daß sie *ihr* Wesen dominant behalten. Interessant ist im Hinblick auf dieses Problem der «Schwerverdaulichkeit» des Giftes, daß die ätherischen Öle auch hier genau in die entgegengesetzte Richtung wirksam sind: Sie regen auf vielfältige Weise gerade die Verdauungsprozesse an. Denn schon das Essen ist ein leichter Vergiftungsvorgang; die Verdauung ist eine kleine Heilung.[16]

In diesen beiden Typen von Stoffen finden wir, so wie sie in der Natur auftreten, schließlich auch einen Urgegensatz der Pharmazie: Im vergiftend wirkenden Alkaloid tritt uns eine Art «Naturallopathie» entgegen. Und die heutigen synthetischen Arzneimittel sind daher meistens von natürlichen Alkaloiden «abgeleitet» (derivatisiert) oder nach ihrem «Vorbild» konstruiert. Dementsprechend ist ihr Hauptwirkungsgebiet das *eliminierende* Zurückdrängen von Symptomen (wie bei der Schmerzbekämpfung), das *Lenken* entgleister Prozesse oder das *Substituieren* ausfallender Prozesse oder Körperstoffe.

Dagegen entfalten die ätherischen Öle ihre anregende Wirkung aufgrund ihrer natürlichen Eigenschaft, sich in feinster Weise zu *verdünnen* – sie verkörpern damit eine Art «naturhomöopathisches» Prinzip. In allen Formen arzneilicher *Reiztherapie* sowie speziell in der Homöopathie greift man auf dieses letztere Prinzip einer «Naturpharmazie» zurück.

Zur Abrundung sollen die wichtigsten Eigenschaften der beiden Stofftypen «ätherisches Öl» und «Alkaloid» noch einmal gegenübergestellt werden:

Ätherischöl-Typ	*Alkaloid-Typ*
– duftend, leichtflüchtig – energiereich, reaktionsfreudig – lipophil – wasserunlöslich – Tendenz zu saurer Reaktion – Verbindungen mit Sauerstoff – *Lokalisation:* Tendenz zu nach außen abgesonderten Organen (Gänge, Drüsen) – Gebärde der Absonderung, Spezifizierung in Unabhängigkeit von der Umgebung – kaum Einbezug in den Stoffwechsel: das Ende eines Stoffbildungsweges – Beziehung zu Wesen und Funktion der Blüte – Beziehung zur Wärme	– geruchlos, bitter schmeckend – stabil, auf niedrigem Energieniveau – hydrophil – Salze mit organischen Säuren (in der Pflanze) – Alkaloid isoliert: meist basische Reaktion – heterozyklisch gebundener Stickstoff – meist in der Vakuole im Zellinnern – Tendenz zur «Hingabe an die Umgebung» erkennbar – rhythmische Wiederaufnahme in den Stoffwechsel – keine Stickstoffschlacken – Beziehung zur Wurzel – Beziehung zur Kälte und Finsternis
Pharmazeutische Wirkungen:	*Pharmazeutische Wirkungen:*
– Anregung zum «Geistbinden», aktivierend – Wirkung über die Sinne in den unteren Menschen – Wärmeorganismus anregend – «Naturhomöopathie»: Reizwirkung	– «Geistbefreiung» in passivem Zustand – Wirkung unter der Schwelle des Bewußtseins, Inhalte ins Bewußtsein heraufdrängend: Drogenproblematik! – Kälteerlebnisse hervorrufen – «Naturallopathie»: Giftcharakter

Es ist damit wohl offensichtlich, daß die Begrifflichkeit der «tria principia» brauchbar ist für eine Charakterisierung pflanzlicher Stoffbildungen, in der wir zunächst *zwei Eckpfeiler* gewonnen haben: Sulfurprozesse führen zum Typus des ätherischen Öls, Salprozesse zum Typus des Alkaloids. Nun wäre zu untersuchen, ob mit den «tria principia» auch eine Ordnung für die *primären* Stoffe der Pflanze (die Eiweiße, Kohlenhydrate und Fette, also die Nährsubstanzen) gefunden werden kann; und außerdem ist noch offengeblieben, was in der merkuriellen Mitte zwischen dem sulfurischen und dem salinischen Sekundärstofftypus stehen könnte.

Der präzise Begriffsinhalt der «tria principia»

Bevor ich den Versuch machen möchte, die Gesamtheit der im pflanzlichen Leben auftretenden Stoffe zu gliedern, muß allerdings geklärt werden, was präzise unter den drei Prinzipien zu verstehen ist, denn «Sal» ist nicht einfach «Salzbildung», wie schon deutlich wurde, «Sulfur» ist nicht dasselbe wie bloße Wärme oder Verbrennung. Dieses wichtige Problem muß kurz angedeutet werden, damit die begrifflichen Grundlagen deutlich sind, mit denen hier gearbeitet werden soll. – Wenn man die verschiedenen Äußerungen Rudolf Steiners über die «tria principia» vergleicht,[17] merkt man, daß sie als *Prozesse*, nicht als ein Statisches, zu denken sind, und zwar in der Art eines *Vermittlungsvorgangs* in bezug auf die «vier Elemente», so wie auch Denken, Fühlen und Wollen als Prozesse vermittelnd «zwischen» den vier Wesensgliedern stattfinden:[18]

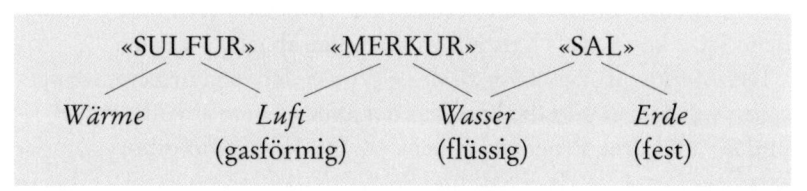

	«SULFUR»		«MERKUR»		«SAL»	
Wärme		Luft (gasförmig)		Wasser (flüssig)		Erde (fest)

Der Salprozeß steht vermittelnd zwischen *Festem* und *Flüssigem*, einerseits charakterisiert als «Hingabe an die Umgebung» (wie das Wasser mit seiner Anpassungsfähigkeit an den Untergrund und Niveaubildung an der Oberfläche), andererseits als «Sich-Fernhalten von allen Imponderabilien», wie es im festen, toten Zustand gilt, im Herausfallen aus dem Qualitativ-Kosmischen. Wegen dieser Zwischenstellung muß der Salprozeß folgerichtig *zwei* polare Richtungen haben: *Lösen* von Salzen als eine Richtung, *Auskristallisieren* von Salzen aus einer Lösung als entgegengesetzte.

Sulfurprozeß ist das Durchdringen des *Luftigen* mit der *Wärme*. Dabei gibt es wieder zwei Richtungen: In-sich-Aufnehmen der Imponderabilien (Wärme, Licht, andere Qualitäten wie Formkräfte), im biochemischen Sinne auch: *Binden von Energie*. Oder in entgegengesetzter Richtung: *Verbrennen*, Wieder-Freisetzen des Verinnerlichten, der gebundenen Energie.

Der Merkurprozeß schließlich vermittelt noch einmal zwischen beiden prozessualen *Polen* und spielt sich insbesondere zwischen dem *Luftigen* und dem *Wäßrigen* ab. Und es darf angenommen werden, daß die Vermittlung des Merkuriellen den besonderen Charakter des *rhythmisch* in der Zeit Verlaufenden hat, bestehend aus *Durchdringen* und *Trennen*, also wieder zwei polaren Prozeßrichtungen.

Der Merkurprozeß ist nun im Hinblick auf Lebensvorgänge derjenige, der im Zentrum steht: Abgrenzung in «Tropfenform» vollzieht schon jede einfachste Zelle; schließlich ist das Wasser quantitativ die vorherrschende Grundlage allen Lebens. Rhythmus kennzeichnet alle Lebensprozesse. An der normalen, assimilierenden Blütenpflanze zeigt sich, daß zunächst die zum Merkuriellen hinführenden Prozesse von zentraler Bedeutung sind: also das *Lösen* der Salze im Wäßrigen, das *Binden* der Imponderabilien und die *Durchdringung* sulfurisch-salinischer Prozeßrichtungen in vielfältigster Weise. *Kristallisieren* und *Verbrennen* in Reinform spielen dagegen nur als Rand- oder Grenzerscheinungen des Lebens eine Rolle. «Verbrennung» vollzieht sich gebremst in energiefreisetzenden Prozessen (Atmung); unlösliche Salze können als Kristalle in Vakuolen abgelegt werden.

Der Merkurprozeß kann als der «Typus» der «tria principia» angesehen werden; er gibt die Idee, aus der alles weitere ableitbar wird: Er umfaßt alle drei Prozesse, indem er der *Vermittlungsvorgang* par excellence ist. Und da er Sal- und Sulfurprozeß in sich enthält (aber in einer abgemilderten und zugleich rhythmisch verlaufenden Form), kann man diese beiden polaren Prozesse auch als Vereinseitigungen und zugleich als aus dem Rhythmischen Herausfallendes aus dem Merkurprozeß ableiten.

Der Begriff des *Lebens* deckt sich insofern mit dem Begriff des Merkurprozesses, als man unter «Leben» nicht nur Prozesse des Wachstums und der Vermehrung subsumiert, sondern ebenso auch die des Vergehens und Absterbens. Vorgänge des Absterbens und Aussonderns gehören unabdingbar zum Leben dazu. Die Pflanze zeigt es ja. Der merkurielle Lebensbegriff umfaßt Vitalität *und* Entvitalisierung.

Kann man den Gegensatz von «Insichgedrungensein in dem Zusammenhalten der Imponderabilien» und «Hingabe an die Umgebung, Zerfließen des Salzigen» auch mit Blick auf die «vier Elemente» verstehen? Ist es richtig, die im Reich des Organischen auftretende Tendenz zur Absonderung, die «Trenngebärde» (Abgrenzung von Organen und Prozessen, spezifische Formbildung, Artbildung, Verinnerlichung), als ein Sulfur-Typisches zu bezeichnen, zu dem das Widerspiegeln von Umgebungseinflüssen den salartigen Gegensatz bildet? Festes und Flüssiges sind ihrem inneren Wesen nach «kalt». Sie entwickeln keine eigene Dynamik. Sie sind äußeren Kräften (Schwere, mechanische und chemische Einwirkungen, Licht, Erwärmung) passiv hingegeben. Luft und Wärmeelement sind beide «warm». Sie entwickeln Dynamik von innen, am stärksten das Feuer. Das Feuer zieht eine unsichtbare Grenze um sich – indem *wir* vor ihm zurückweichen müssen. Das Feste erscheint zwar abgegrenzt, ist aber teilbar, zerstörbar, z. B. durch unsere gewollte Einwirkung. Feuer läßt sich dagegen nicht «atomisieren», es bleibt ganz (wenn ich nicht sein festes oder flüssiges Substrat zerteile). Es geht hier aber nicht nur um die «tria principia» im Unbelebten, sondern vor allem im Organischen. Deshalb muß noch ein anderer Verständnisweg gesucht werden.[19]

Das «Insichgedrungensein» im Zusammenhalten von Imponderabilien findet man z. B. in dem Zustand einer sommerlichen *Luft*, die sowohl die Wärme der Sonne als auch die unzähligen Duftqualitäten der Pflanzendecke in sich aufgenommen hat. Hier treten aber die Lebewesen hinzu; ohne sie wäre diese Qualität des innerlich Reichen kaum erfahrbar. Die Urform des sulfurischen Zustandes scheint nur im Lebendigen selber auffindbar zu sein, nämlich da, wo es das *Seelische* mit seinen *willensartigen* Qualitäten in sich trägt: Dann hat man etwas vor sich, das wirklich Unwägbares in sich gedrungen enthält: Triebe, Begierden bis zu Entschlüssen, Intentionen. Dies ist zugleich die Urform des «warmen» Daseinszustandes, der seine

Dynamik von innen heraus entwickelt. Das entzieht sich aller Meß- und Wägbarkeit. Der *Mensch* erlebt sich, indem er Intentionen verwirklicht, als *individualisiertes* Wesen, das sich seine Bestimmung nur selbst gibt. – Auf untergeordneter Stufe hiervon ableitbar ist dann jede Form von *Individualisierung* eines Lebewesens, die sich in artspezifischer Verhaltensbildung äußert (Differenzierung der seelischen Äußerungen bei den Tieren), in der Fähigkeit, sich von den Umweltbedingungen (z. B. Kälte, Wasser, Jahreszeiten) unabhängig zu machen (regulierte Eigenwärme, Blutkreislauf, eigene Rhythmik), die sich in unverwechselbarer Leibgestaltung äußert (Differenzierung in Arten), die sich schließlich als Bildung einer organischen Form überhaupt von der unbelebten Umwelt abhebt.

Einen Zustand der «Hingabe an die Umgebung» erlebt man im Winter, wenn die Erde völlig passiv der Kälte ausgesetzt ist und wenn alles von einer Schneedecke überzogen wird, die das Licht und die Farberscheinungen des Himmels in völliger Hingabe abspiegelt. Die Urform dieses Zustandes kann der Mensch *in sich selbst* erzeugen, wenn er innerlich völlig still und «kalt» wird, d.h. die Entfaltung seines willensartigen Eigenseins zurückhält: Das ist im Wahrnehmen und Denken erreichbar, das sich völlig einem «objektiven» Gegenstand hingibt. Was im «Innern» als Vorstellungen und als Gedanken auftritt, muß eine treue Wiedergabe dessen sein, was «draußen» in der Welt ist (anders gesagt ist das hierbei tätige Ich selber «draußen»). Weder soll sich in die durch die Sinne vermittelten Empfindungen irgend etwas Inneres *willkürlich* hineinmischen, noch darf der Gedanke zu den Wahrnehmungen irgend etwas anderes enthalten, als was als Ideelles wirklich in ihnen selber liegt. – Geht man von dieser Urform des Salprozesses wieder die Stufen in die belebte Natur hinab, so wird man in allen solchen Erscheinungen etwas Verwandtes entdecken können, wo der Organismus eine Offenheit für die Umgebung zeigt. Diese kann sich wieder seelisch äußern, sie kann in den Lebensprozessen liegen, die sich dementsprechend gerade nicht abgrenzen gegen die Umgebung, sondern deren Veränderungen oder Eigenheiten widerspiegeln (z. B. bei den wechselwarmen Tieren), ja selbst ein Teil von ihr werden (man denke an die mikrobiellen Lebensprozesse im Wasser oder im Boden), es kann schließlich auch eine physische Offenheit des Leibes sein (etwa in den Kopforganen beim Tier, die zur Nahrungsaufnahme oder als Sinne fungieren, oder in der Wurzel der Pflanze).[20]

Die drei Stufen der pflanzlichen Substanzbildung

1. Die Stufe des «Wurzelprozesses»

Nun soll versucht werden, entlang der Leitlinie der zeitlich-räumlichen Entwicklung der Pflanze in großen Umrissen zu zeigen, daß die Idee der «tria principia» in der Substanzbildung der Pflanze sich durch *drei Hauptstufen metamorphosiert*. Es werden sich daraus einige Charakterisierungen spezieller Stoffarten ergeben, die vielleicht ungewohnt sind. Daher sei vorausgeschickt, daß es hier nicht um eine Festlegung geht, welche Stoffe «Sal» oder welche «Sulfur» *sind*, sondern um den Versuch einer aus dem Leben selber sich ergebenden Ordnung der Stoffe nach den jeweils *vorherrschenden* Prozessen. Es ist aber zu bedenken, *daß in jeder Substanz alle drei Prinzipien zu finden sind*, nur in einer besonderen Komposition und Gewichtung.[21]

Da die Voraussetzung für alle eigene Stoffbildung die Aufnahme von Stofflichkeit aus der Umgebung ist, muß man mit dem beginnen, was die Pflanze aus ihrer Umgebung aufnimmt. Dafür muß sie sich zunächst «salartig» dieser Umgebung öffnen und hingeben. Das Organ, das diese Gebärde physiologisch und morphologisch am stärksten zeigt, ist die *Wurzel*, wobei hier die ständig im Wachstum begriffene Wurzel mit ihren Wurzelhaaren ins Auge gefaßt wird, nicht aber solche Bildungen, wie sie z. B. bei der Karotte als Rübe auftreten oder bei alten Bäumen als sich in den Erdboden fortsetzender Stamm. Dies sind sekundäre Bildungen.

Was wird nun von der Pflanze aus der Umgebung an Stofflichem aufgenommen? Es ist dreierlei: *Salze*, gelöst im *Wasser* aus dem Boden, und aus der Atmosphäre – über die Blätter – *Kohlendioxid* (CO_2). Vielleicht mag es erstaunen, daß dies als die erste Stufe der «pflanzlichen Stoffe» bezeichnet wird. Aber erstens sind diese Stoffe, obgleich sie «anorganisch» sind, Teil des pflanzlichen Organismus (so wie auch die fast leblosen Sinnesorgane zum tierischen Organismus dazugehören), und zweitens werden sie auch zu einem gewissen Grade von der Pflanze selber neu gebildet. Drittens aber wird der Gedanke hier zugrunde gelegt, daß das Tote nicht vor dem Leben da war, sondern aus ihm entstanden ist.

1. Die *Bodensalze* müssen erst dem *Lösungsprozeß* unterworfen werden, um für die Wurzel aufnahmefähig zu sein. Dabei helfen zum Teil *aktive* Ausscheidungen der Wurzel (z. B. HCO_3^-, Peptide und Eiweiße), um aus den Gesteinen Ionen zu lösen, um lebenswichtige Metalle zu komplexieren. Es werden (im Sinne der Ionentheorie) Anionen und Kationen, sauer und basisch reagierende Substanzen, aufgenommen. Anionisch sind: Nitrat, Phosphat, Sulfat; kationisch sind: Kalium (K), Magnesium (Mg), Calcium (Ca), Eisen (Fe). Zusammen sind das die sogenannten Hauptnährelemente. Unter den Spurenelementen (Schwermetalle, Bor, Kieselsäure, Chlor u.a.) finden sich beide Ionenarten. Diese löslichen Elemente werden durch den aufsteigenden Wasserstrom im sogenannten Xylem in alle Pflanzenorgane bewegt.

Auch innerhalb der Ionen gibt es also den Gegensatz von Säurebildnern und Basenbildnern – wie in der Polarität der zur Säurebildung tendierenden ätherischen Öle (Anionen) und der häufig basischen Alkaloide (Kationen). Als Stellvertreter sollen hier genannt werden: die Alkali- und Erdalkaliionen, die in Wechselwirkung mit den Eiweißen eine regulierende Rolle für den Quellungszustand des Plasmas spielen. Das *Calcium* hat im besonderen eine Bedeutung für das Wachstum der Meristeme des Sal-Organes *Wurzel* sowie für die Verfestigung bestimmter Zellwandsubstanzen (Protopektine), und es kann auch als Salz im Innern der Zelle (Vakuole) kristallisieren. Als einen sulfurischen Vertreter darf man das anionische *Phosphat* gegenüberstellen, das die zentrale Rolle in der Vermittlung physiologisch nutzbarer Energie innehat (Adenosintriphosphat, ATP) und dessen Gehalt in *Früchten* besonders hoch sein kann.[22] R. Steiners Schilderung der pharmazeutischen Eigenschaften des Phosphors in der Gegenüberstellung mit dem Salzartigen wurde oben schon mit der Charakterisierung «Anregung zum Geistbinden» (im Gegensatz zu «Geistbefreiung») wiedergegeben.

Viele lebenswichtige *(Schwer-)Metalle* erscheinen als ein Merkurielles, worunter hier verstanden werden soll, daß sie als *Prozeßvermittler* fungieren, z. B. in Redoxvorgängen, wie etwa Magnesium, Mangan oder Molybdän. Einige sind nur in geringsten Mengen notwendig.

Salzartige *Ablagerungen* von durch die Wurzel aufgenommenen Ionen finden wir am entgegengesetzten Ende des Xylemwasserstromes. Das erwähnte Calcium als ein Ion, das nicht durch das Phloëm aus einem Organ wieder abfließen kann, ist wohl das wichtigste Beispiel. Es wird z. B. als Oxalat (aber in *artcharakteristischen* Kristallbildungen) vor allem in den Vakuolen von Blattzellen abgelagert. Diese Anreicherung von unlöslichen Salzen ist ein Grund, warum Blätter immer nach einiger Zeit abgeworfen werden müssen, auch bei sogenannten Immergrünen.

2. Das *Wasser* ist für das Leben *das* merkurielle Element par excellence. Es wird von der Wurzel aufgesogen und den oberirdischen Organen von der warmen Atmosphäre wieder entzogen. Es bietet das vermittelnde Substrat in allen Lebensvorgängen, und es zeigt sowohl salinische als auch sulfurische Züge. Salinisch ist sein Mangel an *eigenen* Imponderabilien. Woran kann man das erkennen? Wasser ist geruch-, geschmack- und farblos. Ferner verraten manche Stoffe innere *Gestaltungskräfte*, die in den sogenannten Polarisations- und Doppelbrechungserscheinungen offenbar werden: Solche Phänomene zeigen z. B. bestimmte Terpenoide, Aminosäuren, Cellulose und Quarz.[23] Im Gegensatz dazu zeigt Wasser keine derartigen Eigenschaften (darin etwa der Harnsäure vergleichbar, dem Endprodukt eines Abbauprozesses). Das Wasser leistet offenbar «Verzicht» auf solche eigenen imponderablen Gestaltqualitäten; dafür ist es allseits offen für die Imponderabilien anderer Substanzen, die es an sich abspiegeln und auch in sich aufnehmen kann. – Sulfurisch erscheint dagegen die sehr große Fähigkeit zur Wärmebindung (sog. spezifische Wärme). Und an der Schwereanomalie unterhalb von 4° C ist ein charakteristischer Zug alles Merkuriellen erkennbar: Einem Salprozeß wird immer mit einer sulfurischen Tendenz gegengesteuert – und umgekehrt. In diesem Licht versteht man, daß das zu Eis auskristallisierende Wasser wieder an Dichte verliert und spezifisch leichter wird. Daher wird das Eis im Wasser nicht wie schweres Salz zu Boden sinken, sondern zur Oberfläche steigen.

3. Eine Art Sulfurisches ist das *Kohlendioxid*, das nun als Gas über die dem *Boden* zugekehrte Seite der Blätter durch die Stomata (Spaltöffnungen) aufgenommen wird und dann in den Prozeß der Photosynthese eingeht. Es stammt aus den «Verbrennungsprozessen» im Organischen (den Atmungsvorgängen), also der anderen Sorte von Sulfurprozessen, wo Energie wieder freigesetzt wird. Sie beruhen auf

dem abbauenden Eingreifen der Astralität in das Organische, so daß Bewußtsein entstehen kann (Tierwelt). Ein solches Eingreifen von Astralität liegt aber auch der Entstehung der ätherischen Öle zugrunde, so daß wir hier eine Verwandtschaft zwischen den ätherischen Ölen und dem Kohlendioxid vermuten dürfen. Denn der Impuls zur Blütenbildung, aus dem auch die ätherischen Öle hervorgehen, beruht auf diesem Eingreifen – nur, daß die Pflanze dabei nicht zu Bewußtsein kommt, im Gegensatz zur Tierwelt, die die Blüte umgibt. Die ätherischen Öle stehen insofern in einem Gegensatz zum Kohlendioxid, als sie viel komplexer *aufgebaut* sind, während das CO_2 dem weitestgehenden Abbau- und Oxidationsprozeß entstammt. – An sich finden in allen pflanzlichen Geweben auch «Atmungsvorgänge» statt; besonders viel CO_2 wird von solchen Organen, die nicht selber photosynthetisieren, gebildet: Blüten und Wurzeln.

In der durchsonnten Atmosphäre schließt sich der Kreislauf zwischen ätherischen Ölen und dem CO_2 vermutlich auf anorganischem Wege, außerhalb der Pflanze: Die leicht reagierenden ätherischen Öle werden photochemisch zum giftigen CO (Kohlenmonoxid) zersetzt, dieses kann dann zu CO_2 weiter oxidiert werden.[24]

CO_2 hat die bekannte Eigenschaft, Wärmestrahlung zu absorbieren und so in der Atmosphäre zu binden (die ätherischen Öle reißen die Wärme an sich und verdunsten dabei); chemisch gesehen ist es eine unpolare Substanz. Auch die lipophilen ätherischen Öle sind unpolar. Allerdings ist es, trotz dieser Eigenschaften, nur abgeschwächt sulfurisch im Vergleich zu den ätherischen Ölen:[25] Es ist geruchlos, es zeigt im Verhältnis zu den anderen Atmosphärengasen Schwere, so daß es sich in Bodennähe sammelt; zusätzlich dadurch, weil es ja aus dem Boden strömt (Atmung der Wurzeln und des übrigen Bodenlebens). Und in Wasser wird es dadurch löslich, daß es in Hydrogencarbonat übergeht, also zur Säure wird. Allerdings ist diese zur Säurebildung führende chemische Löslichkeit in Wasser nur sehr gering, bei 20° C werden 99% des CO_2 nur physikalisch im Wasser gelöst. Daher bildet CO_2 in Wasser nur eine schwache Säure. – Die rein physikalische Lösung geschieht um so leichter, je kälter das Wasser ist oder je höher der Druck. Bei Erwärmung oder Druckentlastung tritt wieder CO_2 aus.

Der sulfurische Charakter dieser Substanz ist also schon erkennbar, vor allem in der Eigenschaft, die «Imponderabilie» der Sonnenwärme in der Atmosphäre zu binden, und in der geringen Neigung, sich *chemisch* mit dem Wasser zu verbinden. Das CO_2 zeigt darin einen «hydrophoben» Charakter. Die sulfurischen Eigenschaften sind aber mit einer Saltendenz überlagert, die sich in der Schwere dieses Gases zeigt und in dem Fehlen von imponderablen Eigenschaften, wie Geruch, Farbe. Und je mehr die äußeren Bedingungen in diese Richtung weisen (Druck, Kälte), um so mehr neigt sich das CO_2 zum Salpol hin.

Diese ganze «unterste» Ebene unbelebter (bzw. entvitalisierter) Stoffe, die die Pflanze über die Wurzel oder aus Bodennähe aufnimmt, ist zum Salpol hin verschoben. Das Aufgenommenwerden überwiegt bei diesen Stoffen das eigene Bilden oder Umbilden durch die Pflanze – am meisten bei den anorganischen Ionen, die allenfalls durch Reduktionen und Oxidationen verändert werden können (Stickstoff, Schwefel); am wenigsten beim CO_2, das im Photosyntheseprozeß gänzlich verschwindet, durch Atmungsvorgänge wieder entsteht. Eine Mittelstellung nimmt das Wasser ein, das im einfachsten Falle als Träger löslicher Substanzen durch die Pflanze strömt, dann als «Prozeßwasser» bei Hydrolysevorgängen der zahllosen organischen Bindungen «verschwinden» kann oder bei Kondensationsvorgängen wieder «erscheint», außerdem in der Hydratation von Ionen gebunden sein kann und das schließlich in der Photosynthese völlig zerstört wird, indem es in Wasserstoff und Sauerstoff gespalten wird.

Salstufe der Pflanzenstoffe

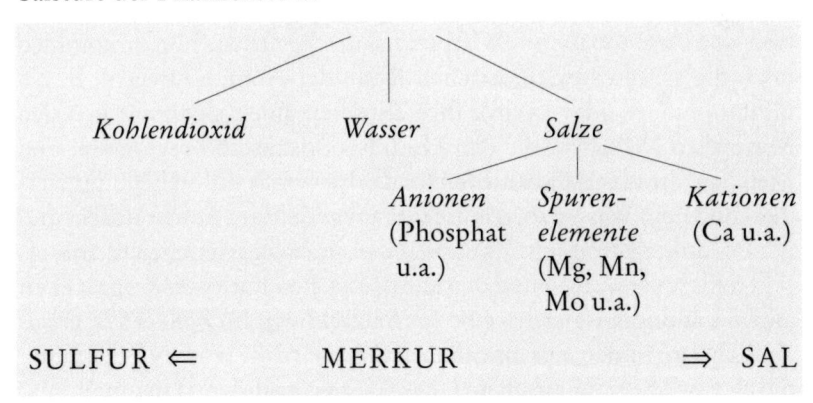

Kohlendioxid   *Wasser*   *Salze*

Anionen (Phosphat u.a.)   *Spurenelemente* (Mg, Mn, Mo u.a.)   *Kationen* (Ca u.a.)

SULFUR ⇐   MERKUR   ⇒ SAL

2. Die mittlere Stoffbildungsstufe – die Primärstoffe

a) Salverwandte Primärstoffgruppe

Jetzt kommen wir zu den Stoffen, die die grüne Pflanze *zur allgemeinen Grundlage ihres eigenen Lebens* bildet. Der Leitgedanke für die Ordnung dieser zweiten Stufe ist die zeitliche Entwicklungsfolge der Organe einer einjährigen Pflanze: vom keimenden Samen über die Entwicklung des Krautes bis zur Blüte und Frucht.

Die Entwicklung beginnt mit der Keimung des Samens, der dafür oft während der Überwinterung eine bestimmte *Kälte* durchgemacht haben muß. Nach Aufnahme von *Wasser* (Quellung) setzt als erstes die Tätigkeit von hydrolysierenden *Eiweißen* (Enzymen) ein, die die entwässerten, verdichteten Samenvorratsstoffe durch Spaltung *auflösen*, sozusagen «salinisieren». Das erste Organ, das erscheint – ernährt von den nun löslichen Speicherstoffen –, ist normalerweise die *Keimwurzel*. Eiweiße (Membranproteine) spielen auch gleich wieder die Hauptrolle, wenn der Keimling als nächstes durch die Zellmembran hindurch aus der Bodenlösung die *Salze* aufnimmt, was an den bald sich bildenden Wurzelhaaren geschieht. Dabei werden zusätzlich noch Eiweiße, Peptide und weitere Substanzen in den Boden ausgeschieden, um diesen Aufnahmevorgang zu unterstützen, was schon einmal erwähnt wurde. Die Eiweiße, deren Tätigkeit so eng mit dem Organ und Prozeß «Wurzel» verbunden zu sein scheint, sollen daher näher charakterisiert werden.

Eiweiße sind in sich selber schon Salze, da sie (in komplizierter räumlicher Anordnung) aus den Aminosäuren mit ihrer Doppelfunktion von Aminobase und Carboxylsäure bestehen. Hinzu kommen noch die sauren sowie basischen Reste der Aminosäuren (z. B. bei Glutaminsäure oder Lysin). Ihre Tätigkeit spielt sich *zwischen* den Mineralien (Alkalien, die den Hydratationszustand regulieren, und Metallen, die oft als Cofaktoren für die Enzymfunktion benötigt werden) und dem Wasser ab, das die umzuwandelnden Substrate löst und die Produkte aufnimmt. Zwischen den normalerweise leicht anionischen Plasmaeiweißen und den anorganischen Kationen kommt es zu einem Ladungsausgleich – eine Art Salzbildung. Im Zellkern ist etwas ähnliches zu finden, nur umgekehrt: Dort wird die saure Nukleinsäure durch Eiweiße mit basischem Charakter neutralisiert (Histone).

Durch die Eiweiße erhält das Zellplasma eine «Materialeigenschaft», die *zwischen* festem und flüssigem Zustand steht und als Viskoelastizität bezeichnet wird.[26] Nach allem vorher über den Salprozeß im Organischen Gesagten sind die Eiweiße offenbar sehr salverwandt. Nicht nur, daß sie die Salzartigkeit in ihrer Chemie und physikalisch einen Mittelzustand zwischen «fest» und «flüssig» zeigen, sie sind auch die stoffliche Grundlage des für die Wurzel organtypischen Prozesses der «Hingabe an die Umgebung».

Man kann diesen Salpol auf der zweiten Stufe nun wieder dreifach in sich gliedern, wenn man berücksichtigt, daß die Eiweiße ja im Zusammenhang mit den sogenannten *Nukleinsäuren* gesehen werden müssen. Der ruhende, in sich abgeschlossene Gegenpol zum aktiven und mehr zur Umgebung orientierten Eiweiß zeigt sich in der DNS (Desoxyribonukleinsäure), die im Zellkern in den Chromosomen verdichtet vorliegt; abgesehen vom hohen Gehalt der DNS an *Phosphorsäure* tritt uns hier eine besondere Art des Sulfurprozesses, des «Bindens von Imponderabilien», entgegen: Es werden die Bildekräfte für die unzähligen Eiweißarten in diesen Stoff «in-formiert», der dadurch die Eigenschaft einer «Urschrift» erhält. Von ihr müssen sich alle Eiweißsynthesen herleiten. So haben wir als einen Pol die DNS, deren hervorstechendster Charakter die Konservativität ist, da sie das *Artspezifische* der Eiweißbildungen zu bewahren hat; dementsprechend wird sie beim «Ablesevorgang» nicht in den Stoffwechsel durch Umwandlung einbezogen, sondern nur in ihrem Verdichtungsgrad variiert. Sie wird streng nach dem eigenen Vorbild reproduziert. Den Gegenpol haben wir im Eiweiß, dessen Hauptcharakter ständiger Auf- und Abbau ist, in «Hingabe an die Umgebung» der ständig sich ändernden Lebensbedingungen. Dazwischen steht aber als Vermittelndes die RNS (Ribonukleinsäure, engl. ribonucleic acid, RNA). Sie ist etwas sauerstoffreicher als die DNS.[27] Die RNS existiert sogar selber wieder in drei Hauptformen, zunächst einer «Abschrift» von der DNS-Urschrift («messenger»- oder mRNS), andererseits vielen Sorten von aktiven, aminosäurebindenden Helfern des Eiweißaufbaus («transfer»- oder tRNS), sowie einer vermittelnden Sorte, die in den Ribosomen kugelig verdichtet ist und den Eiweißsynthesevorgang umhüllt («ribosomale» oder rRNS).

Diese erste Ordnung der salartigen Primärstoffe sei schematisch dargestellt. Zu beachten ist, daß diese Stoffgruppe bezüglich ihrer Stellung zu Sulfur- und Salprozeß *zwischen* «Wasser» und «Salzen» der unbelebten Stufe gestellt wurde. Damit rückt sie einen Schritt vom Sal- zum Sulfurpol:

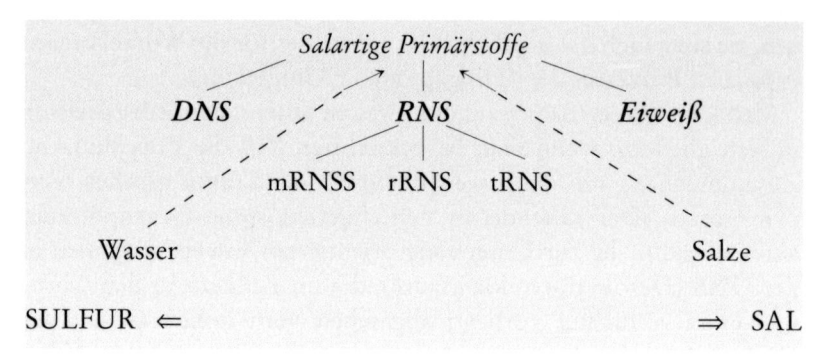

Salartige Primärstoffe

DNS   *RNS*   *Eiweiß*

mRNSS   rRNS   tRNS

Wasser   Salze

SULFUR ⇐   ⇒ SAL

b) Merkurielle Primärstoffgruppe

Was wird aber nun von dem unglaublich Vielgestaltigen, zeitlich Wandelbaren der Eiweißtätigkeit hervorgebracht, wenn die wachsende Pflanze den *grünen* Laubbereich entfaltet? In der Photosynthese entstehen die *Kohlenhydrate*. Die grüne Pflanze ist als einzige in der Lage, hierfür das Substrat *Wasser* zu spalten.[28] – In diesem Zentralprozeß des mittleren Organbereiches der Pflanze können nun auch wieder drei Teilaspekte unterschieden werden: das Einbinden der Lichtenergie in ein stoffliches Äquivalent – ein Sulfurprozeß; die enzymatische Wasserspaltung, bei der das merkurielle Wasser der *Trennung* in Wasserstoff und Sauerstoff unterworfen wird (diesem Vorgang verdanken wir es, daß wir Sauerstoff atmen können); und als drittes die *Fixierung des Kohlendioxids* in der sogenannten Dunkelreaktion, bei der die zuvor stofflich gebundene Energie wieder benötigt wird und bei der intermediär eine Vielzahl löslicher Zucker unterschiedlichen Gewichts entstehen, indem sie ständig durch Spaltungen und Zusammenführungen in einem in sich kreisenden Umwandlungsprozeß verarbeitet werden. Da hierbei das Motiv der *Schwere* variiert wird und das *Umwandeln* der löslichen Stoffe im Stoffwechsel im Vordergrund steht (man denke an die Alkaloide, die eine ähnliche Eigenschaft zeigten), können wir darin eine Verwandtschaft zu anderen salinischen Substanzen der Pflanze erkennen. Am entgegengesetzten Prozeßpol, wo Energie gebunden wird, finden keine Übergänge von Stoffen ineinander statt, sondern Übergänge von *Energien* von einem Träger zum nächsten. Diese Träger selber machen lediglich einen Wechsel hinsichtlich ihres Ladungszustandes durch, und sie sind eingebettet in eine *lipophile* Umgebung, die sogenannten Thylakoidmembranen im Chloroplasten.

Bevor die Kohlenhydrate, die die Pflanze als Frucht der Photosynthese gewinnt, genauer betrachtet werden, soll in Kürze die Substanz charakterisiert werden, die die Pflanze aus ihren grünen Organen an die Umgebung abgibt, vor allem an Tier und Mensch, die sie aber auch selber in bestimmten Prozessen wiederum benötigt: der *Sauerstoff*. Ausgangspunkt seiner Entstehung ist ja das merkurielle Wasser; da es in zwei Substanzen gespalten wird, die entgegengesetzte Wege gehen, kann vermutet werden, daß sie auch eine gewisse Polarität bilden. Den aus dem Wasser freigesetzten *Wasserstoff* behält die Pflanze für *sich*. Er wird zur Reduktion des gleichzeitig aufgenommenen Kohlendioxids in der Dunkelreaktion verwendet, das ja – unter anderem – aus der «verbrauchten» Atemluft von Mensch und Tier stammt. Durch das Einbinden des Wasserstoffs in Stoffbildungen werden energiereichere oder *imponderabilienreichere* Substanzen erzeugt, insbesondere die Kohlenhydrate. Was tut aber der Sauerstoff, wenn er z. B. von Mensch und Tier eingeatmet wird? Er vermittelt ja einen gebremsten organischen *Verbrennungsprozeß*, das heißt einen Vorgang, bei dem die Imponderabilien körpereigener Substanzen (wie Fette, Kohlenhydrate, Aminosäuren) wieder freigesetzt werden und damit auch Wärme entbunden werden kann. Auch in der Pflanze finden atmungsähnliche Prozesse statt. Es werden die imponderabilienreichen Substanzen, die durch einen hohen Wasserstoff-, aber geringen Sauerstoffgehalt lipophil und wasserfeindlich sind, durch die Einführung des Sauerstoffs wieder wasserfreundlicher gemacht. Wie bei den Terpenoiden gezeigt wurde, gehen diese primär lipophilen Substanzen durch die Verbindung mit Sauerstoff vom sulfurischen zum salinischen Charakter über, von der Flüchtigkeit zur Wasserlöslichkeit, vom Riechbaren zum Schmeckbaren, zum schwach *Säureartigen* usw.

Sauerstoff erweist sich damit als ein «Imponderabilienbefreier», wenn er die Substanz ganz verbrennt wie im äußeren Feuer, oder er zeigt sich, wenn der Prozeß gemildert abläuft, als ein Vermittler, der sulfurische Substanzen dem salinischen Pol zuführt, womit sie in der Pflanze wieder stärker in die vitalen Umsetzungsprozesse eintauchen als die betont sulfurischen Substanzen, die sich aus den Lebensprozessen ausgrenzen.[29]

Wenn man den merkuriellen Prozeß im mittleren Bereich der Pflanze anschaut und die übrigen Naturreiche einbezieht, hat er ein doppeltes Gesicht: Imponderabilien werden gebunden, indem der verbrennliche Wasserstoff in die organischen Substanzen hinein verdichtet wird (eigentlich müßte er, seiner Natur angemessener, «Feuerstoff» heißen). Es entstehen dabei die Kohlenhydrate, die die doppelte Möglichkeit enthalten, in der Pflanze in ihren Säften zu kreisen und bis zur Bildung harter und beständiger Körpersubstanzen zu führen, wie wir noch sehen werden; oder aber im Inneren «verbrannt» zu werden und «Energie» zu liefern, wie es auch durch die tierische Atmung geschieht. Gleichzeitig wird aber auch – außerhalb des «eigentlichen Pflanzlichen», des grünen Laubs – die Möglichkeit geschaffen, daß Atmung überhaupt geschehen kann, aber auch Stoffe wasserlöslicher, säureartiger, reagibler gemacht werden, nämlich durch den Sauerstoff. Darum muß man im Grunde Kohlenhydratsynthese und Sauerstoffbildung zusammen anschauen, auch wenn der gasförmige Sauerstoff aus dem sich bildenden Pflanzenkörper herausgesetzt wird.

Nun gehen aus der Photosynthese primär *lösliche* Zucker hervor, und sie strömen sofort dorthin, wo sie gebraucht werden. Sogleich wird aber auch am Ort der Photosynthese aus den Überschüssen eine nicht wasserlösliche, sondern lediglich quellfähige Form des Kohlenhydrats, die Assimilationsstärke, gebildet. Außerdem ist die Bildung von Strukturstoffen für die Zellwände durch eine Polymerisation des Zuckers möglich. Überschaut man die Gesamtheit der Kohlenhydrate, so ergibt sich auch hier wieder eine Gliederung in salinische, merkurielle und sulfurische Formen. Der Beginn der Kohlenhydratbildung liegt – wie der Beginn des pflanzlichen Lebens im Großen – beim Salverwandten. Es wird auch im Kleinen immer wieder derselbe Entwicklungsweg beschritten, was später beispielhaft an den Polysacchariden der Zellwände auf einer noch untergeordneteren Stufe gezeigt werden kann.

Durch den Transport löslicher Assimilate (vor allem Saccharose, ein sog. Disaccharid, bestehend aus Glucose und Fructose) können in allen Organen der Pflanze die notwendigen Prozesse mit einem Substrat versorgt werden, auch in solchen, die selber nicht zur Photosynthese befähigt sind. Die Grundlage für die Bildung weiterer lebensnotwendiger Stoffe, wie Aminosäuren, Karbonsäuren und Fettsäuren, wird durch einen teilweisen Abbau des Zuckers bereitgestellt; daran schließen sich erneute *Aufbauvorgänge* an. Für die Aminosäuren muß auch das aus dem Boden aufgenommene Nitrat noch zu Ammoniak reduziert werden, ebenso das Sulfat. Beide *assimilatorischen* Vorgänge können nur von der Pflanzenzelle vollzogen werden. – Die Gewinnung weiterer chemisch verwertbarer Energie, die in der Pflanze benötigt wird, resultiert aus dem *Abbau* des Kohlenhydrats bis zu CO_2 und H_2O («Atmung»), womit der «imponderabilienbindende» Sulfurprozeß der Assimilation wieder in die entgegengesetzte Richtung zurückgeführt wird, mit Hilfe des «Imponderabilienbefreiers» Sauerstoff. – Das Kohlenhydrat nimmt in bezug auf alle pflanzliche Stoffbildung die *Zentralstellung* ein. Dies deutet an sich schon auf einen merkuriellen Charakter hin.

Ich greife zunächst den süß schmeckenden Zucker heraus. Er hat merkurielle Züge, und zwar in dem Sinne, daß er die *Durchdringung* der Polarität Sulfur – Sal zeigt. Auf der Salseite ist zu verbuchen: seine Wasserlöslichkeit, seine Schmeckbarkeit, aber Geruchlosigkeit. Dem steht als Sulfurisches der hohe Energiegehalt gegenüber, der in der Verbrennung offenbar wird.[30] Man nehme eine Prise raffinierten Zucker und werfe sie – aus gehöriger Entfernung! – auf eine sehr heiße Herdplatte: Der Zucker verpufft mit hellroter Flamme rückstandslos. Damit ist sein verborgenes sulfurisches Wesen schlagartig zutage getreten (mit Eiweiß wird der Versuch nicht gelingen; es wird unter unangenehmer Geruchsentwicklung ein verkohlter Rückstand bleiben).

Der merkurielle Durchdringungscharakter kommt nun auch in der gleichsam «pharmazeutischen» Wirkung des süßen Zuckers zum Vorschein: Wäre er tatsächlich ein echt *Salartiges*, müßte seine Wirkung «geistbefreiend» sein. Das ist aber nicht der Fall: Der süße Zucker stützt das gesunde *Selbstbewußtsein* im Leibe, den gesunden *Egoismus* – wegen dieser inkarnierenden Wirkung liebt man ihn auch als Kind besonders! Daß ihn aber vor allem das Gehirn zur Unterstützung seines Stoffwechsels braucht, zeigt andererseits einen salinischen Bezug zum Nerven-Sinnes-Prozeß.– Bei Unterzuckerung des Blutes entsteht ein Zustand des Gelockertseins, der sich in Schwindelgefühl, Gliederzittern und Erregtheit äußern kann, wobei Heißhunger auftritt. Bei Überzuckerung dagegen kommt man in einen Zustand der müden Dumpfheit und Antriebslosigkeit, man versinkt gewissermaßen in den Stoffwechselprozessen und hat vor allem Durst. Das richtige Verhältnis *zwischen* Inkarnation und Exkarnation, das sich im gesunden Gefühl des Wohlbefindens äußert, hängt mit dem richtigen Maß an Zucker im Blut zusammen. Man kann den Eindruck haben, daß es die wichtigste Aufgabe des Zuckers im Organismus ist, Grundlage für diesen gesunden Mittelzustand zu bieten.

Auch die Gesamtheit der Kohlenhydrate kann gemäß den «tria principia» in sich wieder gegliedert werden, wobei das sulfurisch-salinische Durchdringungsmotiv durchgängig zu verfolgen ist.
Cellulose soll zunächst als Repräsentant für alle Polysaccharide der Zellwand herangezogen werden. Sie erscheint verhärtet, ihre Feinstruktur ist sogar kristallin, sie zeigt doppelbrechende Eigenschaften – salartige Aspekte im Sinne einer Hinneigung zum Mineralartigen. Schaut man aber auf die Bildungsgebärde der Cellulose, so zeigt sie keine Ähnlichkeit zu den dargestellten salartigen Substanzen, die in wäßrigem Milieu im Zellinnern (Vakuole) gehalten werden oder im viskoelastischen Plasma selber liegen: Die Cellulose umspannt *außerhalb* des Plasmas die Zelle und gibt ihr Halt – und zwar gerade als *Gegenpart* zum osmotischen Innendruck, der durch die löslichen Substanzen in der Vakuole aufgebaut wird und das Wachstum ermöglicht![31] An der Cellulose tritt wieder die charakteristische Ausgrenzungsgebärde gegenüber den lebendigen Prozessen auf, die bei den am weitesten «sulfurisierten» Substanzen, den ätherischen Ölen, auffallend war. Sie wird hier zugleich aber zur Gebärde des (mehr oder weniger) *tropfenartigen* Einhüllens der Zelle – wie ein Hinweis auf die merkurielle Natur dieses Polysaccharids im Gesamten des pflanzlichen Lebens. Die genannte Haltefunktion kann die Cellulose aber nur ausüben, weil sie selber wasserunlöslich ist. Es zeigen sich also lauter Aspekte sulfurischer Pflanzenstofflichkeit. Und dies wird noch deutlicher, wenn die Cellulose im Verbrennen ihren hohen Energiegehalt freigibt; dieser ist sogar noch höher als bei synthetisch erzeugbarer

Cellulose. Das kommt daher, daß die Pflanze die Cellulose nicht in einem passiven Vorgang (in «Hingabe an die Umgebung») entstehen läßt, vergleichbar dem Aushärtungsvorgang eines organischen Polymers an der Luft, sondern sie aktiv auf ein höheres Energieniveau hebt – ein besonderer Sulfuraspekt.[32] Ihre strahlige Struktur erscheint wie eine *Verstofflichung* des Lichtes, das in der Photosynthese verinnerlicht wird, sie stellt keine amorph dichte Masse dar. Sie steht gewissermaßen am letzten Ende eines Sulfurprozesses, der die Substanz so ausgetrocknet hat, daß sie sich einem Mineralähnlichen nähert. – Diese Betrachtungsweise mag vielleicht befremden, weil man gemeinhin denkt, daß Verhärtung der pflanzlichen Substanz Ausdruck eines Überhandnehmens der irdischen Kräfte sei und somit eigentliche Wirkung des Salprozesses. Hier wird gezeigt, daß die Kohlenhydrate als Substanzen aus einem merkuriellen Prozeß die prozessualen Gegenpole in sich durchdringen. Schaut man auf die Gesamtentwicklung der Pflanze, so steht das sprießende Wachstum an ihrem Anfang. Dem Längenwachstum liegt zugrunde, daß die erst kurzen Zellen sich in die Länge strecken. Dies ist nur möglich, wenn die Zellwände in dieser Richtung noch nicht verhärtet sind und so unter dem Innendruck der Vakuole mit ihren gelösten Salzen dehnbar sind. Je mehr die einzelne Zelle sich ihrem fertigen Zustand nähert oder die gesamte Pflanze der Reife, desto mehr überwiegt die der Streckung entgegenwirkende Kraft der Cellulose, durch die die Form zur Erstarrung kommt, durch die aber auch der in der freien Luft stehende Pflanzenkörper seine Elastizität erhält. Da die Pflanze sich von einem vorwiegenden Salprozeß im Frühjahr über den merkuriellen Prozeß der «eigentlich pflanzlichen» Photosynthese auf den Sulfurprozeß des Hochsommers zuentwickelt, kann die Cellulose, indem sie hierbei dem Wachstum einen Schlußpunkt setzt, ebenfalls als ein Ergebnis des entvitalisierenden Sulfurprozesses angesehen werden.[33] Wir haben ja schon festgestellt, daß sulfurische Substanzen wie die ätherischen Öle ebenfalls aus den lebendigen Prozessen weitgehend ausgegrenzt werden, dagegen die salinischen Alkaloide immer wieder in diese Prozesse hereingezogen werden. Die auf anderer Stufe ebenfalls salinischen Eiweiße sind sogar selber die Werkzeuge der vitalen Prozesse und befinden sich in ständigem Umbau. Daher ist es berechtigt zu sagen, daß Entvitalisierung und Ausgrenzung aus den Lebensprozessen, auch wenn sie Verhärtung einschließen, eher auf das Wirken des Sulfurprozesses in der

Pflanze hinweisen, dagegen Vitalität, ständige Stoffverwandlung und -umbau (unter Umständen verbunden mit einem Mangel an Form und einem Verschwimmen der Begrenzung, wie es für die Wurzel geschildert wurde) das Wirken des Salprozesses charakterisieren.

Die charakterisierte Stellung der Cellulose in der Entwicklung der Zelle bzw. in der Gesamtentwicklung der Pflanze kann kurz beleuchtet werden, indem noch die übrigen Zellwandpolysaccharide gestreift werden. Diese können nämlich in sich noch einmal dreifach gegliedert werden, entsprechend ihrer *zeitlichen* Abfolge in der Wandbildung: Den Anfang machen lösliche, salz- oder esterartige *Pektine* – wir finden sie sogar auch in Zellvakuolen, und bei der Reifung von Früchten beginnt ihr Abbau in den Zellwänden (Primärwand), was sich im Weichwerden des Fruchtfleisches äußert.[34] In der Zellwandgenese folgen *Hemicellulosen* geringerer Löslichkeit,[35] die aber zum Teil wieder abgebaut werden können, bei bestimmten Pflanzen auch als Speicherpolysaccharide des Samens auftreten («Speichercellulose» der Dattel), die ja ebenfalls wieder aufgelöst werden, und den «Schlußstein» in der Zellwandsynthese setzt die irreversibel gebildete Cellulose, die damit am weitesten aus dem Leben ausgegrenzt wird und andererseits dieses auch selber am stärksten *be*grenzt. – Auch in dieser Untergruppe der Kohlenhydrate erkennen wir also wieder eine zeitliche Abfolge von Sal-, Merkur- und Sulfurartigem, wie es im Großen auch gilt.

Zu dieser Gruppe der von außen begrenzenden Polysaccharide kann der Gegenpol in der großen Vielfalt von *löslichen Kohlenhydraten* (Mono-, Di-, Oligosaccharide) erkannt werden, die nun die geringsten Polymerisationsgrade aufweisen. Die Doppelnatur des süßen Rohrzuckers wurde in Vertretung für alle Kohlenhydrate bereits besprochen. Wenn man nun erwarten würde, daß der süße Zucker als Salartiges in der Wurzel entstehen müßte, wird man enttäuscht sein, denn die Süße entsteht in der Pflanze gerade in der Reifung der *Frucht* oder in den nektarbietenden Organen der Blüte – also unter einem Sulfurprozeß![36] Natürlich findet man lösliche Zucker auch in bodennahen Speicherorganen, die aber als solche wieder etwas Fruchtverwandtes haben.[37] Im Winter können lösliche Oligosaccharide in den Zellvakuolen eine interessante Aufgabe haben: Sie erniedrigen den Gefrierpunkt, verhindern also das Auskristallisieren. Dies deutet in die Richtung eines Salartigen. Die Pflanze kann dadurch ihre Vitalität über den

Winter erhalten (durch Kristallisieren ihres Vakuoleninhalts würde die Zelle von innen zerstört). Ferner wären noch lösliche Kohlenhydrate zu erwähnen, die eine «merkurielle» hormonartige Funktion haben (z. B. Oligosaccharine[38]). – Durch den Beitrag zum osmotischen Potential der Zelle stellen die löslichen Zucker den salinischen Gegenpart zur Haltekraft der Zellwandpolysaccharide dar.

Als drittes wäre die *Stärke* zu besprechen, die im Polymerisationsgrad eine Mittelstellung einnimmt. Als ein betont Merkurielles – innerhalb der an sich schon merkuriellen Kohlenhydrate – erscheint sie in *zwei* gegensätzlichen Formen. *Assimilationsstärke* entsteht im *grünen Blatt* als aktuelles Ergebnis des Prozesses der Lichtenergiebindung, sofern die gebildeten Produkte nicht an Ort und Stelle oder – durch Vermittlung des Phloëmtransports – von anderen Organen sofort wieder verbraucht werden. Sie unterliegt einem Tagesrhythmus von Bildung (im Licht) und Abbau (während der Nacht). Als sekundär gebildete *Speicherstärke* von rundlicher, annähernd «tropfenförmiger» Gestalt erscheint sie dann erneut in *farblosen* Speicherorganellen (Amyloplasten) vorwiegend in *sproßverwandten* Organen, und hier unterliegt sie einem langsameren Rhythmus von Auf- und Abbau gemäß ihrer Speicherfunktion über die Vegetations- oder Samenruhe hinweg. Der Bezug der Speicherstärke zu den irdischen Kräften (Schwere, Finsternis) wird noch durch ihre «Statolithenfunktion» in der Orientierung der Wurzel im *Schwerefeld* ergänzt.[39]

Die Stärke zeigt also eine Polarisierung: Bezug zum Licht (Assimilationsstärke im grünen Blatt am Tageslicht), Bezug zu Finsternis, Schwere und Kälte (in farblosen, «finsteren» Organen wie Sproß, Wurzel, Samen; den Winter überdauernd). Diese Polarisierung scheint mit dem zusammengehörigen und doch polaren Paar von Sproß und Blatt eng verknüpft zu sein.

Die *Quellbarkeit* in Wasser stellt die Stärke zwischen die völlige Löslichkeit der Mono-, Di- und Oligosaccharide und die Unlöslichkeit der Cellulose. Des weiteren ist die Doppelnatur der Stärke noch einmal in ihrer Chemie zu erkennen. Sie besteht aus zwei Komponenten: aus besser wasserlöslicher, einfach gebauter *Amylose* und aus weniger löslichem, komplexer gebautem *Amylopectin*. – Interessanterweise tritt das Motiv der *Artspezifität*, das bei den ätherischen Ölen schon als sulfurcharakteristisch erkannt wurde, gerade bei der zweiten Form der Stärke auf, die mehr zu Finsternis und Schwere

Beziehung hat. An der *Form* der Speicherstärkekörner kann man Pflanzenarten unterscheiden, z. B. Reis, Weizen, Kartoffel usw. So darf man die dauerhaftere, artspezifisch gestaltete Speicherstärke in dieser Hinsicht als die mehr zum Sulfurpol tendierende ansprechen (obwohl gerade sie sich tiefer in die irdischen Kräftewirkungen begibt), während die schneller in den Stoffwechsel wieder zurückkehrende Assimilationsstärke als mehr salartig zu bezeichnen ist (obwohl sie direkt aus einem Prozeß der Hingabe des Blattes an das *Licht* entsteht, das verinnerlicht wird). An dieser Überkreuzung der Aspekte von Sulfur und Sal ist sehr schön das charakteristisch *Merkurielle* gerade dieses Kohlenhydrats zu erkennen.[40] Und mit ihren *zwei* Formen zeigt sie, daß sie zwischen den Polaritäten vermittelt, die sich in Gestalt der Polysaccharide und der löslichen Zucker als zwei vereinseitigte Formen von Durchdringungszuständen zeigen.

Das folgende Schema soll einen zusammenfassenden Überblick geben über die Ordnung der Kohlenhydrate, die «zwischen» Wasser und Kohlendioxid als den Merkur- und Sulfurvertretern der untersten Stoffebene entstehen, wobei diese Substrate der darunterliegenden Stufe ihre Eigennatur ganz aufgeben müssen: Das Kohlendioxid wird reduziert, sein Kohlenstoff zu Polymeren verdichtet; das Wasser wird «gespalten» in Wasserstoff und Sauerstoff.

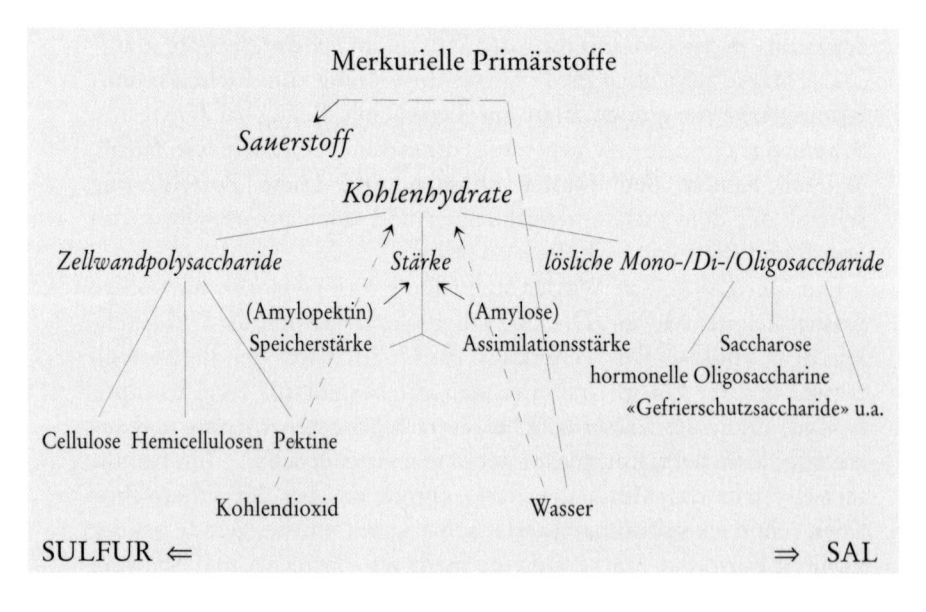

Merkurielle Primärstoffe

Sauerstoff

Kohlenhydrate

Zellwandpolysaccharide / *Stärke* / *lösliche Mono-/Di-/Oligosaccharide*

(Amylopektin) (Amylose)
Speicherstärke Assimilationsstärke   Saccharose
                                      hormonelle Oligosaccharine
                                      «Gefrierschutzsaccharide» u.a.

Cellulose Hemicellulosen Pektine

Kohlendioxid   Wasser

SULFUR ⇐   ⇒ **SAL**

c) Sulfurische Primärstoffgruppe

Schließlich kommen wir zu den *Fettverwandten* und damit auch aus der grünen Region mehr in den generativen Bereich der Pflanze, zu Blüte und Frucht und besonders zum Samen. Die wesentlichste morphologisch-physiologische Gebärde der Lipide ist, sich selber gegen das Wäßrige und das Plasma *tropfenförmig abzugrenzen* oder aber das Plasma gegen seine Umgebung wie einen Tropfen zu umhüllen. Bei diesen Stoffen herrscht also die generelle Tendenz vor, sich den Lebensprozessen zu entziehen, aber auch, Lebensprozessen räumliche Grenzen zu setzen. Damit sind wir in der unmittelbaren Verwandtschaft der ätherischen Öle angelangt, deren physiologisch-morphologische Absonderungsgebärde hervorgehoben wurde. Und dementsprechend sind wir nun auch in der sulfurischsten Primärstoffgruppe angelangt, wo der Prozeß des «Insichgedrungenseins» hinsichtlich des *Energiegehalts* auf die Spitze getrieben wurde. – Wieder kann eine dreifache Gliederung gefunden werden, wenn man auf morphologische und physiologische Charakteristika der verschiedenen Fettartigen schaut.[41]

Sucht man nach jenen Lipiden, die an sich selbst die stärkste Abgrenzungsgebärde zeigen und den sulfurischen Charakter des Bindens der Imponderabilien in der Form der Speicherung von Energie betonen, so sind die *Speicherlipide* zu nennen. Wir finden sie in tropfenförmiger Absonderung im Plasma angereichert, vor allem in Samen (auch Früchten). Ihre Aufgabe ist eine ganz sulfurgemäße: Es sind Energiespeicher auf kleinstem Raum, also in höchster Verdichtung. Es sind die Substanzen mit dem höchsten «biologischen Brennwert».[42] Chemisch sind es völlig unpolare, daher ganz hydrophobe Lipide (Triacylglyceride). Sie heißen daher auch Neutrallipide. Ihrer Bestimmung gemäß werden sie aber als *Speicher*substanzen des Samens bei der Keimung wieder in den Stoffwechsel hereingenommen, also «salinisiert»! So könnte man sie im Hinblick auf die *Zeit*geste ihrer Physiologie auch als Salverwandte ansprechen (die Alkaloide z. B. werden auch wieder in die Lebensprozesse einbezogen, während die sulfurischen «Entvitalisierungsprozesse» einen Stoff endgültig aus dem Leben herausnehmen, wie die Cellulose). Zu diesem Salaspekt der Neutrallipide tritt der weitere hinzu, daß sie ganz im Innern der Zelle vorliegen.

In einer dazu polaren Gebärde finden wir, ganz an die *Peripherie* der oberirdischen Pflanze abgesondert, die oberflächenschützenden *Wachse, Cutine* und *Suberine* (Korksubstanzen). Cutine bilden die äußerste Schutzschicht von Blättern, Sprossen, Blüten und Früchten (Cuticula), die Wachse bilden noch zusätzliche Überzüge (schön erkennbar als der «Reif» auf der Zwetschge oder anderen Früchten), Suberine bilden die stark wasserabweisende sowie wärmedämmende Korksubstanz der Borken und mancher Früchte. All diese Stoffe sorgen dafür, die Austrocknung der Pflanze unter dem Transpirationssog der warmen Umgebungsluft stark herabzusetzen und damit das Welken zu verhindern – sie schließen die oberirdische Pflanze mit ihrem Wassergehalt von der umgebenden Luft ab, wirken also einer «Hingabe an die Umgebung» entgegen – sie machen, bildlich ausgedrückt, einen prall in sich geschlossenen, überdauerungsfähigen «Wassertropfen» aus der Pflanze. Es ist auch zu beachten, daß insbesondere die junge, noch wenig verholzte Pflanze ihre *Form* durch diesen turgeszenten Zustand hält, während sie beim Welken in sich zusammensinkt. – Die Cutine fehlen nur genau da, wo «Hingabe an die Umgebung» organtypischer Lebensprozeß ist: An der aktiv wachsenden Wurzelspitze gibt es keine Cuticula. – Diese drei lipophilen Stoffarten sind nun wirklich Endprodukte, die *nicht* wieder in den Stoffwechsel hereingenommen werden. Sie sind geformtes Ergebnis einer Bildungsvergangenheit, während die Speicherlipide für eine Umwandlungszukunft geschaffen sind. Und so sind sie auch nicht mehr flüssig, sondern erhärten, darin ähnlich der kristallinen, dennoch sulfurischen Cellulose.[43] Und als besonders schöne Bestätigung ihres betont sulfurischen Charakters finden wir z. B. bei den Wachsen *sippenspezifische* Mikrogestaltungen, so daß man (mit Hilfe des Elektronenmikroskops) etwa unter den Einkeimblättrigen anhand der Wachsgestaltung verschiedene Gruppen unterscheiden kann![44]

Als ein auch räumlich zwischen den Speicherlipiden und den Oberflächenlipiden Vermittelndes finden wir drittens die *Membranlipide* (sie enthalten außer Glycerin und Fettsäuren oft Phosphorsäure oder Zuckerreste). Sie bilden mit «tropfenartiger» Umhüllungsgebärde die Membran des ganzen Zellplasmas sowie der einzelnen Zellorganellen und -kompartimente. Damit ziehen sie die Grenze zwischen Innen und Außen, trennen aber auch verschiedene, sich unter Umständen entgegengerichtete Prozesse räumlich gegeneinander ab. So wird es möglich, daß in derselben Zelle gleichzeitig Räume mit unterschiedlichem pH existieren, daß Aufbau und Abbau nebeneinander stattfinden können. Chemisch stehen die Acylglyceride nun auch etwas vermittelnd zwischen Fett- und Wasserverwandtschaft: Das einzelne Molekül wird so vorgestellt, daß es einen hydrophoben und einen hydrophilen Bereich hat; daher können sich in wäßrigem Zellmilieu diese Moleküle zu einer Doppelschicht zusammenlagern, die nach beiden Außenseiten hydrophil ist, im Innern aber hydrophob. In dieser Art sind viele Membranen der Zelle beschaffen.

Interessanterweise können nun diese Membranen auch zu einem gewissen Grade in den Stoffwechsel «einbezogen» werden (im sog. Golgiapparat). Sie bleiben zwar an sich erhalten, aber es können z. B. bläschenartige Vesikel aus einer Membran abgeschnürt werden und an einen anderen Ort wandern, um dort ihren Inhalt zu entleeren. Die Vesikelmembran selber vereinigt sich anschließend wieder mit anderen Membranen. Sie wird nicht verdaut.

Nun wäre aber aufgrund der starken Abschlußgebärde der sulfurischen Lipidklasse nur ein solches Leben möglich, das in sich ruhen würde. Der Samen ist in diesem Zustand! Wachstum wäre aber unmöglich, da ein Austausch mit der Umgebung nicht stattfinden kann oder nur unendlich langsam. So sind wir genötigt, an dieser Stelle noch einmal zur ersten Klasse der Primärstoffe zurückzukehren, die sich nun tatsächlich als *Polarität* der Lipidartigen erweisen, als ihr notwendig ergänzender Widerpart: die Eiweiße. Der Gegensatz dieser beiden Stoffarten sei zur Abrundung der Stufe der Primärstoffbildung noch einmal zusammengefaßt.

Die «oberflächenversiegelnden» Cutine fehlen gerade an der aktiv wachsenden Wurzel, dem Organ, wo die Eiweißtätigkeit im Vordergrund steht. Diese Tätigkeit besteht besonders hier darin, die tangential umhüllende Membran funktionell *radial* zu durchstoßen durch die tunnelartigen Membranproteine, mit denen die Aufnahme von Salzen aus der Umgebung – aber auch die Abgabe bestimmter Stoffe in die Umgebung – möglich ist. Während also das Lipid abgrenzt und das *Leben* als Imponderables in sich gedrungen hält, verbindet das Membraneiweiß mit der Umgebung. Es vollzieht sich die Wirksamkeit der Lipide vor allem im *Räumlichen*, wo sie zu Grenzen und

– wie gesagt – zur Dauerhaftigkeit führen. Dagegen ist die Wirksamkeit der Eiweiße ihrem eigentlichen Wesen nach im *Zeitlichen* angesiedelt.[45] Die «Gestalten» der Enzymprozesse und Prozeßketten sind daher nur durch Diagramme symbolisierbar, die z. B. den Auf-, Umoder Abbau eines Stoffes gegen die Zeit auftragen, oder als «Kreise» von auseinander entstehenden Stoffen, wie im bekannten «Zitronensäurezyklus», abbildbar. Als Ereignisse im Räumlichen *ermöglicht*, werden die Enzymprozesse wieder zu einem wesentlichen Anteil durch die Kompartimentierung mittels Lipidmembranen. – So darf man wohl sagen, daß Lipide und Eiweiße eine Polarität darstellen, die aufeinander angewiesen ist.

Das folgende Schema soll die Stellung der Fettartigen in bezug auf die «tria principia» zusammenfassen. Es zeigt, daß die Fettartigen über die Fettsäure (-COOH mit einer daranhängenden Kohlenwasserstoffkette) mit dem Kohlendioxid (O=C=O, bzw. der Kohlensäure HCOOH im Wasser) verwandt sind, aber wegen der Hydrophobie noch darüber hinaus in sulfurische Richtung weisen.

Sulfurische Primärstoffe:

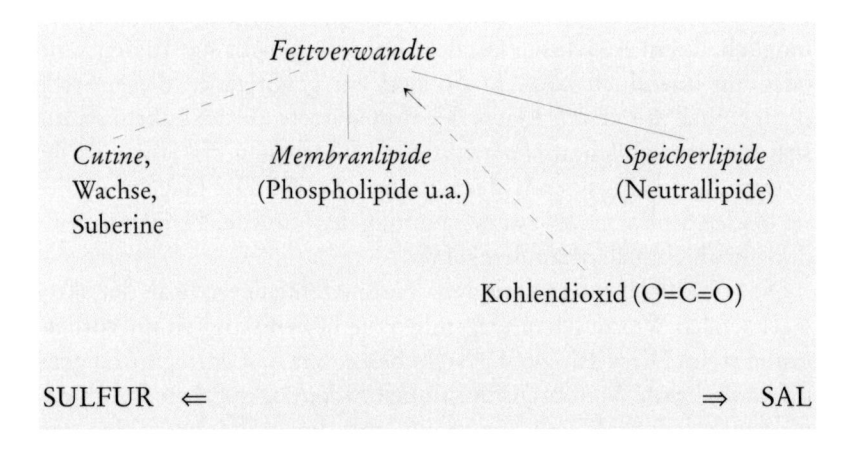

Fettverwandte

Cutine,	*Membranlipide*	*Speicherlipide*
Wachse,	(Phospholipide u.a.)	(Neutrallipide)
Suberine		

Kohlendioxid (O=C=O)

SULFUR ⇐   ⇒ SAL

3. Der «Blütenprozeß» der Stoffbildung – die Sekundärstoffe

Jetzt erst gelangen wir zur *höchsten Stufe* der pflanzlichen Stoffbildung, die wegen ihres pharmazeutischen Aspektes unser Ausgangspunkt war: die *Sekundärstoffe*. Zunächst muß man verdeutlichen, was eigentlich Sekundärstoffe sind. Die *Bildungsgebärde* zielt nicht mehr so sehr auf den Organismus der Pflanze selber, sondern viel mehr auf ihre Umwelt. In zum Teil sehr spezifischen Wechselwirkungen mit ihr haben sie ihren Sinn, besonders in der Beziehungsaufnahme mit dem *Seelischen* der Tiere und des Menschen (mit sympathischer oder antipathischer Geste): als anlockende oder abstoßende Duftstoffe; als warme und kühle Farben der Blüten und Früchte mit ihren Mustern und Gestalten, die im Extrem die Blüte zu einer Art «festgewachsenem Insekt» machen können (Orchideen). Aber auch abstoßend bittere Geschmacksstoffe, antibiotisch, keimhemmend oder vergiftend wirkende Stoffe gehören hierher, also solche, die auf niederes Leben «entvitalisierend» wirken. Eigentlich dringt hier etwas in die pflanzliche Stoffbildung ein, was die Pflanze nicht ganz verinnerlichen kann: das *Astralische*. Morphologischen Ausdruck findet das in der Blütenbildung, dem organischen Abbild des Sulfurprozesses. Darum spricht die Blüte die tierische und menschliche Seele unmittelbar an. Und gemäß dem von «Wurzelprozessen» nach oben aufsteigenden Gesamtprozeß der Stoffbildung, wie er bis hierher verfolgt werden konnte, ist auch zu erwarten, daß auf dieser letzten Stufe sich die Substanzen *insgesamt* zum Sulfurischen hin entwickeln. Aus den bisher erfolgten Charakterisierungen des Sulfurprozesses ist daher auch eine Besonderheit des Sekundärstoffes konsequent zu verstehen: Er kann definiert werden als ein pflanzlicher Stoff, der in *spezialisierten* Zellen, Geweben oder Organen entsteht, oft auch beschränkt auf eine bestimmte Entwicklungsperiode. Hier steht also nicht mehr die Funktion eines Stoffes als Grundlage des allgemeinen Lebens der Pflanze im Vordergrund, sondern eine Beziehung zu spezialisierten Funktionen in Zusammenhang mit der Umwelt oder besonderen Entwicklungsperioden, die wiederum mit dem Prozeß der Individualisierung einer *besonderen* Pflanze aus dem allgemeinen Typus in Zusammenhang zu bringen sind.

Betrachtet man die beiden einleitend dargestellten Sekundärstoffgruppen, so wird die übergreifende sulfurische Tendenz gleich deutlich: Die salartigen Alkaloide stehen von der Genese her in der Verwandtschaft der Aminosäuren und Kernbasen, also der Salstufe der Primärstoffe; in isolierter Form erweisen sie sich meistens aber als wasserunlöslich! Erst in der natürlichen Verbindung mit Säuren sind sie löslich. Damit lassen sie eine verstärkte Tendenz zum Pol sulfurischer Pflanzenstoffbildung erkennen. Die ätherischen Öle weisen in ihrer Flüchtigkeit (Ausdruck des starken Verinnerlichungsdrangs gegenüber der Wärme) noch über die fetten Öle hinaus, die doch lieber als Flüssigkeiten sich tropfenförmig abgrenzen. Daher muß das ätherische Öl, wenn es sich nicht einfach verflüchtigen soll, von der Pflanze in speziellen Drüsen und Gängen gehalten werden. Nun stellt sich die konkretisierte Frage, ob die noch offenstehende *merkurielle* Gruppe der Sekundärstoffe etwas mit dem mittleren Bereich der *Zucker* zu tun hat.

Sekundärstoffe

Ätherische Öle	??	Alkaloide
↖	↖	↖
Fette Öle	Kohlenhydrate	Nukleinsäuren, Eiweiße
(u.a. Lipide)		
SULFUR	**MERKUR**	**SAL**

Es gibt tatsächlich noch ein großes Spektrum von Sekundärstoffen, die oft *Verbindungen mit Zuckern* darstellen, d.h. «Glykoside» der verschiedensten Herkunft sind: z. B. Saponine, Herzglykoside, Cumarine, Flavonoide, hydrolysierbare Gerbstoffe, Senfölglykoside, cyanogene Glykoside und viele andere. Hier trifft man immer wieder auf das Motiv, daß sich Sulfur- und Saleigenschaften verschränken, so daß die Substanz eine Art Doppelantlitz trägt.

Als repräsentatives Beispiel möchte ich nur eine Gruppe herausgreifen, die wieder von großem pharmazeutischen Interesse ist, die sogenannten *herzwirksamen Glykoside*: Sie zeigen das *Merkurielle* in der Chemie und in der pharmazeutischen Wirkung.

Chemisch bestehen die «herzwirksamen Glykoside» aus einem mehr lipophilen und einem mehr hydrophilen Anteil: zum einen ein Steroid (ein Lipid wie auch das Cholesterin), zum andern eine kurze Kette aus Zuckern. Das Steroid ist ein kompliziertes Ringsystem und gehört in die Verwandtschaft der Terpenoide (Triterpene), zu deren leichteren Klassen ja auch viele ätherische Öle gehören. Im Vergleich zu jenen sind diese Steroide aber sehr *verdichtete* und stabile, fettartige Substanzen. Die etherartig angehängte Kette aus wenigen Zuckern erhöht durch ihre eigene Hydrophilie die Löslichkeit des gesamten Glykosids, trägt also einen salinischen Charakter zur gesamten Substanz bei. Sie besteht aber neben verbreiteten Monosacchariden wie Glukose aus Zuckern, deren Besonderheit es ist, daß sie sonst nirgends vorkommen. Es sind z. B. spezielle Didesoxyzucker (sauerstoffärmer als normale Zucker), die selber wieder in die Richtung der *Lipophilie* tendieren.[46] Hier tritt die sulfurtypische Tendenz zur Lipophilie und zur absondernden *Spezifizierung* sowie die Neigung zu erhöhtem Reduktionsgrad plötzlich in der salinischen Kategorie der gering polymerisierten Zucker auf! – Wir finden also in der Chemie dieser Stoffklasse, die sachgemäß *zwischen* fette Öle und Kohlenhydrate gestellt werden kann, aber auf einer höheren Stufe, eine Überkreuzung der Sal-Sulfur-Charakteristika: Die Polaritäten nähern sich wechselweise an.[47]

Ferner kann man innerhalb der herzwirksamen Glykoside zwei unterschiedliche Stoffgruppen unterscheiden, die als *Cardenolide* und *Bufadienolide* bezeichnet werden. Die Bufadienolide findet man auch im *Tierreich*, und zwar im Hautsekret verschiedener Krötenarten.[48]

Die Wirkung der Herzglykoside betrifft besonders das Herz-Kreislauf-System, also das mittlere der drei Organsysteme. Dabei wirken sie am insuffizienten Herzen, und zwar in einer in sich polaren Weise: Einerseits wird die Seite der *Muskel*tätigkeit des Herzens unterstützt (sog. positiv isotrope Wirkung). Damit wird sein Teilaspekt als Organ des Stoffwechsel-*Gliedmaßen*-Systems verstärkt (er ist auch dann gültig, wenn man das Herz als ein Stauorgan ansieht). Zugleich aber wird sein Schlagrhythmus mehr der Ruhe des Nerven-*Sinnes*-Pols angenähert, indem die Frequenz verlangsamt wird (negativ chronotrope Wirkung); die kopfnähere Lunge hat ja einen viermal langsameren Rhythmus. Diese Ruhe ist Voraussetzung für alle Wahrnehmungstätigkeit.

Es gibt nun aber hinsichtlich der Wirkung am Herzen noch eine Differenzierung innerhalb der Herzglykoside. Man hat eine Spezifität einzelner Glykoside oder Gesamtdrogen bei *Rechts-* und *Links*herzinsuffizienz entdeckt: Im ersten Falle sind *Digitalis*-Glykoside (außer C-Lanatosid), *Helleborus* oder *Scilla* (*Urginea*) angezeigt, im zweiten Falle *Convallaria*, Strophantin oder C-Lanatosid (aus *Digitalis*).[49]

Schließlich soll noch nach dem Ort in der Pflanze gefragt werden, wo die Herzglykoside entstehen oder zumindest auftreten. Es scheint vor allem der Laub- und Krautbereich zu sein, also die «Merkur»-Region der pflanzlichen Organbildung: Bei den Fingerhut-Arten (*Digitalis*), bei Maiglöckchen (*Convallaria*), Oleander (*Nerium*) und *Adonis* (letztere wie *Helleborus* aus der Familie der Hahnenfußgewächse, die das Blattorgan besonders reich metamorphosiert) wird das Laub oder Kraut der Pflanze verwendet. Nur bei *Strophantus* werden die reifen Samen verwertet. Dessen Glykosid ist aber das am wenigsten lipophile (in dieser Hinsicht salinischste); wieder ein interessanter Fall von Überkreuzung der Sulfur-Sal-Charakteristika, wie sie dem merkuriellen Prozeß eigen ist.

Zusammenfassung

Damit sind die Substanzen, die im pflanzlichen Leben auftreten, in ihren großen Gruppen skizziert, und es hat sich gezeigt, daß das Motiv der «tria principia» sich durch drei Stufen *metamorphosiert*, wobei diese Stufen selber die Dominanz eines der drei Prinzipien zeigen:

1. Eine *mineralische*, salinische Stufe, wo die Wurzelprozesse und die Geste der «Hingabe an die Umgebung» überwiegen.

2. Eine mittlere, merkurielle Stufe, auf der die allgemein lebenswichtigen Stoffe entstehen: alles, was die zeitlich geordnete Verwirklichung der «Idee» des pflanzlichen Lebens trägt; was stofflicher Ausdruck und zugleich Grundlage dieses spezifisch pflanzlichen Lebens selber ist; was diesem Leben den Formerhalt und damit seine Integrität im Raum verleiht. Hier fanden wir die Eiweiße im Zusammenhang mit den Nukleinsäuren, die Kohlenhydrate und die Lipide

im weitesten Sinne. In diesem Bereich der Stoffbildungen muß aufgefallen sein, daß auch die stärker sulfurischen oder salinischen Tendenzen von merkuriellen Zügen umspannt werden. So zeigen die Eiweiße zwar in vieler Hinsicht Eigenschaften des Salartigen, aber als *Vermittler* aller Stoffumsetzungsvorgänge – also als «Katalysatoren» oder Enzyme – sind sie merkuriell. Auf der anderen Seite fiel bei den Lipiden immer wieder die Tendenz zur abrundenden, *tropfenartigen* Formbildung in bezug auf sich selbst oder im Verhältnis zur ganzen Zelle auf. Damit verraten sie auch wieder merkurielle Züge. – In der merkuriellen Metamorphosestufe der Stoffbildung dürfen wir die Dominanz des pflanzlichen *Ätherleibs* ansprechen, des eigentlichen *Lebensträgers*.

3. Eine vom Sulfurischen geprägte Stufe, die wesensmäßig mit dem Blühen und Fruchten in Zusammenhang steht und daher auch *insgesamt* am stärksten von der Tendenz zur Spezifizierung ergriffen ist. Daher finden sich selbst viele der an sich salartigen Alkaloide nur bei ganz *bestimmten* Pflanzenarten oder -familien, folgen also der sulfurischen Tendenz der «Spezifizierung». Daher wird in der modernen Pflanzensystematik zur Unterscheidung von Sippen besonders der Bereich der Sekundärstoffbildung herangezogen. – Diese höchste Stufe des Pflanzenchemismus ist vom *Astralischen* überprägt und tritt daher auch in Wechselwirkung mit dem Astralischen von Tier und Mensch. In diesem Licht bekommen die Alkaloide noch einen besonders merkwürdigen Charakter: Sie sind zwar aus einem astralisierenden Blütenprozeß hervorgegangen, der aber in die Unsichtbarkeit des Sproß- und Wurzelbereichs und zugleich in die vitalen Stoffwechselprozesse *abtaucht*. In diesem extremen «Dislokationscharakter» kann man die Ursache ihrer Giftigkeit sehen. Polar dazu hat die Astralität die aus dem Leben hervorgehenden Stoffe bei der Ätherisch-Öl-Bildung so ergriffen, daß sie dem Leben entzogen werden: Substanz, die aus der Entvitalisierung hervorgeht. Sie ist normalerweise nicht giftig, so wie auch die reife Substanz in der Frucht, in der die vitalen Prozesse abgeschlossen sind, meist ungiftig ist. – Es scheint, daß die Astralität die Substanz bei den ätherischen Ölen so ergreift, daß sie sich mit ihnen vom Körper der Pflanze in die Umgebung loslöst, wo sie dem durchseelten Sinnesprozeß des Tieres und Menschen begegnet.

Die große Gruppe glykosidischer Sekundärstoffe zeigt eine Vielfalt von Durchdringungsformen und Vermittlungsskalen zwischen beiden Polen sulfurischer Stofftypen einerseits (ähnlich fetten oder ätherischen Ölen), salinischer Stofftypen andererseits (z. B. durch Giftigkeit). Das Merkurielle wird auf die unterschiedlichste Weise verwirklicht. Die *Saponine* z. B. zeichnen sich dadurch aus, daß sie Luft in Wasser *verschäumen* – also genau an derjenigen Grenze wirken, wo der Merkurprozeß angesiedelt ist: zwischen Wasser und Luft. Die *Flavonoide* decken ein ganzes Spektrum von lipophilen bis hydrophilen Einzelsubstanzen ab und vieles andere mehr.

Damit kann dieser Versuch einer Ordnung der Pflanzenstoffe natürlich nicht abgeschlossen sein. Manche typisch pflanzlichen Stoffbildungen blieben unerwähnt – z. B. das Lignin (zur chemischen Gruppe der hier insgesamt unbehandelt gebliebenen *phenolischen* Substanzen gehörend), das eine Art Mittelstellung zwischen Primär- und Sekundärstoffen einnimmt, oder die Phytohormone wie das Äthylen («Reifungshormon»), das Verwandtschaft zu den ätherischen Ölen zeigt, aber auch zum CO_2. Denn es sollten ja nur die herausragenden Typen umrissen werden. Ebenso wie in der Vergleichenden Morphologie, die die konkreten Organbildungen einer speziellen Pflanze als Metamorphosen aus dem Typus der Pflanze abzuleiten versucht, müßte der nächste Schritt sein, die Metamorphose konkreter Stoffgruppen im Feineren zu untersuchen und zu erkennen, auf welcher Stufe oder in welcher Verwandtschaft eine bestimmte Stoffbildung im gesamten Stoffbildungsprozeß steht. Und ebenso, wie es in der Gestaltbildung immer Übergänge, Durchdringungen und interessante Dislokationen von Organen gibt, so findet man ähnliche Phänomene auch im Bereich der Stoffbildung.

WÄRME

| Blüte/Frucht/Same | Blatt/Sproß | Wurzel |

Sulfur-Stufe:

«ASTRALISCH»   („SEKUNDÄRSTOFFE")

Sulfur-Artige   Merkur-Artige   Sal-Artige
Ätherische Öle   *Glykoside*   *Alkaloide*

herzwirksame Glykoside
Saponine
Flavonoide u.a.

Merkur-Stufe:

«ÄTHERISCH»   („PRIMÄRSTOFFE")

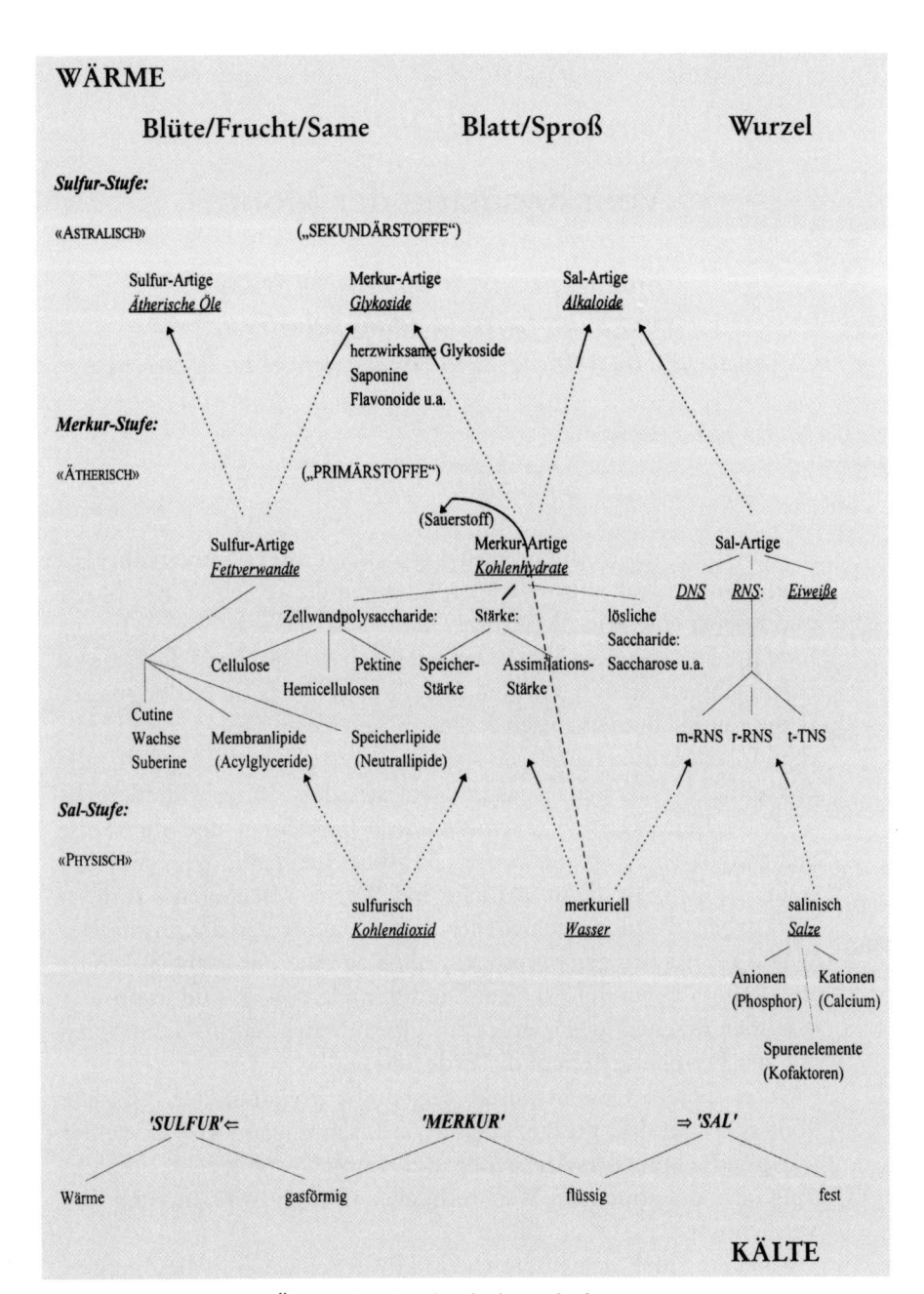

(Sauerstoff)

Sulfur-Artige   Merkur-Artige   Sal-Artige
Fettverwandte   *Kohlenhydrate*
                                           DNS   RNS: Eiweiße

Zellwandpolysaccharide: Stärke: lösliche
                                    Saccharide:
Cellulose   Pektine   Speicher-   Assimilations-   Saccharose u.a.
Hemicellulosen   Stärke   Stärke

Cutine
Wachse   Membranlipide   Speicherlipide   m-RNS   r-RNS   t-TNS
Suberine   (Acylglyceride) (Neutrallipide)

Sal-Stufe:

«PHYSISCH»

sulfurisch   merkuriell   salinisch
Kohlendioxid   *Wasser*   *Salze*

                                         Anionen   Kationen
                                         (Phosphor) (Calcium)

                                         Spurenelemente
                                         (Kofaktoren)

'SULFUR' ⇐   'MERKUR'   ⇒ 'SAL'

Wärme   gasförmig   flüssig   fest

KÄLTE

Zusammenfassende Übersicht: die dreifach nach den «tria prinicpia» gestufte Stoffmetamorphose mit den Wiederholungen dieses Ordnungsmotivs im Kleinen.

Ludger Simon

Vom Rosmarin der Moore

*Eine medizinisch-botanische Studie
zum Sumpfporst (Ledum palustre L.)
und seiner Beziehung zum rheumakranken Menschen*

Methodische Einführung

In dem irdischen Erscheinungsbereich, der unserer Sinneswahrnehmung unmittelbar zugänglich ist, kommen die verschiedenen Stoffe und Körper einerseits durch ihre Dichte und Masse zur Erscheinung: Indem sie – sich selbst überlassen – der Schwere nach auf die Erde zu fallen, sind sie ständig auf den Mittelpunkt der Erde hin orientiert. Diese räumlich-mechanisch faßbaren, mit einer Waage oder ähnlichen Instrumenten meßbaren Aspekte der Stoffe und Körper hat die neuzeitliche Naturwissenschaft etwa seit dem 18. Jahrhundert als wägbare Eigenschaften (*Ponderabilien*) bezeichnet und ihnen die nichtwägbaren, *imponderablen* Substanzqualitäten gegenübergestellt, die sich vor allem in Licht und Wärme offenbaren – d. h. in Wirkungen, die die verschiedenen Stoffe und Medien der physischen Welt zu durchdringen vermögen, ohne an eine physische Substanz als Medium gebunden zu sein. Die Imponderabilien sind in unserer irdischen Erscheinungswelt letztlich kosmischer Natur – sie strahlen von der Peripherie her auf die Erde herein.

Unter diesem Gesichtspunkt zeigen alle Vorgänge der irdischen Welt eine von drei prinzipiellen Prozeßrichtungen – die Geste der wärmeaufnehmenden Auflösung, der wärmeabstrahlenden Verdichtung oder des atmenden Wechselspiels zwischen Auflockerung und Verdichtung.

Wenn ein Stück elementaren, kristallinen Schwefels in die Zimmerwärme kommt und einige wenige Minuten in der Hand gehalten wird, gerät das Mineral sogleich innerlich unter Spannung: Man kann es innerlich knacken hören. Ganz allgemein tendiert der Schwefel dazu, pulverig zu zerbröckeln und sich dadurch in alle Richtungen in die Umgebung hinein zu verbreiten. Er existiert in verschiedenen, stark temperaturabhängigen Modifikationen (mit jeweils unterschiedlicher Kristallform), die sich spontan bzw. unter geringem Wärmeeinfluß leicht ineinander umwandeln lassen. Bei Erwärmung geht er rasch von der mineralischen zur flüssigen und gasförmigen Form über, um schließlich in der Flamme aufzugehen, ganz Wärme und Licht zu werden: Der begierige Wechsel von der festen Zustandsform in eine andere, lockere Gestalt erscheint als sein innerstes Bestreben.

Wenn bei der *Bildung* einer irdischen Substanz – wie z. B. des Schwefels – Licht und Wärme gebunden werden, wird die ponderable Substanz gegenüber den kosmischen Kräften geöffnet und damit Licht- und Wärmeträger; sie wird Phos-phor, Lichtträger im wörtlichen Sinne des griechischen Wortes, oder – lateinisch ausgedrückt – «Sulfur» (von sol-ferre, «Sonnenhaftes tragend»). Die allgemeine Gesetzmäßigkeit eines solchen Naturvorgangs von erwärmend-auflockernder Prozeßrichtung nannten die Alten nach dem Vorbilde der Schwefelbildung Sulfurprinzip. Indem im *sulfurischen* Bildeprozeß die neu entstehende Substanz Kosmisches, Licht- und Wärmehaftes in sich versammelt, Imponderabilien und Ponderabilien einander durchdringen, erhält die so gebildete sulfurisierte Substanz die Tendenz, sich zentrifugal aufzulockern, mit dem Umkreis zu durchdringen, der auf sie gleichsam eine *saugende, peripherwärts verflüchtigende Wirksamkeit* auszuüben beginnt. So wandelt sich an der Luft stehendes Schwefelpulver schon bei Zimmertemperatur allmählich in Schwefeldampf um, um sich durch den typischen Schwefelgeruch der Umgebung mitzuteilen. Wenn sich das Schwefelgas entzündet, wird der sulfurische Bildeprozeß im Vergehen der Substanz schließlich wieder umgekehrt – die Imponderabilien werden in Form einer blauen, heißen Flamme wieder frei.

Den umgekehrten, verdichtenden Erdenprozeß haben wir in der *Salzbildung*, in der Imponderables und Ponderables sich trennt und voneinander frei und unabhängig wird. Indem aus einer gesättigten Lösung das Ponderable sich zur substanztypischen Kristallform verdichtet und das sich neu bildende Salz ausfällt, gerät die sich gegenständlich abgrenzende, kantig erstarrende Substanz in den Einfluß der Erdenkräfte, die ihr die Tendenz zur Verdichtung auf Mittel-

153

punkte hin mitteilen: Das sich abscheidende, voneinander abgrenzende einzelne Gegenständliche sinkt der Schwere nach zu Boden. Gleichzeitig wird fühlbar Wärme frei, und Lichthaftes tritt frei nach außen hin zur Erscheinung: Die vorher getrübte Lösung wird klar, denn die ponderable Substanz nimmt das Licht nicht mehr auf, sondern läßt es frei zur Umgebung hin wirksam werden. An den ausfallenden Salzkriställchen und dem entstehenden Bodensatz leuchtet es auf: Viele kleinste licht-«brechende» Kristallpartikelchen treten schillernd hervor aus der sich klärenden, durchsichtig werdenden Lösung. Es wird hell, funkelnd, strahlend und begeistert den Beobachter. Nach dem Vorbilde der Salzbildung wurde das Prinzip dieses trennenden, abscheidenden Naturprozesses, in dem die Substanz sich der Erde zu verdichtet und die Imponderabilien dem Umkreis zu freiwerden und sich verbreiten, Salzbildeprinzip oder *Sal-Prozeß* genannt.

Im Salzbildeprozeß geht also *Gestaltbildung* vor sich: Die irdische Substanz sondert sich von ihrer Umgebung ab und kommt – sich in sich zusammenschließend – tiefer in den Einflußbereich der Erdenkräfte, die sie auf Mittelpunkte, auf Kraftzentren hin orientieren: Das Salz als Repräsentant des ponderablen Stoffes sinkt der Schwere nach zu Boden, während gleichzeitig die Imponderabilien Licht und Wärme in den kosmischen Umkreis hinaus freiwerden. Ponderabilien und Imponderabilien streben *voneinander weg* in einem trennenden, befreienden Prozeß.

Im umgekehrten Prinzip des phosphorischen Prozesses wird die irdische Substanz durch die Aufnahme von Imponderabilien aus dem kosmischen Umkreis gedehnt, geweitet, in ihrer *Gestalt aufgelockert* bis hin zur Auflösung in den Umraum hinein. Durch diese Weitung wird, indem Ponderables und Imponderables sich aufeinander zubewegen und miteinander verbinden, die Substanz der Wirksamkeit der Erdenkräfte ein Stück weit entzogen und in den Bereich kosmischer Umkreiskräfte hinausgeführt.[1]

Ein drittes Urprinzip irdischer Stoffverwandlung ergibt sich aus dem Ausgleich zwischen den beiden geschilderten Prozessen, zwischen sulfurischer Verinnerlichung und salinischer Abscheidung der Imponderabilien in bewegtem schwingendem Wechselspiel. Diesen dritten Prozeß, in dem Gestaltbildung und Gestaltauflösung sich gegenseitig herausfordern und damit der Natur die Grundlage für das Spiel mit dem Werden und Entwerden der Form, für die *Gestaltverwandlung* liefern, haben die Alten nach dem Vorbilde des Quecksilbers als *Merkur-Prozeß* bezeichnet.

Das *Quecksilber* ist einerseits doppelt so dicht wie Eisen und vierzehnmal so schwer wie Wasser (seine salinische Seite, das Ponderable tritt hervor); andererseits ist es als einziges Metall bei Zimmertemperatur flüssig (Schmelzpunkt – 39° C, d.h. es hat von vornherein viel mehr Wärmequalitäten in sich und daher einen Zustand, den die anderen Metalle erst bei großer Wärmezufuhr erreichen). Bei tieferen Temperaturen wird es zu einem silberglänzenden, geschmeidigen, hämmerbaren Metall, ist ein guter Wärme- und Elektrizitätsleiter. Andererseits hat es bei Zimmertemperatur bereits so viel Imponderabilien in sich, daß es ohne weitere Wärmezufuhr spontan verdampft, wie es auch der Schwefel tut. Es braucht nur geringe weitere Wärmezufuhr bis zum Siedepunkt bei 359° C, um es zum Kochen zu bringen. Es ist somit das flüchtigste Metall, das wir kennen (beim Nichtmetall Schwefel liegt der Siedepunkt etwas höher, bei 444° C!).

Beim Schwenken einer kleineren Menge metallischen Quecksilbers in einem verschlossenen Kolben können wir seine große Neigung zur Tropfenform beobachten. Beim Schütteln zerstäubt es in viele kleine Tröpfchen, die sogleich beim Umschwenken in der Geste der Kohäsion wieder miteinander verschmelzen.

Ähnlich wie der Schwefel nimmt es die Imponderabilien bereitwillig auf und kann so durch seine rasche und starke Ausdehnung in der Wärme zur Wahrnehmung des Wärmezustandes im Thermometer dienen.

In der Natur kommt das Quecksilber hauptsächlich in Verbindung mit Schwefel, als rotes Quecksilbersulfid (Zinnober), vor. In der Erdentiefe unter den Zinnoberlagerstätten findet man es jedoch auch in kleinen Tröpfchen als reines Element im Gestein eingesprengt, das gediegene «Jungfern-Quecksilber». Dichter, metallischer noch als Eisen – sulfurischer, flüchtiger noch als Schwefel, führt es große Gegensätze in sich zusammen, zu einem spannungsvollen Wechselpol.

Der Vertreter des Quecksilbers im Reiche des Lebendigen ist das *Wasser*, das unter ähnlichen Klimabedingungen flüssig vorliegt und somit als idealer Lösungsvermittler, als Medium für die dem Leben zugrundeliegenden chemischen und physikalischen Prozesse dienen kann; unter geringer Zufuhr von Imponderabilien vermag es sich ausdehnend zu verflüchtigen oder unter Freisetzung von Licht und Wärme zu verschiedenen kristallinischen Formen, wie Eis, Schnee, Rauhreif, zu erstarren. Seine größte Dichte erreicht es bei 4° C, bei weiterer Abkühlung dehnt es sich bereits wieder aus – tendiert also schon wieder zum auflockernden Gegenprozeß. Seine größte Offenheit gegenüber der Erwärmung liegt bei etwa 37° C, wo es die kleinste spezifische Wärme aufweist; oberhalb dieser Temperatur sind wiederum wachsende Wärmemengen notwendig, um 1 kg Wasser um 1° C zu erwärmen – das Wasser beginnt sich bereits wiederum gegenüber der Wärme zu verschließen.

So liegt das merkuriale Prinzip allen Prozessen zugrunde, in denen aus der Tropfenform heraus Substanz sich verflüchtigt, zerstäubt und dann wieder kondensierend zusammenfließt. Indem im Verlaufe der zentripetalen Verdichtung bereits wiederum die Gegentendenz der Auflockerung entwickelt wird und aus der zentrifugalen Auflockerung von allein der Umschlag in den Verdichtungsprozeß sich ergibt, wird das merkuriale Prinzip zur Grundlage des Spieles mit dem Werden und Entwerden der Form, der atmenden Gestaltverwandlung: Gestaltbildung und Gestaltauflösung gehen schwingend auseinander hervor und ineinander über, sich gegenseitig herausfordernd (vgl. Abb. 3, S. 169).

Es ist somit mit dem kristallisierenden Prinzip des Sal eine Art universales Naturgesetz, gleichsam der Typus eines verdichtenden Naturvorganges, ausgesprochen. Entsprechend ist die Schwefelbildung der Prototyp des auflockernden, auflösenden Vorgangs in der Natur, in dem der sich bildende Stoff so viel Licht- und Wärmequalitäten in sich aufnimmt, daß er aus der festen, kristallinischen Form herausstrebt und sich in den Umkreis hinein aufzulösen sucht. Das Merkuriale zeigt sich als rhythmisch organisierende Kraft, die salinisch-verdichtende und sulfurisch-auflockernde Tendenzen, zur Erde absteigende und zum Kosmos aufsteigende Prozesse zu einem schwingungsfähigen System zu verbinden vermag.

Die Pflanze

Die höherentwickelte Pflanze (Samenpflanze) greift diese beiden Prozeßrichtungen in einer lebendigen Weise auf: In ihren oberen Organen – dem Laubblatt- und Blütenbereich – werden kosmische Imponderabilien aufgenommen und in stofflicher Form als energiereiche Substanz gebunden. Der im Pflanzenblatt in der Photosynthese gebildete Zucker z. B. kann als ein chemisches Bild für die Verinnerlichung von Imponderabilien in der ponderablen Materie verstanden werden.

Zur Wurzel hin verhärtet sich die Pflanze und verholzt, entwickelt dauerhafte, sehr beständige Organbildungen. Die an der Blattoberfläche aus dem Sonnenlicht aufgenommenen Imponderabilien werden in Form energiereicher Assimilate absteigend in den Wurzelbereich transportiert. Da die Pflanze hier vom Sonnenlicht abgeschlossen lebt und die aktive Anreicherung von Salzen aus dem umgebenden Erdreich Energieaufwand bedeutet, d. h. den Abbau von Zucker voraussetzt, wird hier fortwährend Wärme frei, die in den Erdboden hinein abströmt. Die oberirdische Pflanze verwebt nicht nur Sonnenlicht und Kohlensäuren zum Kohlenhydrat, sondern nimmt in ihren oberirdischen Organen auch direkt zur Erdoberfläche heranströmende Sonnenwärme auf, so daß in absteigenden Substanzströmen zugleich ein indirekter (chemischer) und ein direkter (physikalischer) Wärmestrom stattfindet, der aus der oberirdischen Pflanze in den Wurzelbereich geleitet und dort an das umgebende Erdreich abgegeben wird.

Auch wenn wir uns die Wachstumsrichtung aller Pflanzenwurzeln an der Erdoberfläche in Beziehung zur ganzen Erde vorstellen, wird deutlich, wie das Wurzelwachstum zentripetalen Prozessen folgt, indem es sich nach dem Mittelpunkt der Erde hin orientiert; der oberirdische Sproß hingegen kehrt die Richtung der Schwerkraft in sich um, indem er negativ geotrop der Schwerkraft entgegen wächst.

Im Erblühen bildet die Pflanze in einer weitenden Geste einen zum Umkreis hin orientierten sphärisch gewölbten Innenraum aus, in den sich Sonnenlicht und Sonnenwärme so hineinsenken können, daß eine weitere Substanzverfeinerung bis hin zur Frucht- und Samenbildung angestoßen wird. So nimmt die Pflanze im Sinne des sulfurischen Prozesses Licht- und Wärmekräfte in sich auf und antwortet sogleich,

[handschriftliche Notiz oben: Pflanze löst sich am oberen Pol ständig in den Umkreis hinein auf]

indem sie transparent und zart durchlässig zum Umraum hin wird und sich auch substanziell in den licht- und wärmeerfüllten Umkreis hineinverströmt. Tagsüber weist jede Pflanzenblüte einen feinen Geruch auf, der von der Bildung ätherischer Öle in den Blütenblättern herrührt, der in bestimmten Pflanzenfamillien dann quantitativ und qualitativ zu besonders geruchsintensiven ätherischen Ölbildungen gesteigert wird. So wie die Pflanze zur Wurzel hin die Zucker durch Wasseraustritt zu Stärkekörnern und anderen Reservekohlenhydraten verdichtet und Substanzen ablagert, um sie z. B. für die nächste Vegetationsperiode zur Verfügung zu stellen, so löst sie sich am entgegengesetzten, dem Kosmos zugewandten Pol gleichsam ständig in den Umkreis hinein auf, indem sie feinste brennbare, ganz licht- und wärmedurchdrungene Substanznebel in den Umkreis hinaus verströmt.

[handschriftliche Notiz am Rand: Blatt Merkur]

Im mittleren Bereich der Sproßachse und grünen Laubblätter durchdringen sich beide Prozeßgesten in der Gebärde des merkurialischen Spieles der Gegensätze: Wir finden hier auf der einen Seite die verhärtende Tendenz in den Leitbündeln und Festigungselementen der Sproßachsen, die sich über den Blattstiel und die Blattnerven zur Blattunterseite hin fortsetzen, um die Versorgung mit Nährsalzen und Wasser – und damit die feste Beziehung zur Erde – zu gewährleisten. Der sulfurische Prozeß an der Blattoberfläche (die Photosynthese) führt mit dem Traubenzucker zu einer sehr energiereichen Substanz, die insofern sulfurischen Charakter hat; andererseits jedoch neigt der Zucker aus sich heraus zum Kristallisieren und muß daher im Pflanzenchemismus durch die Verbindung mit Phosphor[2] beweglich und reaktionsfähig gehalten werden, bis er in der Polymerisation zur Stärke endgültig in die Verdichtung und Unlöslichkeit übergeht. Wir haben also hier die Bildung einer sulfurischen Substanz, die in sich gleichzeitig die Tendenz zum verdichtenden Prozeß des Sal trägt. Auf der anderen Seite finden wir in der Blattsphäre zwei gegenläufig gerichtete Prozesse zwischen Luft- und Wasserelement: Einerseits wird über die Spaltöffnungen Kohlendioxid in Gasform aufgenommen und in das flüssige Element hineingeführt, in dem es sich nach der Aufnahme der dem Sonnenlicht entstammenden Imponderabilien in lösliches Kohlenhydrat verwandelt, um dann zum Wurzelbereich hin bis zur Stärke verdichtet (also in das Feste hineingeführt) zu werden. Hier finden wir also in der Blattsphäre eine absteigende Verdichtung vom lichtdurchdrungenen Gasigen zum

Flüssigen, während auf der anderen Seite das Flüssige in das Luftelement hinaufgeführt wird, indem Wasser verdunstet und Sauerstoff in Gasform aus den Lebensprozessen der Pflanze abgeschieden wird.

So wie der sulfurische Prozeß sich wesentlich zwischen dem Luft- und Wärmeelement abspielt, indem die sulfurisierten Substanzen nach dem aufgelockerten, wärmedurchdrungenen Zustand des Gasigen aufstreben, und andererseits die Salzbildung das Prinzip der Abscheidung des Festen aus dem Flüssigen repräsentiert, so lebt sich das Merkuriale in der beweglichen *auf- und absteigenden* Vermittlung zwischen dem Luft- und Wasserelement aus, wie es die Blütenpflanze uns beispielhaft demonstriert. Auch der Kreislauf des Wassers in unserer Atmosphäre zeigt diese quecksilberverwandte Signatur: In den ruhigen Gewässern ist es zunächst mehr an die Erdenkräfte gebunden, eine horizontale Grenzfläche bildend. Diese Oberfläche wird jedoch durchsetzt von den zur Atmosphäre aufsteigenden Tropfennebeln der Verdunstung einerseits und der absteigenden Verdichtung der Luftfeuchte zum Regen andererseits.

Die Blütenpflanze ist somit im Ganzen betrachtet die Mittelachse einer merkurialen Prozeßdynamik, insofern sie zentripetale Verdichtung und zentrifugale Auflockerung, Verdichtung des Ponderablen zur Erde hin und Verinnerlichung des Imponderablen zum Kosmos hin, in einer Weise verbindet und auseinanderhält, daß dazwischen eine lebendige Formenvielfalt, das Spiel mit den Metamorphosen des Blättrigen, möglich wird. Goethes Idee, daß die ideelle Urpflanze sozusagen im Blatt steckt, daß die Pflanze durch und durch Blattwesen ist, tritt uns hier in verwandelter Gestalt vor Augen. Die Pflanze ist Merkurius, Botschafter und Vermittler zwischen Kosmos und Erde, und darin Grundlage und Mitte aller Lebensvorgänge der Erde.

Dieses ihr merkurialisches Wesen wird auch daran offenbar, daß da, wo sie ihr geistiges Wesen in der Blütenbildung am deutlichsten in die sinnliche Offenbarung hineinbringt und die höchste artspezifische Gestaltung in die Substanz hineinprägt, im Inneren wiederum die Gegenbewegung in Richtung auf den Salprozeß eingeleitet wird: Während die Blütenkrone sich gleichsam in den durchlichteten Umkreis hinein auflöst, tritt innen an der Blütenbasis eine erneute Verdichtung und Abstoßung von Lichtqualitäten auf, aus der eine dunkle, verholzte, in sich abgeschlossene und äußerst dauerhafte Substanzbildung hervorgeht: der Same.

Die räumlich und zeitlich zwischen Samenbildung und Blütenkrone liegende Fruchtbildung der Pflanze neigt bei vielen Pflanzengattungen zu dunklen, trockenen, holzigen Früchten, also mehr zum Samenartigen hin, bei anderen mehr zu wäßrig-fleischigem und sehr nahrhaftem, zuckerreichem Fruchtfleisch, also mehr zum sulfurischen Prinzip. Das Fruchten repräsentiert somit wiederum das merkurialische Prinzip des Gleichgewichtsuchens zwischen kosmischen Licht- und Wärmeprozessen und irdischer Verhärtung.

Im Anschluß an die Samenreifung verfällt die ganze Pflanze (oder wesentliche oberirdische Teile derselben) im Welken einer Verdunklung und Vertrocknung oder Verhärtung, fällt bröckelig auseinanderstrebend zur Erde, so wie die Samen selber am Ende der Vegetationsperiode ihren Weg zurück in die eigentliche Ursprungsregion des Sal nehmen: Hier wird an der ganzen Pflanze offenbar, wie die absteigenden Merkurprozesse der Fort-«pflanzung» wiederum in die Salzvorgänge der Erde einmünden.

Die Erde

In den äquatorialen Zonen der Erde, insbesondere in den tropischen Regenwäldern, ist die Erdoberfläche am stärksten dazu veranlagt, Sonnenlicht und -wärme in sich aufzunehmen, und setzt diese großen Mengen aufgenommener Imponderabilien in ein üppig wucherndes Pflanzenwachstum um. In den polaren Klimazonen hingegen dringt Sonnenlicht und -wärme tangential an die Erdoberfläche heran und berührt die Erde sozusagen nur, ohne in großem Ausmaß in die Substanzprozesse hereingesogen zu werden. So bleiben die Imponderabilien zum großen Teil peripherisch die Erde umspielend, sichtbar an den wunderbaren Farbenerscheinungen der nordischen Zonen, am Polarlicht, an Haloringen um die Sonne, Regenbogen und wunderbaren Sonnenuntergängen. Über dem ewigen Eis ihrer vergletscherten Polkappen erglänzt die Erde, vom Licht umspielt.

In unseren gemäßigten Zonen finden wir in einzigartiger Weise ein rhythmisches Gleichmaß und Spiel der vier Jahreszeiten ausgebildet: Im Winter schiebt sich der Kristallisationsprozeß der polaren Zonen zu uns herunter, im Sommer dringt die sulfurische Verinnerlichung der Imponderabilien gleichsam von den Tropen zu uns herauf; in den niederschlagsreichen Frühlings- und Herbstmonaten mit Stürmen und Nebel erleben wir das merkurialische Ringen um das Gleichgewicht der Kräfte.

Der Mensch

Wenn wir nun die drei Prozesse in einer ersten Näherung auf einfache und anschauliche Weise im menschlichen Organismus aufsuchen, so fällt zunächst auf, daß im Kopfbereich des Menschen, wo Nervensystem und Sinnesorgane vorherrschend wirksam sind, zugleich die stärkste Tendenz zu zentripetal verdichtenden Prozessen zu finden ist.

Schon anatomisch ist der Schädel stärker in sich gedrungen, das Knöcherne des Skelettes tritt stärker hervor. Der Menschenleib schließt sich hier stark von der Umgebung ab, um in sich ruhend über die Sinnesorgane die feineren Einwirkungen der Umgebung in der Wahrnehmung zentripetal aufnehmen und nach innen leiten zu können. Zugleich finden wir hier die härtesten Organbildungen, z. B. den Zahnschmelz als die physisch härteste Substanz des Körpers, kleine Kalzitkristalle in den Gleichgewichtsorganen des Innenohres und im das Ohr umschließenden Felsenbein einen Knochen, der von den üblichen Umbauvorgängen der Gewebe ausgeschlossen bleibt. Auf der anderen Seite ist unterhalb des Zwerchfelles und im Gliedmaßensystem die menschliche Gestalt weit stärker von Weichteilen bestimmt, der Bauchraum ist weitgehend durch Muskeln von der Umgebung abgeschlossen.

Während das *Wachstum* des Kopfes im siebten bis zehnten Lebensjahr mit dem Schließen der knöchernen Schädelnähte weitgehend zum Stillstand kommt, hält das Wachstum im Rumpf- und Gliedmaßenbereich noch gut doppelt so lange an, bis zum Ende des zweiten Jahrzehnts der Mensch seine endgültige Körpergröße und Proportion erreicht. Abbildung 1 b und c macht deutlich, daß der Kopfbereich der menschlichen Gestalt in bezug auf das relative Körperwachstum eine salinische Verdichtung erfährt, während der Rumpf- und Gliedmaßenbereich in der Geste sulfurischer Weitung in die Erdenumgebung hineinwächst.

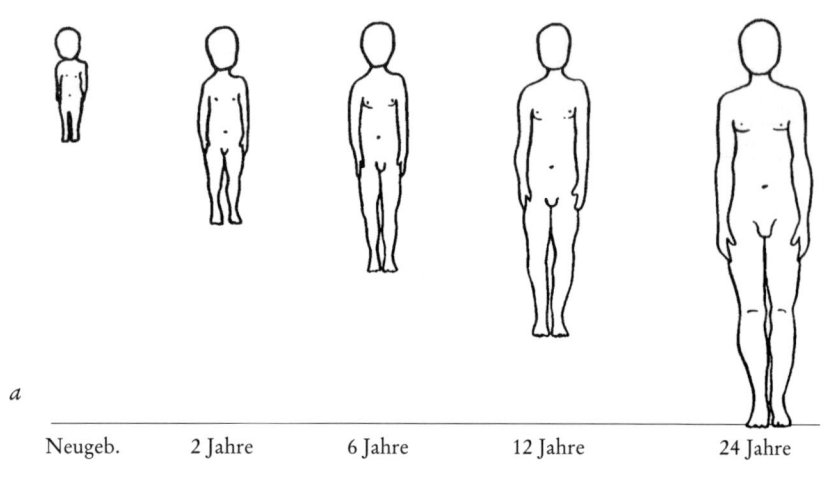

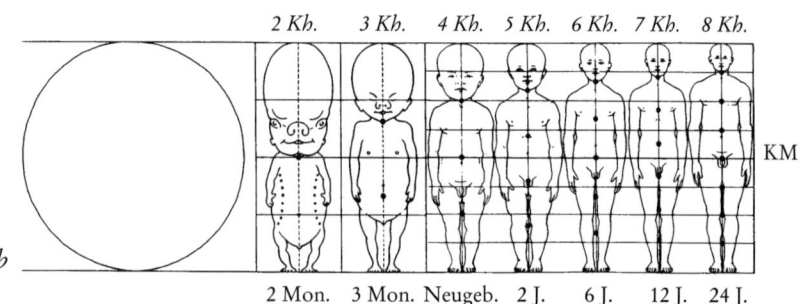

Abb. 1 a – c: Veränderung der Körperproportionen in der menschlichen Entwicklung.

a: Nach der Geburt nimmt die Kopfhöhe in bezug auf das absolute Körperwachstum nur noch gering zu, während der Rumpf und die Gliedmaßen sich auf etwa das Vierfache der ursprünglichen Größe ausdehnen. (Wenn ein durchschnittliches, 50 cm langes Neugeborenes im Erwachsenenalter 170 cm groß wird, nimmt der Rumpf- und Gliedmaßenbereich, berechnet als Körperlänge minus Kopfhöhe, von 37,5 cm auf 148,75 cm zu, entsprechend einem Längenwachstum auf das 3,97fache der Neugeborenengröße. Wenn es 180 cm Körperlänge erreicht, errechnet sich ein Längenwachstum auf das 4,2fache der Geburtsgröße.)

b: Schaut man auf das relative Wachstum des Kopfes innerhalb der Körperproportionen, so erfährt der Kopfbereich eine relative Verkleinerung, der Gliedmaßenbereich eine Ausdehnung (a und b nach Stratz, Medawar, Scammon und Calkins, aus Husemann).

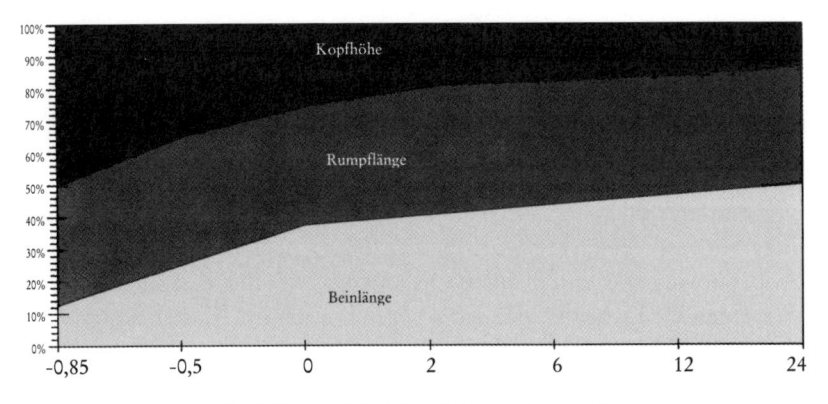

Relative Körpergröße / Entwicklungsalter in Jahren

c: Der Rumpfbereich hält dabei eine erstaunliche Gleichgewichtslage zwischen Zusammenziehung und Ausdehnung: Die Schambein-Kinn-Distanz als Maß für die Rumpflänge liegt mit nur geringen Schwankungen um ³/₈ der Körperlänge, während die Beinlänge (gemessen als Schambein-Fersen-Distanz) kontinuierlich zunimmt (Darstellung des Verfassers aufgrund der Daten aus a und b).

So wie im Kopfbereich alles zur *Ruhe*, zu bleibender Verhärtung tendiert, herrscht im Stoffwechselbereich, wenn wir nur z. B. das Darmsystem anschauen, unaufhörliche *Bewegung;* auch in den Muskeln lebt ein fortdauerndes Spiel von Anspannung und Entspannung. Während die bindegewebigen Knochenverbindungen des Hirnschädels schon nach sieben bis zehn Jahren zugunsten einer festen, allmählich verknöchernden Verbindung aufgegeben werden, sind im Rumpf- und Gliedmaßenbereich eine Vielzahl von Gelenken zwischen die einzelnen knöchernen Skelettelemente eingegliedert, um der bleibenden äußeren Ruhe des Kopfes die Beweglichkeit der Glieder gegenüberzustellen und dem aufrecht gehenden Menschen damit die Fähigkeit zu Gestaltveränderung und tätiger Verbindung mit der Umgebung zu verleihen.

Im Nerven- und Sinnessystem des Menschen werden *Imponderabilien aus den Lebensvorgängen frei*, was im Kopfbereich besonders in Erscheinung tritt. Freiwerdende Lichtqualitäten stehen dem geistigen Lichtraum unseres Bewußtseins zur Verfügung, um geistige Zusammenhänge zu «erhellen», so daß unserem Verständnis etwas «einleuchten» kann, wie der Sprachgenius sagt. Die freiwerdende Wärme wird an der höheren Oberflächentemperatur des Kopfes sichtbar, die bei thermographischen Messungen ca. 1° C über der übrigen Hauttemperatur liegt. Auch wissen wir alle, daß wir bei intensiver geistiger Anstrengung einen heißen Kopf bekommen, oft verbunden mit kalten Füßen oder innerem Frieren. Es handelt sich hier um eine verstärkte *Wärmeabstrahlung nach außen* im Sinne des Salprozesses, die dem übrigen Organismus mit der Zeit fühlbar Wärme entzieht. Daher ist der Kopfbereich auch im Winter kaum wärmebedürftig; im Gegenteil unterstützt äußere Kühle den Salzprozeß durch Wärmeentzug: Wenn wir einen «kühlen Kopf behalten», können wir klarer denken.

Bauch und Glieder sind ganz im Gegensatz dazu ständig wärmebedürftig. In der Magen- und Darmtätigkeit z. B. werden die Substanzen der Außenwelt vollständig aufgelöst, innerlich zerschmolzen, damit der menschliche Leib von innen nach außen neu aufgebaut werden kann, zum Wachstum fähig wird. Mit der Verinnerlichung von Wärme und Licht entsteht hier das Vermögen zu wachsender Ausdehnung, das Rundende, Füllige der menschlichen Gestalt. Stoffwechsel- und Gliedmaßenfunktion fördern sich gegenseitig, wie der Verdauungsspaziergang nach dem Mittagessen zeigt. In den Stoffwechsel- und Gliedmaßenvorgängen greift der Mensch tätig in die ihn umgebende Naturwelt ein, sie in ihrer gewordenen Gestalt auflösend und verändernd.

Unter seelischem Aspekt schaffen diese Vorgänge die leibliche Grundlage für die Willensentfaltung, welche ebenfalls dem Gesetz des Sulfurprinzips folgt. Die intensive Willensbetätigung in der körperlichen Tätigkeit oder bei einem Wutausbruch zeigt, wie es uns innerlich warm wird – wir «kochen vor Wut», wie unsere Sprache es treffend ausdrückt.

So folgt die Nerven- und Sinnestätigkeit der zentripetalen Verdichtungstendenz des Sal, wie wir auch ganz äußerlich an der gesamten menschlichen Gestalt beobachten können: Um in Ruhe denken zu können, setzen wir uns gewöhnlich hin, stützen den Kopf und die Glieder auf, wobei wir uns von der Welt zurück- und in uns zusammenziehen. Indem der Leib in die Verbindung mit der Erde, in Verdichtung und Ruhe versetzt wird, können zugleich Licht- und Wärmequalitäten als Imponderabilien freiwerden, um für geistig-seelische Vorgänge

– insbesondere das Vorstellen und Denken – zur Verfügung zu stehen. Im Bereich des Stoffwechsel- und des Gliedmaßensystems überwiegt die zentrifugale Prozeßrichtung des sulfurischen Prinzips, in dem Leibliches aufgelockert und in ausdehnende Bewegung, in Wachstumsvorgänge hineingebracht wird; da gleichzeitig aber Imponderabilien im Leib gebunden werden, entsteht ein abgedämpftes, schlafähnliches Bewußtsein, wie es für die Willensvorgänge charakteristisch ist.

Der Mensch kehrt den äußeren Naturzusammenhang radikal um, indem er ganz im Gegensatz zur Pflanze und zur äußeren mineralischen Natur den Salzbildeprozeß nach *oben*, zum Kosmos hin, und die sulfurischen, Kosmisches verinnerlichenden Prozesse nach *unten*, zur Erde hin, entwickelt (Abb. 2). Es ist uns schon aus heutiger naturwissenschaftlicher Kenntnis geläufig, daß der Mensch nur dadurch atmen kann, daß das grüne Pflanzenblatt den Gaswechsel zwischen Kohlendioxid und Sauerstoff in der umgekehrten Richtung wie der Mensch (und das Tier) vollzieht. Nur weil die Pflanze ein überwiegend aufbauendes, assimilierend tätiges Wesen ist, vermag der Mensch – auf die Pflanzennahrung direkt oder indirekt angewiesen – die Abbauprozesse so weit zu steigern, daß sie die Grundlage für Wahrnehmung und bewußtes Geistesleben abgeben. Insofern ist im Atmungsprozeß schon in ganz äußerer, stofflich-naturwissenschaftlich nachweisbarer Weise der menschliche Organismus als Umkehrung der Pflanzenorganisation veranlagt.

Auch in der zeitlich gegensätzlichen Weitung und Zusammenziehung von Vorhöfen und Kammern in der menschlichen Herztätigkeit finden wir dieses merkuriale Motiv der Durchdringung der Gegensätze: In der Verdichtung des Kammerblutes in der Systole wird durch die Verlagerung der Ventilebene zur Herzspitze hin der Raum der Vorhöfe geweitet, sozusagen die Vorhofdiastole ermöglichend, während andererseits in die Weitungsphase der Kammern hinein die Vorhöfe sich zusammenziehen. In der Lungenatmung dringt äußere Luft in die Flüssigkeit des Blutes *ein*, so wie andererseits aus der Blutflüssigkeit heraus Wasser und Kohlensäure nach außen *ab*geatmet wird; diese beiden gegenläufigen Ströme durchdringen sich in den Millionen tropfenförmiger Hohlräume der Lungenalveolen, deren Funktion durch die Kohäsions- und Adhäsionskraft des flüssigen Schleimfilmes, d. h. der Oberflächenspannung des Wäßrigen, wesentlich mitbestimmt wird.

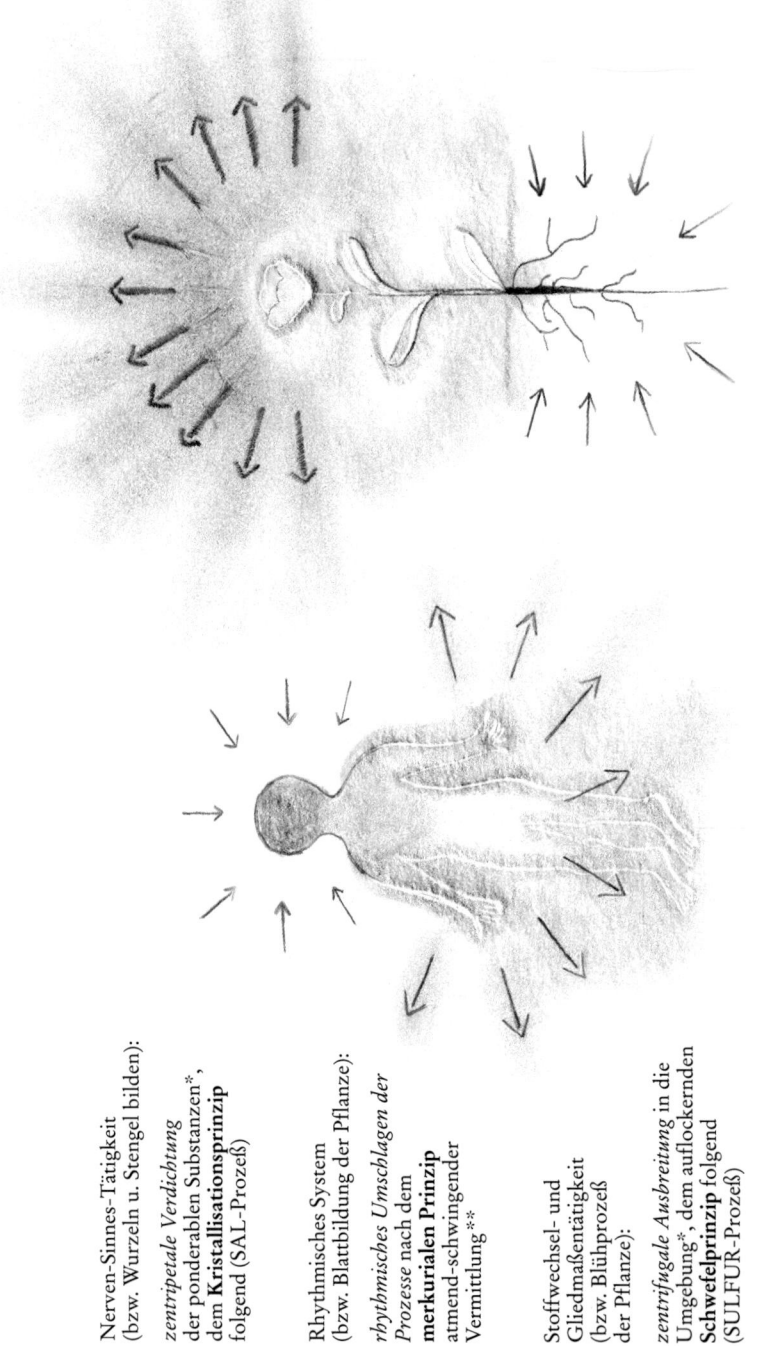

Nerven-Sinnes-Tätigkeit
(bzw. Wurzeln u. Stengel bilden):

*zentripetale Verdichtung
der ponderablen Substanzen**,
dem **Kristallisationsprinzip**
folgend (SAL-Prozeß)

Rhythmisches System
(bzw. Blattbildung der Pflanze):

*rhythmisches Umschlagen der
Prozesse* nach dem
merkurialen Prinzip
atmend-schwingender
Vermittlung**

Stoffwechsel- und
Gliedmaßentätigkeit
(bzw. Blühprozeß
der Pflanze):

zentrifugale Ausbreitung in die
Umgebung*, dem auflockernden
Schwefelprinzip folgend
(SULFUR-Prozeß)

* Die imponderablen Qualitäten bewegen sich jeweils in der Gegenrichtung (nicht eingezeichnet).
** In der Zeichnung der Übersicht halber nicht dargestellt.

Abb. 2: Der aufrechte Mensch kehrt die räumliche Orientierung der pflanzlichen Substanzprozesse um.

Wir haben somit mit der Begrifflichkeit der drei Prinzipien eine Methodik der Anschauung von Naturvorgängen zur Verfügung, die es uns ermöglicht, auf eine bildhafte – zugleich aber gedanklich klare und überprüfbare – Weise Beziehungen zwischen den Lebensprozessen von Pflanze, Mensch und äußerer Natur herzustellen: Die zentripetal verdichtenden Kräfte, deren Vorbild in der äußeren Natur die Salzbildung ist, werden vom pflanzlichen Organismus funktionell überwiegend in der Wurzelbildung, vom Menschen im Nerven- und Sinnessystem betätigt. In der Willensbetätigung und der ihr zugrundeliegenden Stoffwechsel- und Gliedmaßenfunktion bedient sich der Mensch der zentrifugal auflockernden Dynamik des sulfurischen Prinzips, das in der anorganischen Natur durch die Bildung verbrennlicher, flüchtiger Substanzen wie Schwefel oder Phosphor, im pflanzlichen Organismus durch die Blütenbildung repräsentiert wird. Das Rhythmengefüge der Atmungs- und Herz-Kreislauf-Funktionen beim Menschen zeigt die Gesetzmäßigkeiten des merkurialen Prinzipes, das wir bei der Pflanze im Sproß- und Blattbereich in besonders anschaulicher Weise verwirklicht finden.

Der Mensch kehrt die Prozeßrichtung der höheren Pflanzen um, indem er die salinische Verdichtung nach oben und außen hin wendet, wo in der Erdenumgebung die sulfurischen Prozesse zwischen Luft und Wärme spielen – die sulfurische Verinnerlichung der Imponderabilien aber nach unten und innen hin entwickelt, wo sie den in der äußeren Natur erdennah überwiegenden salinisch-verdichtenden Prozessen gegenüberstehen (vgl. Abb. 2).

Von dem hiermit skizzierten Bild des *gesunden* menschlichen Organismus führt die einseitige Übersteigerung sulfurischer Prozesse zum Krankheitstyp der *akuten, fieberhaften Entzündung,* die im Seelischen zur Abschwächung der Bewußtseinsvorgänge und im Leiblichen zu Auflösungs- und Einschmelzungserscheinungen führt; nach einer Gelenkverletzung oder -operation können z. B. solche Einschmelzungsvorgänge als akute bakterielle Gelenkentzündung auftreten und mit der Ausbreitung der Bakterien bis zum eitrigen Gelenkerguß (Gelenkempyem) führen.

Die auflösenden Kräfte des Stoffwechsels geraten sozusagen aus der Form und führen im körpereigenen Gewebe zu einer «Verdauung am falschen Ort». Die Freisetzung von pankreastypischen Enzymen wie Lipasen und Proteasen im Entzündungsstoffwechsel oder auch die nekrotisierende Pankreatitis als schwerste Form einer akuten Entzündung, wo sich Pankreassekrete infolge der entzündlichen Auflösung des Organes in die freie Bauchhöhle ergießen und die umgebenden Organe anzudauen beginnen, sind anschauliche Beispiele für diesen funktionellen Zusammenhang von Entzündung und auflösendem Stoffwechsel (Sulfurprinzip).

Degenerative und *sklerotisierende Vorgänge* wie z. B. die Arthrose können demgegenüber als pathologische Vereinseitigung salinischer Prozesse aufgefaßt werden: Der Gehalt an den mit Eiweiß verbundenen, schwefelreichen Mukopolysacchariden im Knorpelgewebe nimmt ab und damit auch die biomechanisch so wichtige viskoelastische Eigenschaft des Gewebes, das in gesundem Zustand wie eine hochversteifte Flüssigkeit Druckkräfte abfedert und auf Zug zugleich elastisch reagiert. Im Zusammenhang mit diesen komplexen biochemischen Veränderungen nimmt der Gehalt lebendig gebundenen Wassers im Knorpelgewebe ab, das feste faserige Grundgerüst des hyalinen Knorpelgewebes tritt lichtmikroskopisch sichtbar hervor (Demaskierung der kollagenen Fasern). Später treten Verkalkungen und mechanische Zerbröckelungsvorgänge im Gelenkknorpel und den umgebenden Bändern sowie der Gelenkkapsel ein, die über Mikrofrakturen auch zur Verdichtung des überlasteten gelenknahen Knochens führen.

Da der Mensch mit zunehmendem Lebensalter fortschreitend Lebens- und Wachstumskräfte einbüßt und der Flüssigkeitsgehalt des Organismus auch insgesamt abnimmt, ist es nicht verwunderlich, daß solche degenerativen Vorgänge wie die Arthrose mit zunehmendem Lebensalter häufiger werden; andererseits aber werden sie durch Übergewicht begünstigt, wo durch die Zunahme mechanischer Druckbelastung die physische Gesetzmäßigkeit so überhandnimmt, daß sie vom Organismus nicht mehr ausreichend bewältigt werden kann. Die verhärtenden Erkrankungen zeigen daher eine gewisse Verknüpfung mit dem höheren Lebensalter, so wie andererseits die fiebrig auflösenden, akuten Entzündungszustände typische Kinderkrankheiten sind. Die Krankheitstypen der chronischen Entzündung, der Allergie und Tumorbildung können unter diesem Gesichtspunkt dem merkurialischen Prinzip zugeordnet werden, insofern sie salinische und sulfurische Prozeßeigenschaften in einer beweglichen und sehr variablen Weise in sich verbinden (vgl. zusammenfassend Abb. 3).[3]

Imponderabilien (Wärme, Licht) durchdringend – Zusammenhang stiftend kosmisch	⟺	(Schwere, Dicht) *Ponderabilien* sich sperrend – abgrenzend (Dunkelheit) irdisch
Wärmungsprozeß (SULFUR)	*Quellungsprozeß (MERKUR)*	*Kristallisationsprozeß (SAL)*
Schwefelbildung: Verinnerlichung von Imponderabilien in der Substanz → diese wird offen für aus dem Kosmos hereinwirkende Kräfte	Übergänge und schwingendes Gleichgewichtssuchen zwischen Auflösung und Verdichtung, Zerstäuben und Zusammenfließen; Spiel mit den Metamorphosen der Tropfenform	Salzbildung: Zusammenbacken der ponderablen Materie, die unter den Einfluß irdischer Schwerekräfte kommt – Freiwerden der Imponderabilien
Auflockerung des Gestalteten, Durchdringung von «Licht» und «Finsternis»	atmender Rhythmus von Binden und Lösen; *fortlaufende Gestaltverwandlung*	*Gestaltbildung* durch Verdichtung, Scheidung von «Licht» und «Finsternis» (Stoff)
das Tagwerden auf der Erde	Morgen und Abend	das Nachtwerden
Tropen: die Erde «verstoffwechselt» die kosmischen Einflüsse	gemäßigte Zonen: Spiel des Wassers zwischen Eis- und Dampfzustand	polare Klimazonen: die Erde glänzt über dem ewigen Eis
sumpfige Tiefebenen / Sommer	Frühling und Herbst	Hochgebirge / Winter
Blütenbildung (insbesondere peripherisch, in der Blütenhülle)	Laubblattbildung – Fruchtknoten	Wurzel – Stamm – Samenbildung
das Duftende, geistig Extraktive der Pflanze	das Formelle in der Pflanze	das Schmeckende, Verholzende
ätherische Öle	Saponine	z. B. Gerbstoffe, Alkaloide
Bindung des Geistig-Seelischen im Gliedmaßen-Stoffwechsel-System	rhythmisches Binden und Lösen, Zerstäuben und Zusammenfließen; Lunge – Herz-Kreislauf-System	Freiwerden des Geistig-Seelischen im Sinnes-Nerven-System
Willensvorgänge	Gefühlsleben	Gedankenbildung
Aufbau, Auflösen, Wachstum		*Abbau, Ablagerung, Gestaltbildung*
Kindheit und Jugend, Geburt		Alter, Tod
akute Entzündung, Fieber	Anergie: Tumor (Verhärtg. ↔ Ausdehng.) Allergie (Krampf ↔ entzdl. Reiz)	Sklerose u. degenerative Erkrankungen
akut-entzündl. Schub, Schwellung, Allergie gegen körpereigenes Eiweiß	← chronische Entzündung, z B. Gelenkrheuma → Wucherung undifferenzierten Bindegewebes von der Gelenkinnenhaut aus Absonderung von Verdauungsenzymen («Selbstverdauung»)	chron. Folgestadien, wucherndes Narbengewebe, Verknöcherung des Gelenks

Abb. 3: «Tria principia» – Bildegesetzmäßigkeiten der Naturprozesse von Erde, Pflanze und Mensch.

Zur Charakteristik
der rheumatischen Erkrankungen

Die rheumatischen Krankheitstendenzen
als Systemerkrankungen des Bindegewebes

Betrachten wir unter diesem Gesichtspunkt die Krankheitsbilder des rheumatischen Formenkreises, so begegnet uns etwas durch und durch Merkuriales, eine verwirrende Vielfalt von sich verwandelnden Formen. Beinahe alle Organe können betroffen werden, wobei durch die Kombination verschiedenster Lokalisationen unterschiedliche Befallsmuster entstehen. Man hat unscharfe Begriffe, die einzelnen Krankheitsbilder lassen sich oftmals nur schwer voneinander abgrenzen – der fließende Übergang erscheint als das herrschende Prinzip.

Auf der einen Seite überwiegt das sulfurische, auflösende Prinzip in akuten Entzündungsbildern, z. B. im rheumatischen Fieber oder in anderen Formen der infektbedingten Gelenkentzündung. Diese Erkrankungen verlaufen akut und heftig, teilweise mit Fieber – aber kommen in den meisten Fällen nach Wochen bis Monaten zur Ausheilung, ohne bleibende Deformationen zu entwickeln. Sie zeigen eine gewisse Häufung im jüngeren bis mittleren Lebensalter.

Auf der anderen Seite überwiegt bei degenerativ-verhärtenden Erkrankungen wie bei der Arthrose das salinisch-kristallisierende Element: Hier handelt es sich um schleichende Abbauprozesse, die mit zunehmendem Lebensalter immer häufiger werden. Und dazwischen gibt es eine große Gruppe von chronisch-entzündlichen Krankheitsbildern, wie z. B. die chronische Polyarthritis, das klassische Gelenkrheuma, das seit Beginn des 19. Jahrhunderts zunehmend häufiger auftritt; diese chronischen Entzündungen des Bindegewebes kommen in jedem Lebensalter vor und sind durch einen irregulären Wechsel von sulfurisch-auflösender und salinisch-verhärtender Tendenz gekennzeichnet. Erstere überwiegt im akuten entzündlichen Schub mit starken Gelenkschwellungen, unter Umständen mit Fieber und Hautausschlägen, die verhärtende Seite in den Zwischenphasen, wo chronisch vernarbende Prozesse zur Versteifung und Kontraktur der Glieder, zur Deformation bis hin zur knöchernen Durchbauung der Gelenke führen.

Die rheumatischen Erkrankungen spielen sich allesamt im Bindegewebe ab und können sich prinzipiell überall im menschlichen Bindegewebssystem manifestieren.

Dem embryonalen Bindegewebe (Mesenchym), das aus dem mittleren Keimblatt hervorgeht, liegt bereits das merkuriale Bildemotiv einer schwankenden Gleichgewichtsstellung zwischen Sal und Sulfur zugrunde: So bildet es auf der einen Seite die Organe, die durch Zugfestigkeit ausgewiesen sind und im Skelett die Stabilität vermitteln, wie z. B. die Sehnen und die Knochen. Auf der anderen Seite bringt es sehr bewegliche, sich in ihrer Gestalt ständig verändernde Organe hervor, wie die Muskeln und das strömende Blut, das formloseste Organ des Menschen. Als ein drittes, vermittelndes Element entsteht das undifferenzierte und kollagene Bindegewebe, das zunächst in der Geste innerer Gerüstbildung den Organismus durchzieht: In die Organe hereindringend – z. B. in der Leberpforte – trägt es deren Funktionsgewebe und schließt das Blut mit seinen ernährenden Kräften an den Organstoffwechsel an. Ferner bildet es die äußeren Hüllen um die Organe herum, die oft sogar doppelt angelegt sind und die mit ihrer intensiven Nervenversorgung die Wahrnehmungskräfte an das Organ heranführen.

In den beiden polaren Gesten äußerer Einhüllung und innerer Gerüstbildung ergibt das Bindegewebssystem ein gestaltlich und funktional zusammenhängendes Gerüst, das die einzelnen Organe verbindet und zum Funktionszusammenhang des Organismus zusammenschließt. Was hier für die inneren Organe beschrieben wurde, gilt mehr zur Peripherie hin ebenso für die einzelnen Knochenelemente, die durch die verschiedenen bindegewebigen Strukturen der Gelenke, Bänder, Muskeln und Sehnen *beweglich* zum Skelettsystem *verbunden* werden.

Beobachten wir die Herausbildung eines Gedankens aus dem Strom unserer Bewußtseinstätigkeit, bis der Gedanke in eine klar beschreibbare und erinnerbare Gestalt hinein geronnen ist, so ist dieser geistige Vorgang der Kristallisation eines Salzkristalls aus einer Lösung vergleichbar. Die klare Vorstellungs- und Gedankenbildung wird dadurch erleichtert, daß wir uns von der Umwelt absondern und unseren Leib in eine ruhende Beziehung zur Erde bringen, z. B. uns setzen und den Kopf abstützen. Die erste Verknöcherung des menschlichen Leibes tritt in der Peripherie der Kopforganisation – im Bereich des Unterkiefers und Schlüsselbeines – auf; in den Extre-

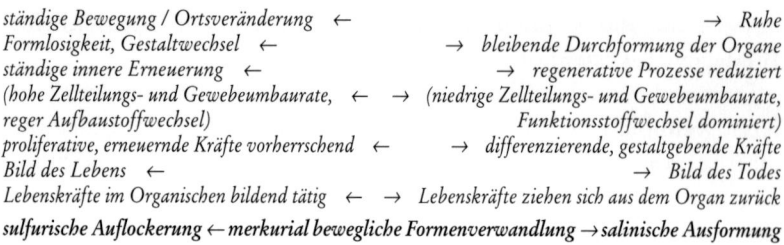

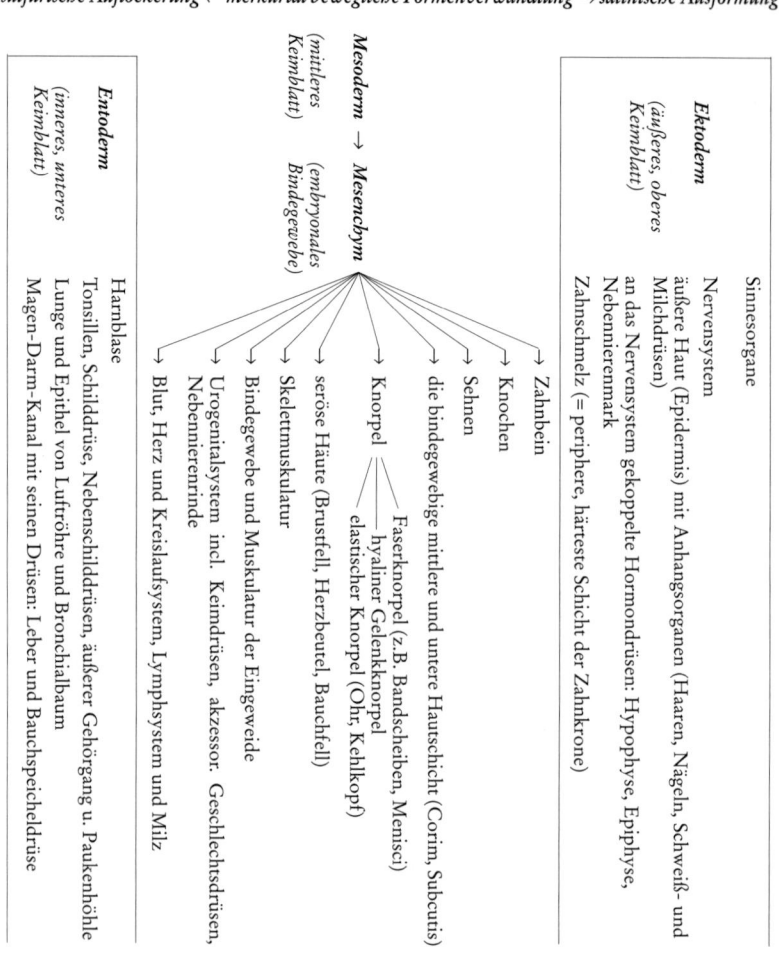

ständige Bewegung / Ortsveränderung ← → Ruhe
Formlosigkeit, Gestaltwechsel ← → bleibende Durchformung der Organe
ständige innere Erneuerung ← → regenerative Prozesse reduziert
(hohe Zellteilungs- und Gewebeumbaurate, ← → (niedrige Zellteilungs- und Gewebeumbaurate,
reger Aufbaustoffwechsel) Funktionsstoffwechsel dominiert)
proliferative, erneuernde Kräfte vorherrschend ← → differenzierende, gestaltgebende Kräfte
Bild des Lebens ← → Bild des Todes
Lebenskräfte im Organischen bildend tätig ← → Lebenskräfte ziehen sich aus dem Organ zurück

sulfurische Auflockerung ← merkurial bewegliche Formenverwandlung → salinische Ausformung

Ektoderm *(äußeres, oberes Keimblatt)*
→ Sinnesorgane
→ Nervensystem
→ äußere Haut (Epidermis) mit Anhangsorganen (Haaren, Nägeln, Schweiß- und Milchdrüsen)
→ an das Nervensystem gekoppelte Hormondrüsen: Hypophyse, Epiphyse, Nebennierenmark
→ Zahnschmelz (= periphere, härteste Schicht der Zahnkrone)
→ Zahnbein

Mesoderm *(mittleres Keimblatt)* → **Mesenchym** *(embryonales Bindegewebe)*
→ Knochen
→ Sehnen
→ die bindegewebige mittlere und untere Hautschicht (Corium, Subcutis)
→ Knorpel
  Faserknorpel (z.B. Bandscheiben, Menisci)
  hyaliner Gelenkknorpel
  elastischer Knorpel (Ohr, Kehlkopf)
→ seröse Häute (Brustfell, Herzbeutel, Bauchfell)
→ Skelettmuskulatur
→ Bindegewebe und Muskulatur der Eingeweide
→ Urogenitalsystem incl. Keimdrüsen, akzessor. Geschlechtsdrüsen, Nebennierenrinde
→ Blut, Herz und Kreislaufsystem, Lymphsystem und Milz

Entoderm *(inneres, unteres Keimblatt)*
→ Harnblase
→ Tonsillen, Schilddrüse, Nebenschilddrüsen, äußerer Gehörgang u. Paukenhöhle
→ Lunge und Epithel von Luftröhre und Bronchialbaum
→ Magen-Darm-Kanal mit seinen Drüsen: Leber und Bauchspeicheldrüse

Abb. 4: Die vielfältigen Bildepotenzen des embryonalen Bindegewebes zwischen salinischer Festigung und sulfurischer Auflockerung.

mitäten beginnt sie etwas später als eine periphere Knochenmanschette um den Schaft der Röhrenknochen herum, da wo später die Nerven in die sich bildende äußere Knochenhaut einstrahlen. In der Knochenbildung werden die feinen, gewöhnlich ganz im Funktionellen bleibenden Kristallisationsprozesse, die der Nerven- und Sinnestätigkeit zugrunde liegen und unser Vorstellen und Denken begleiten, bis ins Extrem getrieben und damit grob physisch sichtbar.[4]

Hier erfassen wir die salinische Seite der bindegewebigen Organe, die in Form von Sehnen, Zähnen und Knochen zu Festigkeit und bleibender Gestaltung tendiert. Auf der gegenüberliegenden, sulfurischen Seite finden wir Organe wie das strömende Blut, das ganz eng mit der Stoffwechseltätigkeit des Menschen und der Gliedmaßenfunktion zusammenhängt. Für die Gliedmaßentätigkeit ist es notwendig, daß wir uns vorher erwärmen. Der Sportler läuft sich warm, damit seine Muskulatur gut durchblutet ist. Und andererseits regt die Gliedmaßentätigkeit wiederum die Verdauung und Blutzirkulation an. Das Blut geht aus dem verfeinerten Nahrungsstrom hervor und ergießt sich andererseits wiederum in den Stoffwechseltrakt hinein, wenn wir verdauen.[5] Die Blutbildung findet embryonal zunächst in der Dottersackwand (einer Anlage für das Darmsystem) statt, dann in den großen Stoffwechselorganen Leber und Milz und wandert schließlich in das Innerste der Knochen hinein, die Knochenmarkräume besiedelnd. Hieran wird bereits deutlich, wie eng das Blut mit dem Stoffwechsel- und Gliedmaßen-System, mit der sulfurischen Kräftedynamik im Menschen, verwoben ist.

Und so haben wir im Knochen das geformteste in sich ruhende Organ des Menschen, das dessen Leben weit überdauert und von daher seit jeher *Bild des Todes* war. Im Blut hingegen sehen wir das beweglichste und regsamste Organ, das am wenigsten begrenzte Organ des Menschen, das eine eigene bleibende Form entbehrt; wärmend und ernährend durchdringt es den ganzen Organismus, gerinnt in die Organe hinein und wird so Bild des Lebens, der sich ständig erneuernden, bildenden Lebenskraft. Auch die Muskulatur und die Geschlechtsorgane sind Ausdruck dieser mit den Blutskräften verwobenen erneuernden Lebenstätigkeit, der sulfurischen, aufbauenden Kräfte, die seelisch gesehen den lebenschaffenden, das Leben bejahenden Willenskräften entsprechen.

Das Knorpelgewebe hingegen repräsentiert die atmende Mitte, die um des merkurialen Gleichgewichtes willen weder der Verhärtung (Knochentendenz, Arthrose) noch der entzündlichen Auflösung (Blutstendenz) verfallen darf. Während der im Ohrmuschel- und Kehlkopfbereich beheimatete elastische Knorpel mehr auf die sulfurisch-bewegliche Seite und der straffe Faserknorpel (z. B. in den Zwischenwirbelscheiben) auf die Knochenseite gehört, repräsentiert der hyaline Gelenkknorpel in offenkundigster Weise dieses Flüssig-Bewegliche des atmenden Prinzips unter den drei Knorpeltypen (vgl. zusammenfassend Abb. 4).

So werden aus den Kräften des embryonalen Bindegewebes in den Spalträumen der echten Gelenke halbbewegliche Flüssigkeitsbezirke in die Kontinuität der Skelettelemente eingegliedert, die blutgefäß- und nerven*frei* sind. Wir finden hier jeweils ein Nervennetz und je ein inneres und äußeres Blutgefäßnetz, die den Gelenkraum umspinnen, ohne in ihn hereindringen zu dürfen. Während in den benachbarten, innerlich intensiv von Blutbildung durchzogenen Röhrenknochen die auflösenden Sulfurkräfte in die salinische Form hereindringen, die Gegensätze *ineinandergefügt* sind, werden sie in den rhythmisch aufeinander folgenden Gelenkräumen gerade *herausgehalten*, um in deren Innern einen Raum des Atmenden, ein Reservat der merkurialen Prozesse zu erhalten. Das von Blut durchzogene Skelettsystem des geborenen Menschen ist insofern «coincidentia oppositorum», Abbild menschlicher Ich-Wirksamkeit beim wachen, inkarnierten Menschen, die kühlende Verhärtung und wärmende Auflösung dauerhaft ineinanderschiebt und auch in dieser Hinsicht die Gesetze der äußeren Natur zu überwinden vermag.

Das blut- und nervenfreie System der Spaltgelenke imponiert als zurückgebliebene Insel eines vorgeburtlichen, weniger fest strukturierten frühembryonalen Zustandes, in dem das Geistig-Seelische noch von außen wirkte und der Leib von *außen* wahrgenommen, durchwärmt, durchatmet und ernährt wurde. Hier muß zeitlebens ein träumender Schlafzustand herrschen, der die im Flüssigen webenden ätherischen Aufbauvorgänge unterstützt. Daher wird die Heilung erkrankter Gelenke durch rhythmisch-atmende Bewegung im Liegen oder im Bewegungsbad (unter reduzierter physischer Druckbelastung) gefördert, während die Druckbelastung, das aufrechte Stehen, gerade die Knochenbildung und Durchblutung der Gliedmaßen fördert, die gesunde Funktion der Gelenke jedoch bedroht.

In der gesunden Bewegung muß die wache Vorstellung des Bewegungsentwurfs über einen fühlenden Zwischenzustand in den Willen untertauchen, der schlafend die Glieder ergreift und bewegt. Der rhythmische Wechsel von Wachen (Knochen) und Schlafen (Gelenk) im Durchgang durch die Gliedmaßen ermöglicht die bewußt vorgestellte und wahrgenommene und zugleich mit unbewußter Zielsicherheit ausgeführte Bewegung. Der rheumakranke Mensch hat diese Atmungsfähigkeit in der Bewegung verloren, sein Bewegungsimpuls bleibt in der überhandnehmenden Nerventätigkeit oder in der auf das Blut gestützen Willenstätigkeit stecken; im ersteren Falle steht der Schmerz, im letzteren die Steifheit, Bewegungshemmung und Muskelschwäche im Vordergrund.[6]

Das klinische Bild der entzündlich-rheumatischen Erkrankung

Wenn wir nun die Erkrankung unter dem Gesichtspunkt des viergliedrigen Menschen betrachten, so weisen die Patienten mit chronischem Gelenkrheuma (cP = chronische Polyarthritis) und anderen entzündlich-rheumatischen Erkrankungen in der Regel massive Störungen auf allen Ebenen des Wesensgliedergefüges auf:
- eine mangelhafte innere Durchwärmung (als Hinweis auf eine verminderte Wirksamkeit des Geistigen im Menschen, seines Ich)
- eine Störung der Atmung mit Schmerz- und Verspannungszuständen sowie Schlafstörung, als Hinweis auf eine Störung des Seelischen (Empfindungsleib oder Astralleib), und
- eine tiefgreifende, chronische Erschöpfung als Ausdruck einer Schwäche des Lebenskräfteleibes (Ätherleibes),
- woraus schließlich die chronisch fortschreitende Deformation, der Gestaltverlust des physischen Körpers, resultiert.

Dabei ist der physische Krankheitsprozeß mit seinem chronisch-deformierenden Verlauf aus anthroposophischer Sicht erst Folge des gestörten Verhältnisses zwischen den drei höheren Funktionsebenen, so daß wir diese zunächst – von der Ebene der Lebenskräfte aufsteigend – zu betrachten haben.

Das Lebenskräfteproblem

Jener Zustand der Erschöpfung, den wir am ehesten nach größeren Anstrengungen an uns erleben können – z. B. nach einem anstrengenden Nachtdienst –, ist bei diesen Patienten ein Dauerzustand, der insbesondere beim morgendlichen Aufstehen in Erscheinung tritt. Der Leib wird als schwach, schwer und schmerzhaft verkrampft empfunden; jede alltägliche Betätigung braucht besondere, zielvolle Planung und Aufmerksamkeit und vor allem viel mehr Zeit als üblich. Wenn die ersten Stunden mit Aufstehen, Anziehen, Waschen und Frühstück geschafft und die Glieder etwas beweglicher geworden sind, sind die Patienten oftmals schon wieder so müde, daß sie sich gerade wieder ins Bett legen könnten. Insbesondere auch beim Gehen werden sie vorzeitig müde, und die Zeit, wie lange sie gehen können, bis sie sich setzen müssen, um auszuruhen, ist ein relativ zuverlässiges Maß für die entzündliche Aktivität der Erkrankung.

Diese Erschöpfung der Rheumakranken rührt einerseits von ihrer hohen Motivation zur *Arbeit* her, insbesondere zur körperlichen Arbeit, in der sie Bestätigung suchen und sich abhetzen und verausgaben, ohne genügend auf die Grenzen ihrer Kräfte und den inneren Atem, den Rhythmus von Arbeit und Erholung, zu achten. Eine zweite Gruppe von auslösenden Faktoren sind chronifizierende *Infekte*, insbesondere in den Atemwegen, die aufgrund der Erschöpfung und mangelnder Fieberfähigkeit nicht wirklich überwunden werden konnten, dauernd an den Kräften zehren und sich dann im Laufe der Zeit nach innen schlagen. Drittens kommen *seelische Verwundungen* hinzu, die sich über längere Zeit hinziehen und dadurch an den Lebenskräften des Menschen zehren. Oftmals reichen sie bis in die Kindheit zurück und werden dann in Krisensituationen der Biographie wiedererlebt, z. B. in Trennungssituationen einer Ehe oder nach dem Tod des Vaters, den man in der letzten Lebensperiode noch aufopfernd gepflegt und begleitet hat. Durch diese anhaltende Erschöpfung der Lebenskräfte entsteht Schwere und Verlangsamung, die sich leiblich in den Leitsymptomen der Erkrankung äußert (Steifheit, Gelenkschwellungen, Bewegungshemmung) und im Seelischen unter dem Bilde der Depression auftritt.

Diese Schwäche der Lebenskräfte führt ferner zu einer Störung des Eiweißstoffwechsels. Tierisches oder pflanzliches Eiweiß, das wir essen, muß unter der Führung des Ich zunächst ganz abgebaut, bis in seine kleinsten Bestandteile zerlegt werden; erst dann darf es in das Blut aufgenommen werden, wo es zu einem andersartigen, menschlichen Eiweiß aufgebaut wird, das so stark wie keine andere Substanz des Körpers eine menschliche, ja sogar individuelle Prägung trägt. Fremdes Eiweiß, auch wenn es von einem anderen Menschen stammt – z. B. eine Bluttransfusion oder eine transplantierte Niere – kann nur unter bestimmten Bedingungen vom Körper ertragen werden; im Regelfall wird es vom Immunsystem als fremd erkannt und durch eine Entzündungsreaktion ausgeschieden. Dabei hat der Ätherleib eine besondere Verantwortung für unser Eiweiß: Seine Aufgabe ist es, das Körpereiweiß mit seinen Lebenskräften zu durchdringen und dadurch immer wieder neu zu verlebendigen bzw. lebendig zu erhalten. Es darf ihm nicht entfallen, sonst würde es – wie draußen in der Außenwelt außerhalb lebender Organismen – verfallen und zu faulen beginnen.

Bei den Rheumapatienten erscheinen aufgund der chronischen Erschöpfung eben diese eiweißerhaltenden ätherischen Kräfte tiefgreifend geschwächt, so daß entweder das im Anschluß an die Nahrungsaufnahme neuzubildende Eiweiß oder das schon fertige, in die Organe eingefügte körpereigene Eiweiß nicht genügend verlebendigt werden kann und primär oder sekundär dem Organismus entfällt; es wird abgelagert – z. B. in den Gelenkhäuten – und schließlich vom Astralleib und vom Ich als körperfremd (Gewordenes) wahrgenommen und bekämpft. So können die verschiedenen Autoimmunphänomene bei den rheumatischen Erkrankungen verstanden werden: Körpereigenes Eiweiß entfällt den geschwächten Lebens- und Gestaltungskräften des Organismus und wird dann wie Fremdeiweiß behandelt, d. h. durch Entzündungsreaktionen «verdaut» und ausgeschieden. Die «Rheumafaktoren» z. B., die bei einem Teil der Patienten mit chronischem Gelenkrheuma in der Gelenkinnenhaut, der Gelenkflüssigkeit und im Blut nachweisbar sind, sind Ergebnis einer solchen Autoimmunreaktion gegen körpereigenes Eiweiß. Bei einem anderen Teil der Patienten erscheint primär der Eiweißabbau im Magen-Darm-Trakt gestört, der sich unter der Führung der Ich-Organisation vollzieht. Demzufolge kann mangelhaft zerlegtes Eiweiß durch die Darmwand in das Blut aufgenommen werden und dann sekundär den Ätherleib überfordern – woraufhin es ebenso zu

Ablagerung im Bindegewebe und entzündlicher Abwehrreaktion gegen diese Eiweißsubstanzen kommt.

Warum aber sind es gerade die Gelenkinnenräume, in denen es zu derartiger Ablagerung vom Organismus nicht bewältigter Eiweiße kommt? Die Gelenke sind ihrer Bildung nach sekundäre Spalten in einer zunächst durchgehenden Knochenanlage aus embryonalem Knorpel. In diesem tritt durch einen Rückzug der Lebenskräfte ein vorprogrammierter lokaler Zelltod auf, durch den quer durch die Knochenanlage verlaufende flüssigkeitsgefüllte Spalten entstehen, die durch Zusammenfließen den definitiven Gelenkspalt bilden. Die hiermit gebildete Gelenkhöhle stellt einen lichtdurchlässigen Flüssigkeitsraum dar, der von einer zähviskösen Flüssigkeit («Gelenkschmiere») erfüllt ist; der die Knochenenden überziehende hyaline Gelenkknorpel ist halb durchsichtig, milchig-trüb, leicht bläulich schimmernd. Er stellt wie andere amorphe Substanzen (Harz, Glas) einen Zwischenzustand zwischen dem Festen und dem Flüssigen dar, der aus physikalischer Sicht wie eine hochviskose Flüssigkeit betrachtet werden kann.[7] Funktionell stellen diese Flüssigkeitsräume isolierte eingeschobene Bezirke innerhalb des druckbelasteten Knochensystems dar, in denen die Kontinuität der direkt-mechanisch fortgeleiteten Druckwirkungen unterbrochen ist und die im Flüssigen gültigen Naturgesetze wirken.

Betrachten wir z. B. das Kniegelenk, von der Seite gezeichnet (siehe Abb. 5): Würde der Gelenkkopf (Oberschenkel) unmittelbar knöchern auf der Pfanne (Schienbein) reiben, wäre durch die unterschiedliche Krümmung der beiden Knochenenden eine hohe Konzentration der mechanischen Kraftübertragung auf eine sehr kleine Berührungsfläche die Folge; die daraus resultierenden hohen Druckkräfte würden den Knochen in kurzer Zeit zerstören (Abb. 5a), wenn nicht der zähflüssige hyaline Gelenkknorpel mit der Gelenkflüssigkeit dazwischen eingeschaltet wäre. Der Knorpel sinkt an der belasteten Stelle etwas ein, wodurch die einwirkenden Schwerekräfte auf eine größere Fläche verteilt werden. Nach den im Flüssigen geltenden physikalischen Gesetzen verteilt sich die auf eine abgeschlossene Flüssigkeit mit einem bestimmten Druck einwirkende Kraft auf eine Fläche so, daß ein gerichtet einwirkender Druck gleichmäßig auf die gesamte Oberfläche des Flüssigkeitsgefäßes verteilt wird und senkrecht auf sie einwirkt.[8] Im Übergang von einer mechanischen, durch

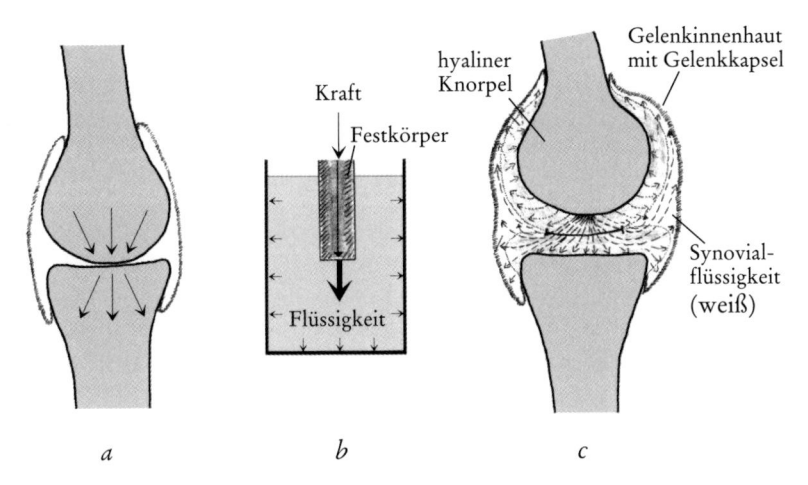

Abb. 5: Zur mechanischen Kraftübertragung im Spaltgelenk.

a: *Bei direkter Kraftübertragung zwischen den Knochen* ohne Vermittlung eines flüssigkeitsgefüllten Gelenkspaltes resultiert eine direkte schnelle Kraftübertragung durch Festkörper mit einer Konzentration mechanischer Kräfte (Körpergewicht, Sprung, Muskelzug) auf eine kleine Fläche (bei fortgeschrittenen Stadien der Arthrose oder des Gelenkrheuma vorkommend, wenn die Knorpelschicht aufgebraucht ist).

b: *Physikalisches Modell des Gelenkspaltes.* Ein äußerer Druck, der auf eine abgeschlossene Flüssigkeit einwirkt, verteilt sich im Innern gleichmäßig auf alle Wände des Flüssigkeitsraumes (Gesetz von Pascal).

c: Im *gesunden Spaltgelenk* wird zunächst durch das Einsinken des belasteten hyalinen Knorpels eine vergrößerte Übertragungsfläche zwischen den beiden Knorpelschichten geschaffen (⊢⊣) und durch die Flüssigkeitswirkung des Systems der Druck auf die nochmals um ein Vielfaches größere innere Oberfläche des Synovialraumes verteilt, so daß eine mechanisch-räumlich und zeitlich gedämpfte Kraftübertragung mit Abschwächung von Druckspitzen resultiert.

festen Knochen vermittelten Kraftübertragung zur indirekten Übertragung durch ein Flüssigkeitssystem, wie wir es in den echten Gelenken haben, nimmt daher die mechanisch belastete Kontaktstelle von schätzungsweise 1 cm² auf etwa 200 cm² zu, das heißt, die einwirkende Kraft, die bei einem Sprung ohne weiteres ein Mehrfaches des Körpergewichts betragen kann, wird allein durch diese Gesetzmäßigkeit auf etwa $1/200$ reduziert. Die im Knochen wirkenden, auf einen Punkt konzentrierten mechanischen Kräfte werden durch die im Gelenk als Flüssigkeitssystem wirkenden Gesetze gleichsam aufgefächert, spreitend auf die gesamte innere Oberfläche der Gelenkhöhle verteilt und dadurch «verdünnt».

Hinzu kommt ferner, daß dem Gelenkkopf, der im Gelenk «schwimmt», ein *Auftrieb* entgegenwirkt, der dem Gewicht der verdrängten Gelenkflüssigkeit entspricht; drittens sind im gesunden Gelenk *Sogkräfte* wirksam, die zu einem meßbaren Unterdruck führen und somit die Gelenkenden, die durch Körpergewicht und Muskelzug immer zusammengepreßt werden, im Sinne einer saugenden Wirkung auseinanderziehen; so bleibt auch bei hoher Gewichtsbelastung zwischen den beiden Knorpeloberflächen von Kopf und Pfanne immer ein schmaler Film von Gelenkflüssigkeit bestehen, der die Reibung enorm vermindert und die Leichtigkeit der Bewegung garantiert.

Diese drei flüssigkeitsspezifischen Gesetzmäßigkeiten treten den im Skelett wirkenden mechanischen Kräften entgegen, die potentiell die gelenknahen Knochenstrukturen ständig zu zerstören drohen. In die Kontinuität direkter mechanischer Kraftübertragung entlang den Röhrenknochen werden somit in rhythmischer Folge Spalträume eingegliedert, die die im Flüssigen geltenden physikalischen Gesetze ausnutzen, um die mechanischen Gewichts- und Stoßkräfte federnd, visko-elastisch räumlich zu «verdünnen», abzudämpfen und die Stoßübertragung von einem Knochen auf den nächsten auch *zeitlich* zu verzögern.

Im flüssigen Element ist primär das Ätherische tätig; im Wasser, dem beweglichen Träger des Lebens, findet es das geschmeidige Medium für seine physische Wirksamkeit. Die Bildekräfte des Ätherleibes schaffen hier im Gelenk einen Raum, in dem die Festkörpergesetze zurückgedrängt werden und die strömend belebte Flüssigkeit die Oberhand gewinnt. Zugleich aber ist das Gelenk ein Innenraum, aus dem sich der Ätherleib des Erwachsenen wieder ein ganzes Stück weit zurückzieht, wenn er ausgebildet ist, gerade damit hier physikalische Flüssigkeitsgesetze ähnlich wie in der Außenwelt wirken können. Bis zum Abschluß des Skelettwachstums gegen Ende des zweiten Lebensjahrzehnts wirkt der Ätherleib noch intensiver in den Gelenkraum hinein, die Knorpelzellen können sich noch vermehren; die Knorpelschichtdicke nimmt auf ein Maximum zu und während des ganzen weiteren Lebens dann gewöhnlich bis auf etwa ein Drittel ab.[9] Der Ätherleib macht sich von organischen Bildeaufgaben frei, um dem Geistig-Seelischen für geistige Bildeprozesse, für Vorstellen und Denken, zur Verfügung zu stehen. Mit dieser Befreiung des

Ätherischen, die bis zu einem gewissen Ausmaß ein normaler Prozeß in der menschlichen Entwicklung ist, wird das Gelenk dem Auge ähnlich, das schon viel früher, zu Beginn des Lebens, bereits so weit ausgereift ist, daß die physikalischen Gesetze der Außenwelt (des Lichtes) unmittelbar bis an die Netzhaut, d. h. an das Blut und das Nervensystem, hereindringen können. Das Auge repräsentiert hier besonders früh und deutlich den Typus der Entwicklung des gesamten Sinnes- und Nervensystems: Bis etwa zum siebten Lebensjahr ist dieses leiblich so weit entwickelt und ausgestaltet, daß ein größerer Teil der ätherischen Bildekräfte den Lernvorgängen und damit der geistigen Betätigung zur Verfügung gestellt werden kann. Aufbau und Regeneration sind in diesen Organen von diesem Zeitpunkt an nur noch in sehr beschränktem Maße möglich.

Auch in zwei anderen Aspekten ist das Auge dem Gelenk verwandt: Der vordere und mittlere Augenabschnitt bis zur Netzhaut bildet einen flüssigkeitsgefüllten, kugeligen Raum, der von Blutgefäßen und Nerven frei ist. Im Laufe der Embryonalentwicklung wird die nach außen bläschenartig-konvex vorwachsende Gehirnausstülpung, die erste Anlage der Netzhaut, von außen zurückgedrängt und eingestülpt, so daß eine konkave Netzhautanlage entsteht; die Glaskörperarterie zerfällt nach der Bildung der Linse, und es entsteht somit ein vom merkurialen Prinzip regierter Bezirk, aus dem Sal und Sulfur, Nerv bzw. Knochenbildung *und* Blut bzw. Verdauungsprozesse systematisch *herausgedrängt* werden, um dem Licht und den Gesetzen der Optik freies Spiel zu lassen.

Drittens sind auch in der biochemischen Beschaffenheit der Grundsubstanzen und Fasern die Gewebe des vorderen und mittleren Auges (Hornhaut, Bindehaut, Lederhaut, Linse und Glaskörper) dem Gelenk sehr verwandt. Auch ist das Kammerwasser der Gelenkflüssigkeit ähnlich. Die entsprechenden Bindegewebselemente des Gelenkes sind jedoch fester, trüber, weniger lichtdurchlässig, und die über ihnen liegende Haut schirmt sie vom Licht der Außenwelt ab. Wir haben im Gelenk somit ein nach innen gerichtetes, mehr trübes «Auge», das in einem dumpferen Bewußtsein uns ein Bild von der räumlichen Stellung unserer Glieder vermittelt. Das Gelenk erscheint uns als «Auge» des Bewegungssinnes, das uns in innerer Wahrnehmung Kunde von der Lage *unserer* Glieder im Raum gibt, wie das Auge, mit wachem Bewußtsein nach außen gerichtet, die Beziehung äußerer Gegenstände zueinander im Raum erfährt.[10]

Daß die Gelenkkapseln Wahrnehmungsorgane für die Stellung der Gliedmaßen enthalten und Muskel- und Sehnenspindeln die Spannung der Muskulatur wahrnehmen, ist in der modernen Sinnesphysiologie schon lange bekannt. Neuere Arbeiten haben deutliche Hinweise ergeben, daß auch innerhalb der Gelenkhöhle gelegene Organe, z. B. die Menisci des Kniegelenks, Wahrnehmungsfunktionen erfüllen.[11] Aus unserer Betrachtung ergibt sich hier, daß von seiner organischen Bildung her das gesamte Gelenk den typischen Entwicklungsgestus eines Sinnesorgans aufweist. Das Skelettsystem ist das Organsystem des Menschen, das die längste Zeit für seine Ausreifung braucht. Auch das Erlernen der Bewegungsabläufe, die für den Erwachsenen notwendig sind, ist ein längerer Prozeß. Jedoch darf der Ätherleib seine Kräfte bis zum Ende des dritten Jahrsiebts nur ein Stück weit aus dem Gelenkraum herausziehen, sonst kommt es zur Degeneration der Gewebe bis hin zum Zelltod, zur Nekrose. Das Sinnesorgan Gelenk muß ein dumpfes, abgeschwächtes Auge bleiben, sonst entsteht ein Übermaß an wachem Bewußtsein, das im Auge gesund ist, im Gelenk jedoch krankhaft leibgebundenes Bewußtsein, d. h. Schmerz, bedeutet.

Besonders der physisch stark belastete Gelenkknorpel, der ein sehr langsam und indirekt von außen durch die Gelenkflüssigkeit ernährtes Gewebe mit trägem Stoffwechsel darstellt, ist von einem derartigen Rückzug der Lebenskräfte bedroht. Mehr als neunzig Prozent aller Menschen haben im Alter Verschleißerscheinungen, die wir Arthrose (Gelenkdegeneration) nennen, meist an mehreren Gelenken. Bei den chronisch-degenerativen Gelenkerkrankungen wie der Arthrose nimmt durch Rückgang der Aufbaukräfte in der Bindegewebsgrundsubstanz die Viskoelastizität des hyalinen Knorpels schon in jüngerem Alter ab, er weicht auf und wird an der Oberfläche brüchig und vermehrt abgerieben. Durch das entstehende Übergewicht mangelhaft abgedämpfter mechanischer Kraftwirkungen werden die Gelenkkapsel und die umgebenden Bänder sowie der gelenknahe Knochen überbelastet und verhärten bis hin zur Verkalkung, wobei sie zugleich in sich brüchig werden. Bei entzündlichen Gelenkerkrankungen wie dem klassischen Gelenkrheuma (chronische Polyarthritis) kommt es im Verlaufe der Erkrankung ebenfalls zu einem derartigen Knorpelabbau durch «Mangelernährung» des Gewebes; hier kommt jedoch ein direkter Abbau der Knorpeloberfläche durch Wucherungen der Gelenkinnenhaut und durch aus dem Blut stammende Entzündungszellen in der Gelenkflüssigkeit hinzu.

Die Gelenke sind von den Gesetzen des Flüssigen beherrschte Organe, die sowohl der gedämpften Kraftübertragung dienen und insofern Instrumente des menschlichen Willens sind als auch Wahrnehmungsfunktionen erfüllen und damit dem Denken und Vorstellen unterstehen. Der hier in besonderer Weise verantwortlich tätige Ätherleib muß daher mit ausreichender Kraft in die Gelenkgewebe hineinwirken, damit sie genügend ernährt werden – und andererseits wieder seine Kräfte ein Stück weit aus dem Organischen befreien, um der Wahrnehmung der vollzogenen Bewegung zu dienen. Die tiefgreifende Erschöpfung der Kranken manifestiert sich daher gerade hier an diesen sensiblen Stellen des physischen Leibes, wo ein empfindliches Gleichgewicht zwischen leibgerichteter aufbauender und leibfreier wahrnehmender Tätigkeit des Lebenskräfteleibes hergestellt werden muß. So können wir verstehen, daß es gerade hier zur Ablagerung nicht genügend verlebendigter Eiweiße kommt, die dem Ätherleib entfallen.

Das Atmungsproblem und das Stocken der Bewegung

Das zweite Problem der Patienten ist ein *Atmungsproblem*. Schon in der klinischen Beobachtung fallen oft Störungen der Atmung auf. Bei einem Teil der Patienten ist die Atmung schnell und oberflächlich, die Atemmittellage erscheint zur Ausatmung hin verschoben; bei den anderen ist sie mehr zur Einatmung hin verschoben, in einer langsamen und tiefen Atmung ringen sie gleichsam nach Luft.

Unser Atemrhythmus ist unmittelbar mit Veränderungen des Muskeltonus und des Bewußtseins verbunden. In dem Moment des morgendlichen Erwachens atmen wir tiefer ein, und sogleich steigt die Spannung der Muskulatur – wir richten uns auf. Das wache Bewußtsein am Tage ist mit einer gesteigerten und relativ unregelmäßigen Ventilation und zugleich mit einem Überwiegen der Abbaukräfte verbunden. Des Abends schlafen wir ein in der Geste der Ausatmung, die Atemmittellage verschiebt sich zur Ausatmung hin, der Muskeltonus läßt nach – Aufbaukräfte können zur Geltung kommen. Die Einatmung ist eine aktive, kraftzehrende Leistung des Organismus, die Ausatmung geht ein ganzes Stück weit «von allein», aus der Elastizität des Thorax und der Lunge heraus, mit Leichtigkeit.

In jeder menschlichen Bewegung bedarf es eines atmenden Elements, das zwischen dem bewußten Entwurf der Bewegung, der Bewegungsvorstellung, und dem Eintauchen in das Schlafbewußtsein, in dem die Bewegung wollend vollzogen wird, vermittelt und dann die unbewußt vom Organismus vollzogene Bewegung wieder der Wahrnehmung durch das wache Bewußtsein zurückführt. Bei den Patienten mit entzündlich-rheumatischen Erkrankungen nun hat man insgesamt den Eindruck, daß dieses «Einschlafen» des Bewußtseins in den Willen hinein gestört ist, daß sie im Wachbewußtsein zurückbleiben und die Bewegung nicht vertrauensvoll der unbewußten Weisheit des Leibes überlassen können.

Die Geste der Einatmung, des Bewußtseinsweckenden, überwiegt, wodurch es zu einem pathologisch verstärkten, leibgebundenen Bewußtsein an bestimmten Körperstellen – dem Schmerz – kommt; gleichzeitig kommt es zu einer dauernden Erhöhung der Muskelspannung (Verkrampfung), die dann schließlich zur Erhöhung des physischen Drucks im Gelenk bei mangelhafter Durchblutung und Durchatmung führt, d. h. zu lokalem Sauerstoffmangel, Ablagerung organischer Säuren und anderer «Stoffwechselschlacken» sowie weiteren Abbautendenzen, welche im Krankheitsbild der chronischen Entzündung zusammenwirken.

Auch der größere Atem der Seele, der sich im Rhythmus von Wachen und Schlafen ausdrückt, ist bei diesen Patienten fast immer gestört, vor allem im Sinne einer Durchschlafstörung; typischerweise wachen die Patienten bei jeder Umwendebewegung im Schlaf auf, insbesondere nach erschütternden seelischen Erlebnissen. Das Geistig-Seelische bleibt in dieser Situation auch bei Nacht zu nah an den physischen Leib gebunden; im Gefolge überwiegt die physiologische Tendenz des Tages – waches Leibbewußtsein, betonte Einatmung, erhöhte Muskelspannung, Überwiegen von Abbaukräften – auch während der Nacht: Nervosität, Unruhe, körperliche Schmerzen und Muskelverkrampfungen sind die Folge.

Hier kann im akuten Schub die Krankengymnastin auf einfache Weise Erleichterung schaffen, indem sie – angepaßt an das vertrauensvolle «Loslassen» der Kranken – einen vorsichtigen Zug an den

Gelenken ausübt, der die Tätigkeit der Lebenskräfte unterstützt, welche wir uns von der Peripherie her wirkend, gleichsam «saugend», vorstellen müssen: Dem zusammenziehenden, verdichtenden, abbauenden Element des Seelischen, das am physischen Körper zu sehr haftet, wird hier ein Dehnendes entgegengesetzt; der Astralleib löst sich, und dann können im strömenden Wäßrigen der Gelenkhöhle die Lebenskräfte wieder im Sinne der Durchatmung, Durchblutung und Ernährung tätig werden.

Das Atmungsproblem der Gelenkrheumapatienten stellt sich also in geisteswissenschaftlicher Sicht als ein gestörter Atemrhythmus im engeren und weiteren Sinne dar: Der Astralleib als Träger des Seelischen überwiegt über die geschwächten Lebenskräfte und verbindet sich zu stark mit dem physischen Körper in der bewußtseinsvermittelnden Weise, wie er am Tage tätig ist. Dies führt zu Abbauerscheinungen, die bis zu einem gewissen Grade im Sinnes- und Nervensystem physiologisch sind, im Stoffwechsel-Gliedmaßen-System jedoch zur Krankheit führen. Die Gelenke als metamorphosierte, abgeschwächte Sinnesorgane sind aufgrund des hier vollzogenen partiellen Rückzugs der Lebenskräfte aus dem Organischen durch dieses Ungleichgewicht oft besonders schwer betroffen.

Das Wärmeproblem der Rheumapatienten

Die Patienten können meist schlecht fiebern, insbesondere in den letzten Jahren vor Beginn der Erkrankung. Sie waren oft schon in der Kindheit oder auch später physischer Kälte – nicht selten verbunden mit seelischer Kälte – ausgesetzt. Daher können sie banale akute Erkältungen nicht überwinden; es kommt zu chronifizierenden Infektionen. Sie klagen über kalte Hände und Füße, oft auch über ein anfallsartiges Frösteln oder ein dauerndes inneres Frieren. Bei einem Teil der Kranken sieht man, ähnlich wie bei den Krebspatienten, daß die Körperkerntemperatur niedrig bleibt, d. h. die Morgentemperatur unter 36° C liegt, oder daß die Tagesrhythmik der Kerntemperaturschwankungen abgeflacht ist.[12]

Und so ist es nicht erstaunlich, daß fast alle Patienten ein Bedürfnis nach Nahrungsmitteln pikanten, feurigen Geschmacks und sulfurischen Gewürzen haben. Außerdem lieben sie das Süße, da der Zucker das Ich des Menschen herausfordert und sein Selbstgefühl unterstützt, wenn die Ich-Organisation stark genug ist, ihn zu verarbeiten. Da das Ich in der Wärme lebt und die Aufgabe hat, den Leib zu durchwärmen, drückt sich im Bedürfnis nach süßen und feurigen Speisen der Versuch einer Anregung der inneren Durchwärmung durch eine forcierte Ichtätigkeit aus.

Wir haben in einer früheren Forschungsarbeit systematisch das Verhalten des Wärmeorganismus im Tagesgang bei diesen Patienten studiert.[13] Abbildung 6 veranschaulicht die physiologischen Veränderungen der Wärmetönung des Organismus im Tagesverlauf, mit dem Versuch, die innere Durchwärmung des Körperkerns und die oberflächlichen Temperaturen der Körperschale jeweils in einem Bild zusammenzufassen.

Am frühen Morgen haben wir zunächst die niedrigste Kerntemperatur; der Mensch beginnt nach dem Aufstehen etwas zu frösteln, die Blutgefäße in der Haut der Körperperipherie ziehen sich zusammen, es wird kühl an Händen und Füßen (vgl. Abb. 6, linkes Bild). Auf diese Weise versucht der Organismus zunächst, seine Wärme im Inneren zu konzentrieren, damit im Mittagszustand ein erster Höhepunkt der Körperkerntemperatur erreicht werden kann (oberes Bild). Im Übergang zum «biologischen Nachmittag» kommt es gegen 15 Uhr zur Öffnung der Kreislaufperipherie: Mit dem Blut strömt die bis dahin im Inneren konzentrierte Wärme überall an die Körperoberfläche aus, Hände und Füße gleichmäßig erwärmend. Dies ist zugleich eine Phase, wo wir gewöhnlich etwas müde werden und z. B. eine kleine Mittagsruhe einlegen; die Körperkerntemperatur sinkt durch die verstärkte Wärmeabströmung an die Außenwelt ein wenig ab.

Im Verlaufe der zweiten Aktivitätsphase am späten Nachmittag steigt dann die Körperkerntemperatur nochmals an, bis sie gegen 18 bis 19 Uhr ihr zweites Maximum erreicht. Zum Abend hin überwiegt dann wiederum die Peripherisierung der Innenwärme, die durch den Nachtschlaf verstärkt wird. Obwohl im Inneren unsere Kerntemperatur fällt, haben wir außen um uns herum eine Wärmehülle, die durch die Bettdecke unterstützt wird, und wachen daher morgens gleichmäßig durchwärmt auf. Die größte Veränderung des Wärmeorganismus findet dann beim morgendlichen Erwachen statt, wo die maximal peripherisierte Wärme (bei eigentlich kühlem Körperkern) innerhalb kurzer Zeit sich gewissermaßen umstülpt in die maximale Konzentration der Wärme im Körperinneren.

Gesteigertes Wachsein
(Aufregung, Angst,
Lampenfieber)
Verdichtung der Wärme
im Körperkern;
Kältezittern; höchste
Konzentration des
Wachbewußtseins
Morgenprozeß

Entspanntes Wachen
Weitung des Körperwärmekerns
Nachmittagsprozeß

Ermüden / Einschlafen
Peripherisierung der
Wärme wie des
Wachbewußtseins
Abendprozeß

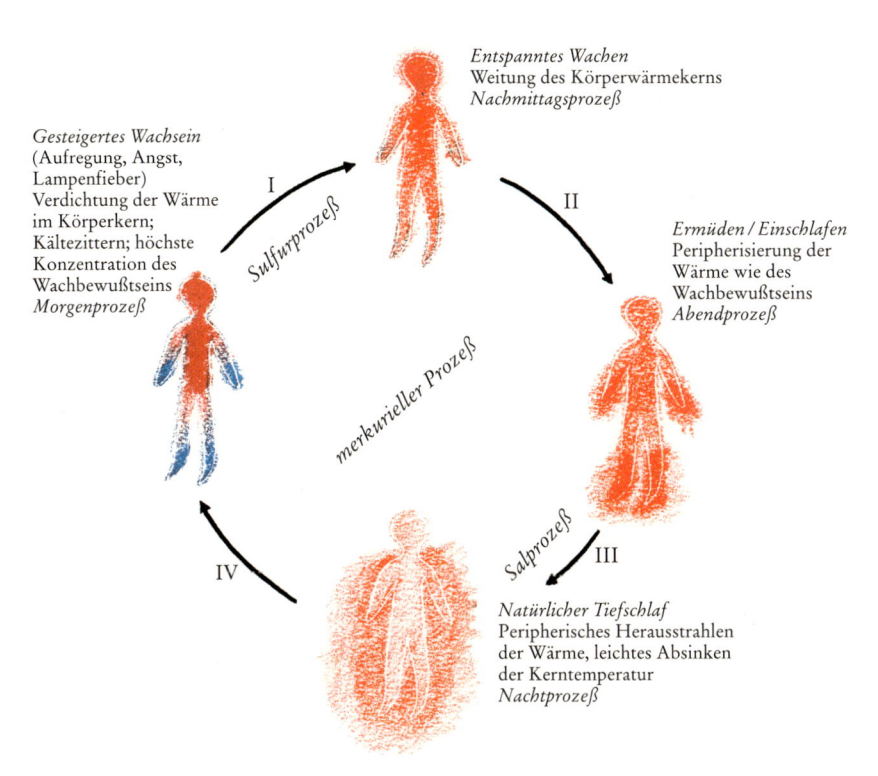

Natürlicher Tiefschlaf
Peripherisches Herausstrahlen
der Wärme, leichtes Absinken
der Kerntemperatur
Nachtprozeß

Abb. 6: Wärmeströmungen im Tagesgang beim gesunden Erwachsenen.

Jede Verstärkung der Wachheit (z. B. durch nervöse Erregung, Lampenfieber) erzeugt bzw. verstärkt das Wärmebild des Morgenzustandes; jede Ermüdung und Schläfrigkeit – auch z. B. eine künstlich durch Beruhigungsmittel oder Narkose erzeugte – ist unmittelbar mit einer Peripherisierung der Wärme (d.h. einem verstärkten Abendprozeß) verbunden.

So drückt sich in der Wärme die Atmung des menschlichen Ich aus, das beim Erwachen sich neu mit seinem Leib verbindet und ihn in der Geste sulfurischer Erwärmung ergreift und im Einschlafen ein Stück weit herausgeht, um auf eine andere Art mehr von außen an ihm zu wirken. Parallel mit der zunehmenden Erwärmung im Tagesgang verringert sich die Reaktionszeit des Menschen, wie man in wissenschaftlichen Versuchen festgestellt hat: Wenn der Leib richtig innerlich durchwärmt ist, ist der Mensch innerlich mehr anwesend

0   3   6   9   12   15   18   21   24   3 Uhr

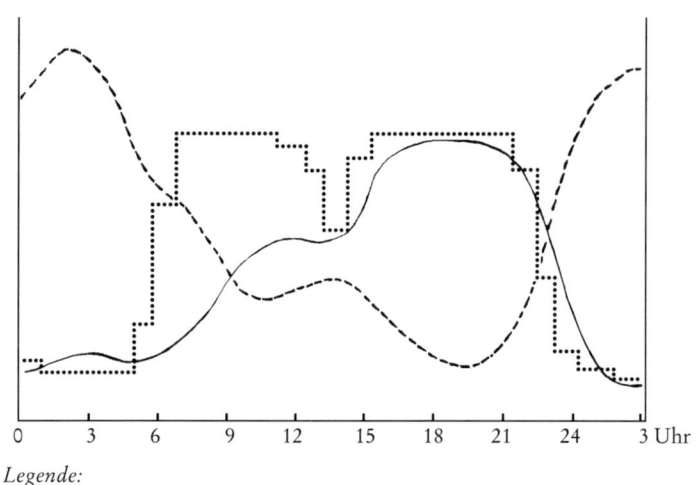

Legende:
•••• motorische Aktivität   — Kerntemperatur
--- akustische Reaktionszeit im Experiment

Abb. 7: Tagesgang der Kerntemperatur des gesunden Erwachsenen im Vergleich mit dem 24-Stunden-Rhythmus der motorischen Aktivität und der akustischen Reaktionszeit (nach B. Roßlenbroich, umgezeichnet).

und kann schneller auf Anforderungen der Außenwelt reagieren, sich schneller bewegen (Abb. 7).

Bei den Patienten mit entzündlich-rheumatischen Erkrankungen sind fast immer erhebliche Störungen dieses Atmens des Ich in der Wärme zu beobachten: Gewöhnlich überwiegt bei ihnen der Morgenzustand, und der Höhepunkt der sulfurischen Erwärmung im Mittagszustand wird den ganzen Tag über nicht erreicht. So haben sie den ganzen Tag über kalte Hände und Füße, ein inneres Frösteln und immer das Gefühl, «ich bin eigentlich noch nicht richtig warm». Dies ist der eine Typ unter den Rheumapatienten, der sozusagen im Morgenzustand der Wärme*ein*atmung steckenbleibt (Abb. 8 a, S. 190).

Ein zweiter Typ von Rheumapatienten hat zunächst ein ähnliches Problem: Auch sie werden häufig innerlich nicht richtig warm. Sie haben jedoch eine stärkere Tendenz zur Peripherisierung der Wärme, zum Wärmeabstrom an die Außenwelt; daher tritt dann an bestimmten Stellen, in stärker entzündeten Gelenken, lokal der Abendzustand der Entwärmung ein, obwohl der Leib im Inneren noch gar nicht richtig sulfurisch von der Eigenwärme durchdrungen werden konnte. Da schieben sich sozusagen mosaikartig Morgenzustand und Fragmente des Abendzustands, nicht zum Ende gekommene Einatmung und verfrühte Ausatmung der Wärme, ineinander (Abb. 8 b). Der eigene Leib kann nur oberflächlich erwärmt werden, die Höhe des sulfurischen Bogens um den Mittag herum wird umgangen. Die Kranken mit diesem Wärmebild sind in der Regel schwerer erkrankt und auch schwerer zu behandeln als die Patienten mit dem erstgenannten Wärmebild (des inneren Frösteln).

Unglücklicherweise nehmen gerade diese Kranken ihre innere Durchkühlung des öfteren gar nicht wahr. Dies hängt unter anderem auch damit zusammen, daß das subjektive Wärmeempfinden des Menschen stark von der Wärmeverteilung, d. h. der Durchwärmung der Körperperipherie, bestimmt wird. Daher frösteln wir vormittags leichter, obwohl im Inneren die Körpertemperatur ansteigt; nachts und beim morgendlichen Erwachen haben wir demgegenüber ein wohliges Wärmegefühl oder sogar das Empfinden von Überhitzung, obwohl die Kerntemperatur ihren Tiefpunkt erreicht hat. Es scheint, daß die Einatmung der Wärme im sulfurischen Morgenprozeß auch beim Gesunden eher mit der Empfindung von innerer Kühle, die Ausatmung der Wärme im abendlichen Salprozeß mit der Empfindung von innerer Wärme verknüpft ist. Bei den Rheumakranken kann die mangelnde Wahrnehmung der inneren Auskühlung besondes dann fatal werden, wenn die lokal überhitzten Gelenke durch Eispackungen u.ä. gekühlt werden und dadurch die Tendenz zur inneren Auskühlung des Organismus durch die Behandlung noch verstärkt wird. Denn aus dem hier skizzierten anthroposophischen Verständnis ist die chronische rheumatische Entzündung eine «kalte Entzündung», die in ihrem Verlauf langfristig gesehen durch eine Auskühlung des Organismus gefördert wird, auch wenn lokale Kälteanwendungen die örtlichen Beschwerden kurzfristig gesehen in einem Teil der Fälle vermindern. Das «Rheuma» ist nicht nur ein lokales Problem einzelner Gelenke, sondern eine globale Krankheitstendenz des Gesamtorganismus, die sich am merkurialen Funktionssystem des Bindegewebes nur besonders augenfällig manifestiert.

Dies läßt sich z. B. an den krankhaften Veränderungen der Blutflüssigkeit aufzeigen, da das Blut ja Träger der Wärme und damit

a *b*

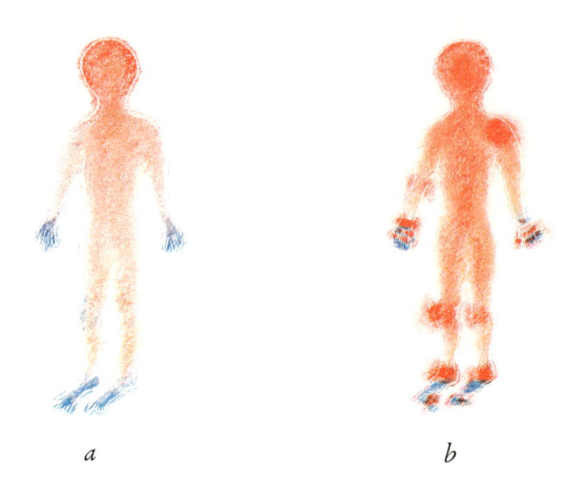

Abb. 8: Wärmebild der zwei Konstitutionstypen der chronischen Polyarthritis (Gelenkrheuma). a: Der innerlich fröstelnde Typus bleibt im erwärmenden Morgenprozeß stecken (er entspricht überwiegend dem unten geschilderten stoffwechselgestörten Patiententyp). b: Der peripher überwärmte Typus zeigt ein Mosaik von Morgen- und Abendprozeß (er entspricht überwiegend dem unten geschilderten nervösen Patiententyp).

auch in besonderer Weise ein Instrument der Ichkräfte ist und bei der Integration der Organfunktionen zum einheitlich wirkenden Organismus eine zentrale Rolle spielt: Im Zusammenhang mit den Veränderungen der Bluteiweiße, die sich bei jeder ausgedehnteren Entzündung abspielen, entsteht gerade bei der chronisch-rheumatischen Entzündung eine Erhöhung der Viskosität des Blutplasmas. Das Blut wird innerlich zähflüssiger, steifer, und diese innere Steifigkeit des Blutes, die man mit einem relativ einfachen Viskosimeter messen kann, ist ein sehr genaues Maß für die Krankheitsaktivität im Gesamtorganismus. Im Inneren des Körpers, im Blut, das eigentlich flüssig beweglich sein muß, entsteht also eine Versteifung. Außen, in der Peripherie der Extremitäten, wo wir die meisten Gelenke haben, wird aus dem Blut normalerweise eine zähflüssige, hoch-viskose Flüssigkeit abgesondert, die als Gelenkflüssigkeit den Knorpel ernährt und seine zäh-elastische Verformbarkeit unterstützt. Hier ist im gesunden Zustand eine Flüssigkeit von «kühler» Qualität tätig, während das Blut die Wärmetönung des Körperinneren so stark wie nur möglich aufnimmt, um möglichst beweglich und anpassungsfähig zu sein.

Beim Rheumakranken nun schiebt sich im Körperinneren beheimatete «warme» Beweglichkeit des Blutes zu stark in die Peripherie hinein – die Gelenkhöhle schwillt an, wird warm und dünnflüssig, zu wenig viskös. Die kühle Viskosität der Gelenkflüssigkeit schiebt sich umgekehrt von außen nach innen in das Blut hinein. Kühle fließt nach innen, erzeugt innere Verhärtung, und innere Wärme fließt nach außen ab, wo wir entzündliche Auflösung nahe der Körperoberfläche haben. Indem sich die innere Wärme so unkontrolliert an die Außenwelt verliert, bleibt nach innen hin eine zunehmende Auskühlung und Verhärtung zurück. Die Geste der Erkrankung folgt somit – prozessual verstanden – der Gesetzmäßigkeit des Salzprinzips: Freiwerden von Wärme nach außen, Verdichtung nach innen.

Das Formproblem:
Ablagerung unbelebter physischer Stofflichkeit

So resultiert insbesondere aus dem Wärmeproblem der Rheumapatienten schließlich ein Formproblem: die physische Verhärtung und Deformation, die sich nicht nur an der Abnahme der inneren Beweglichkeit des Blutes, sondern an der Steifigkeit, Verkrampfung und Bewegungsbehinderung von Gelenken, Sehnen, Muskeln und schließlich dem physischen Formverlust bis in die knöcherne Struktur des Skeletts hinein zeigt. Während der Krankheitsverlauf zunächst einmal den Zusammenbruch der merkurialen Vermittlung, das ungeregelte Schwanken zwischen Verhärtung und Auflösung, zwischen Sal und Sulfur zeigt, tendiert die Erkrankung in ihrer Gesamtwirkung und im Endstadium mehr und mehr zur salinischen Verhärtung hin – wie wir an der knöchernen Durchbauung der Gelenke nach «ausgebrannter» rheumatischer Entzündung physisch sehen können.

Das gestörte Verhältnis der vier Wesensglieder bei der chronischen Entzündung des Bindegewebssystems besteht also typischerweise in einem chronisch erschöpften, schwachen Ätherleib, der den Leib nicht mehr genügend durchleben kann, und einem geschwächten Ich, das den Leib nicht mehr richtig durchwärmen kann, da es insbesondere im Stoffwechsel sich nicht ordentlich mit dem belebten Körper verbinden kann. Das Seelische (der Astralleib) aber ist stark oder jedenfalls unter innerer Spannung und verbindet sich in der Geste der Einatmung, der wachen Tagestätigkeit heftig und intensiv mit dem Physischen, was im Körperlichen zu Verspannung, Schmerzen und schließlich zur Entzündung, zum Abbau führt.

Der Zusammenbruch des merkurialen Funktionssystems und die beiden Konstitutionstypen

Wenn man das Wesensgliederverhältnis dieser Kranken nun noch zusätzlich vom Gesichtspunkt des dreigliedrigen Menschen aus betrachtet, kommt man zu dem Eindruck, daß alle drei höheren Wesensglieder zu stark im Nerven-Sinnes-System engagiert sind: Der Ätherleib ist zu stark im Vorstellen und Denken tätig und zu wenig aufbauend und leibbildend tätig. Ähnlich verhält es sich mit dem Ich, das in der Begegnung mit anderen Menschen im Seelischen ganz anwesend ist, sich aber im Stoffwechsel und der Aufrichtung und Bewegung der Außenwelt nicht kraftvoll genug entgegenstellen kann. Der Astralleib ist während der Nacht über den Stoffwechsel zu wenig aufbauend tätig und statt dessen zu stark zentripetal «von außen», im Sinne der bewußtseinsvermittelnden Tagestätigkeit, abbauend tätig. Insofern überwiegt die *bewußtseinsorientierte* Tätigkeit der Wesensglieder vom oberen Menschen her; der Mensch wird insgesamt zu stark Sinnesorgan, was sich an den abgeschwächten Sinnesorganen des Stoffwechsel-Gliedmaßen-Systems, den Gelenken, in besonders verhängnisvoller Weise manifestiert. Das in die innere Welt schauende Gelenk wird sozusagen ganz Auge und verfällt damit den Gesetzen des Physischen, der Außenwelt; der überhandnehmende Salprozeß führt im Leiblichen zu Versteifung und Entwärmung, im Seelischen zur Überwachheit der leibgebundenen Bewußtseinskräfte im Schmerz.

Eine *chronisch-rezidivierende* Entzündung im Bindegewebe entsteht jedoch offenbar erst dann, wenn zugleich die atmende Vermittlung zwischen dem Nerven-Sinnes-System und dem Stoffwechsel-Gliedmaßen-System in einer tiefgreifenden Weise gehemmt ist und demzufolge das das Bindegewebe beherrschende merkuriale Funktionssystem zusammenbricht. Diese Störung der rhythmischen

Vermittlung kann einerseits bei einer nerven-sinnes-betonten Konstitution «von oben her» oder bei einer stoffwechselbetonten Konstitution «von unten her» entstehen; und gerade im Hinblick auf die anthroposophische Therapie ist es sehr bedeutsam, diese beiden unterschiedlichen Konstitutionstypen zu unterscheiden.

Beim letztgenannten, *stoffwechselgestörten Typ* sind die sulfurisch auflösenden Kräfte konstitutionell betont, und die abbauenden, gestaltenden Kräfte des Nerven-Sinnes-Systems wirken ihnen ungenügend entgegen: Da diese ihre Aufgabe im normalen Abbau der Nahrungsstoffe durch Magen-, Gallen- und Pankreassekrete vernachlässigen, ziehen die sulfurisch-auflösenden Kräfte sich vor der mangelhaft zerstörten Nahrungssubstanz gleichsam zurück zur Peripherie des Organismus; denn erst hier können sie das rechte Zusammenspiel mit den gestaltenden Kräften des Nerven-Sinnes-Systems finden. Die eigentliche Auflösung der Verdauungssubstanzen findet daher zu spät, weit jenseits der Darmwand statt – es kommt zu Verdauung an falscher Stelle, zur Entzündung.

Da die sulfurisch-auflockernden Tendenzen konstitutionell überwiegen, entwickeln diese Kranken recht wäßrige Gelenkschwellungen, die insbesondere zwischen den Fingergrundgelenken und an den Handgelenken oft regelrecht kissenartig ausgeprägt sind. Die ganze Gestalt dieser Patienten ist füllig und rundlich, manchmal richtiggehend wäßrig verquellend, die eiweißaufbauenden, «albuminisierenden» Kräfte überwiegen. Im Stoffwechsel bestehen meist multiple Nahrungsmittelunverträglichkeiten (intestinale Pseudoallergien). Der Genuß derartiger Nahrungsmittel führt aufgrund der Schwäche der Abbaukräfte zu Magenschmerzen, Völlegefühl oder Blähungen, Kopfschmerzen und eben häufig zu verstärkten Entzündungen in den peripheren Gelenken. Neben der Empfindlichkeit der Magenschleimhaut besteht oft eine Trägheit im unteren Magen-Darm-Trakt in Form einer (vorwiegend atonischen) Obstipation (vgl. Abb. 9).

Bei dem anderen, nervösen Konstitutionstyp überwiegen die Wirkungen der Sinnes- und Nervenprozesse und damit die zentripetal verdichtenden Kräfte. Schon in seiner ganzen Gestalt zeigt sich dieser Mensch sehr konturiert und gestaltet, insbesondere im Bereich von Kopf, Hals, Schultern und Händen. Die betonte Nerven-Sinnes-Wirkung wird vom Stoffwechsel zuwenig aufgefangen, findet dort

Stoffwechselgestörter Typ	Nervöser Typ
Eher träumend, vertrauensvoll und lenkbar, willensschwach	Überwach, abstrakt-kühl, rational (z. T. unvermittelt überschießend in feurigen Willen)
Neigung zu Trägheit, Rückzug von der Bewegung	Innere Unruhe, Getriebenheit, Bewegungsdrang
Wäßrig-fülliger Habitus oder derb, plump	Gestalt schmal, feinkonturiert (Gesicht, Schultern)
Diffus kühle Hände und Füße / Inneres Frösteln	Scharfes Aufeinanderstoßen sehr kalter / überwärmter Gelenkregionen, Wechsel von Frieren und Hitzeempfinden
Wäßrige Gelenkschwellungen (Gelenkergüsse)	Derbe, pannös-federnde Gelenkschwellungen
Befall eher etwas proximaler (an Hand- und Fingergrundgelenken betont)	An den Händen ist der Befall etwas peripherischer (an Fingergrund- und Mittelgelenken betont)
Teilweise eher fettige Haut, zu exsudativen Veränderungen neigend	Fast immer trockene Haut mit Neigung zu Schuppung, Ekzem- und Krustenbildung (insbesondere in Kopfnähe)
Intestinale Pseudoallergien	Echte Allergien der Atemwege
Entzündliche Läsionen der Magenschleimhaut	Bauchkrämpfe, Maldigestion
Eher übergewichtig, geringe Gewichtsabnahme im akuten Schub	Allgemein Neigung zu Untergewicht, starke krankheitsbedingte Gewichtsabnahme
Atonische Obstipation, Kopfschmerzen	Nervöse Durchfälle bei Aufregung, Streß
Anamnese: Gesundheit im 1. und gehäufte Erkrankungen ab dem 2. bis 3. Lebensjahrzehnt, insbesondere akut-entzündliche, Stoffwechsel- und Ablagerungskrankheiten	Frühe Erkrankungstendenz schon im 1. Lebensjahrzehnt (als Kleinkind blaß, zierlich, untergewichtig)
Stauung und Prädominanz der vom Stoffwechsel ausgehenden zentrifugal-auflösenden Kräfte → periphere Entzündungen durch ‹Verdauung an falscher Stelle›	Stauung und Prädominanz der vom Sinnes-Nerven-System ausgehenden zentripetalen Kräfte → Verhärtung, Abbau und Zerfall primär in den oberen, peripheren Bereichen des Organismus
Fastenkur nach salinischem Prinzip einschneidend wirksam (Möhrensaft, Glaubersalz, Equisetumtee)	Vegetarische, zuckerfreie Kost, insbesondere auch mit Früchten und Blattgemüse

Abb. 9: Konstitutionstypen der entzündlich-rheumatischen Erkrankung.

nicht ihr Gegengewicht. Sie ergreift daher unmittelbar den physischen Körper, zunächst vor allem im Bereich von Kopf, Hals und Atmungstrakt und der übrigen Peripherie des Organismus, wo die Sinnes- und Nervenprozesse überwiegen. Dort kommt es dann zu Verhärtungs- und Abbauvorgängen und sekundär ebenfalls zu Entzündungen.

Die Gelenkschwellungen dieser Kranken imponieren eher derb, als Verfestigung, insbesondere an den Händen. Zu wäßrigen Gelenkergüssen kann es bei schweren Schüben kommen, diese entstehen jedoch vor allem ganz unten, in den Kniegelenken und Füßen; hier entfällt ihnen die Flüssigkeit. Auch im Darmtrakt überwiegt das zentripetal Verdichtende des salinischen Prinzips. Die Patienten neigen zu Bauchkrämpfen in der Mitte des Abdomens, ähnlich wie bei einer chronischen Pankreatitis. Die durch die Darmnerven vermittelte Darmperistaltik ist gesteigert. Insbesondere bei Streß und nervöser Erregung entwickeln diese Patienten Durchfälle bei oberflächlicher Verdauung und verminderter Ausnutzung der Nahrung, denn sie haben eine Schwäche des Aufbaus, der Assimilation der Substanzen, und neigen daher zu starker Gewichtsabnahme im Zusammenhang mit der rheumatischen Erkrankung. Im Seelischen sind diese nervösen Patienten überwach, kühl und abstrakt auf der einen Seite, und können dann unvermittelt in einen feurigen, ganz energischen Willen überschießen – vor allem die Kräfte der Mitte fehlen ihnen, das Ausgleichende der Herzens- und Gemütkräfte. Hier taucht auch im Seelischen das Bild der für sie typischen Wärmestörung auf: Abstrakte Kühle und feurige Hitze stehen unvermittelt nebeneinander (vgl. Abb. 8 rechts sowie Abb. 9).

Im Seelischen sind die stoffwechselbetonten Patienten mehr träumend, stehen mehr auf der Seite der Ausatmung; sie haben weniger Abstraktionskraft, sind leichter zu führen und im allgemeinen vertrauensvoll gegenüber dem Arzt. Sie versacken in der Schwere, in Trägheit und Bewegungsunlust, während die nervösen Typen innerlich unruhig und getrieben wirken und einen eher übersteigerten Bewegungsdrang haben. Bei den stoffwechselgestörten Patienten ist dann das Abführen und die Fastenkur die elementare Grundlage der Therapie, während bei den anderen, den neurasthenischen Patienten, die Krankheitssituation sich unter dem Fasten wesentlich verschlechtert. Bei ihnen bedarf es eher einer Diätetik der Sinne – das innere «Zur-Ruhe-Kommen» ist eine entscheidende Grundlage der Behandlung.

Die Moore als merkuriale Landschaftsbildung
im Organismus der Erde

Auf der Suche nach geeigneten Heilmitteln – speziell für die schwerer zu behandelnde nervöse Erscheinungsform der rheumatischen Erkrankung – stieß ich auf eine besondere Pflanzenformation in der europäischen Landschaft: die Moore. Insbesondere fesselten mich die Hochmoore, die man im nördlichen Mitteleuropa noch besonders schön und vom Menschen unberührt erhalten finden kann – und an deren Randbezirk unser Sumpfporst beheimatet ist. Es handelt sich hier um überaus empfindliche, sehr langsam wachsende Landschaftsformen – die letzten unberührt erhaltenen Inseln einer europäischen Urlandschaft, die dem Kultivierungsbestreben des Menschen bis weit in unser Jahrhundert hinein zu trotzen vermochten.

Moore können allgemein dort entstehen, wo sich auf wasserundurchlässigem Gestein in einem relativ feuchten und kühlen Klima aufgrund hoher Niederschläge und geringer Verdunstung stagnierende Nässe entwickelt. Im nord-südlichen Profil Europas finden sich solche Bedingungen vor allem in den nördlichen gemäßigten Breiten gegeben, die aufgrund der hohen Niederschläge die Voraussetzungen für das Vorherrschen merkurialer Prozesse bieten (vgl. Abb. 10). Mit der stauenden Feuchtigkeit entsteht eine geringe Durchlüftung, wodurch der Boden nicht genügend durchatmet wird und zahlreiche Pflanzen von den Wurzeln her ersticken; da jedoch auch die im Boden lebenden Mikroorganismen gehemmt werden, bleibt der Abbau absterbender pflanzlicher und tierischer Substanz auf halbem Wege stehen: Es kommt zum Aufstocken halbbelebter organischer Substanz – dem Torf – auf staunasser Grundlage.

Im Falle der einseitigsten Moorbildung – der Hochmoore – bildet das Massenwachstum von *Torfmoosen* (vgl. Abb. 11) die Voraussetzung für die Bildung einer solchen Torflagerstätte. Moose sind Pflanzen, die weder Wurzeln noch wirkliche Blüten haben, also ganz in der merkuriellen Sphäre des Stengel- und Blattbereiches aufgehen. Sie wachsen gern an feucht-schattigen Standorten, z. B. in Wäldern, und tragen durch ihre Fähigkeit, Niederschlagswasser zu binden und langsam wieder abzugeben, wesentlich zur Regulierung des Wasser- und Klimahaushaltes der Landschaft bei.

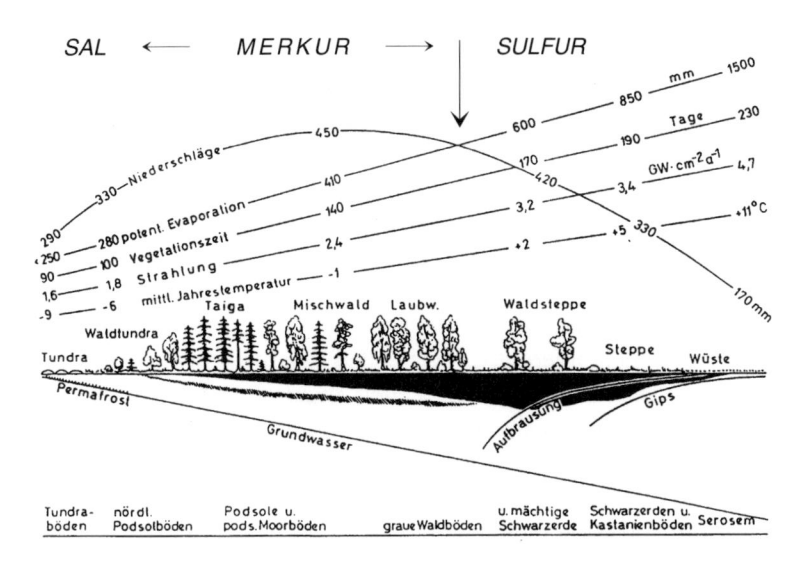

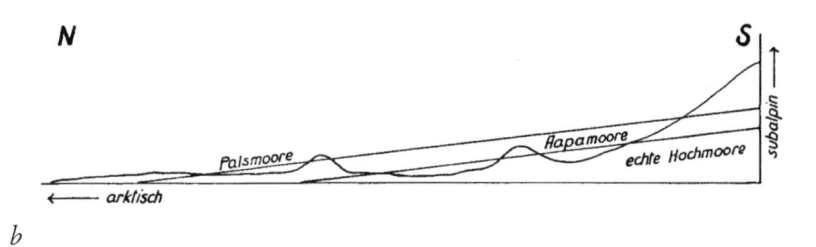

Abb. 10: Klimatische Bedingungen der Moorbildung in Europa. a: Schema des Klimaverlaufs, der Vegetationsgliederung und der Bodenausbildung in einem Nord-Süd-Längsschnitt von Nordosteuropa bis zur kaspischen Niederung. Wo die Niederschlagskurve die ansteigende Linie der potentiellen Verdunstung (Evaporation) schneidet (siehe Pfeil), liegt die Grenze zwischen feuchtem (links) und trockenem Klima (rechts). Die Voraussetzungen für die Bildung von Mooren, insbesondere von Hochmooren, sind vor allem in dieser mittleren Region kühl-gemäßigter Feuchte gegeben. (Nach Vysockom und Morozov aus Walter 1990, entnommen aus Larcher 1994.) b: In Mitteleuropa herrscht die entsprechende Kühle vorwiegend in höheren Lagen, in arktischen Breiten bereits in den Niederungen. (Nach Osvald aus Overbeck 1975.)

Diese allgemeine Beziehung der Moose zum Wasser wird bei den Torfmoosen in einer speziellen Weise weiterentwickelt, indem sie eine innere und äußere Wasserbindung und -leitung nach dem physikalischen Prinzip der Kapillarität ausbilden. Diese Wasserleitung wird durch verschiedene, nur unter dem Mikroskop erkennbare Einrichtungen erzielt: Durch Absterben einzelner Zellen in den Blättchen werden an deren Stelle Wasserspeicherräume geschaffen, die durch Zellwandlöcher eine Verbindung nach außen erhalten. Diese toten Wasserspeicher«zellen» überwiegen an Größe und Zahl die Blattgrün enthaltenden lebenden Zellen der Blättchen. Am Stämmchen sind kleine flaschenartige Zellen angeordnet, die spitzenwärts eine kleine Öffnung besitzen und wie Feldflaschen funktionieren. Da die einzelnen Torfmoospflänzchen eng nebeneinanderliegen, wird auch zwischen den herabhängenden Seitenästchen und dem Hauptstamm Kapillarwasser gebunden. Die innere Wasserleitung, über die die höheren Pflanzen sonst verfügen, spielt bei ihnen hingegen keine Rolle. Da die Wasserspeicherung nach physikalischen Prinzipien allein durch den physischen Bau der Torfmoose erzielt wird, verfügt die Pflanze über keine Möglichkeit zur Regulation ihres Wasserhaushaltes. In einer Tiefe von 10 bis 15 cm verfärben sich die Torfmoose weißlich und einige Zentimeter weiter unten bräunlich, wo sie absterben und zum Torf zusammengepreßt werden. Sie haben keine Würzelchen, sondern gehen nach unten kontinuierlich in ihr physisches hochverdichtetes Konglomerat, den Torf, über, während sie nach oben hin fortlaufend weiterwachsen. Bei Wassermangel trocknet daher die Pflanze vollständig aus und nimmt dann anstelle des satten Grün oder Rotbraun eine fahlgrüne bis blaßbraune Färbung an, die den Torfmoosen auch den Namen Bleichmoose verliehen hat (siehe Abb. 11).

Das ganze Hochmoor ist somit im Grunde ein riesiges Moospolster, aus einem bunten Mosaik von bis zu zwanzig Torfmoosarten, dem sich einige höhere Pflanzen hinzugesellen. Durch ihren äußerst geringen Nährstoffbedarf haben sie die Fähigkeit, in einem stark sauren Milieu zu leben; außerdem verstärken sie die Säurewirkung durch einen Ionenaustausch an ihrer Oberfläche und können dadurch konkurrierende Pflanzen ausschalten – es entsteht die für die Hochmoore typische Massenentwicklung.

Durch die geschilderte Ausbildung unzähliger innerer und äußerer

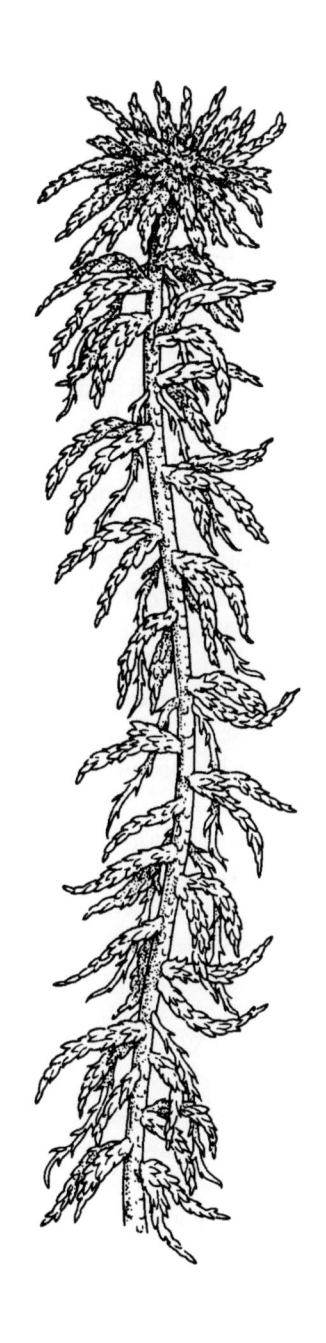

Abb. 11: Torfmoospflänzchen (Sphagnum acutifolium; aus Gerken).

Hohlräume sind die Torfmoose befähigt, das Wasser nach physikalischen Prinzipien (der Kapillarität) relativ schnell und weit in die Höhe zu saugen. Der mit Wasser vollgesogene Torf und die an seiner Oberfläche sitzenden Torfmoose können so einen mooreigenen Wasserspiegel ausbilden, der bis zu mehr als 10 Metern über dem Grundwasserspiegel der umgebenden Landschaft liegt.

Es zieht sich hier sozusagen nach oben hin das lebende Pflanzenwesen aus seinem physischen Gerüst zurück, damit dieses zunächst noch nach physikalischen Prinzipien Wasser zu speichern und hinaufzusaugen vermag, bis es schließlich unter dem Druck der Torfmassen zu wasserundurchlässigen Schichten zusammengepreßt wird. Ab einer Torfmächtigkeit von 40 bis 60 cm ist aufgrund dieser physischen Verdichtung der Pflanzensubstanz der Torf wasserundurchlässig geworden, so daß ein Aufsteigen von Grundwasser in den Hochmoorbezirk herein nicht mehr möglich ist.

Diese Torfmoose, die gemeinschaftlich wie ein Schwamm große Wassermengen binden, haben nach heutiger Kenntnis eine bedeutende Wasserspeicherfunktion für die Landschaft, solange das Hochmoor noch lebendig ist. Ein Torfpflänzchen kann bis zum Zwanzig- bis Fünfundzwanzigfachen seines Trockengewichtes an Wasser speichern. So hat man für ein 25 km^2 großes Moorgebiet im bayerischen Alpenvorland berechnet, daß der Torfkörper bei einer Wassersättigung von rund 80 % etwa 40 Mio. m^3 (= 40 Mrd. Liter) Wasser bindet.[14] Dabei wurde experimentell gemessen, daß unberührte lebende Hochmoore nach starken Niederschlägen den Wasserüberschuß aufnehmen und lange Zeit speichern und nur sehr langsam an die umgebende Landschaft abfließen lassen, während derselbe Regenguß in einem kultivierten Hochmoor zu einer hochwasserähnlichen kurzfristigen Spitze des Wasserabflusses führte, deren Spitze um etwa das Achtfache höher lag.[15] Intakte lebende Hochmoore haben demnach die Funktion wichtiger Flüssigkeitsspeicher für die Landschaft, die überschüssige Niederschläge aufnehmen und für trockene Zeiten bereithalten – also eine ausgleichende, beweglich vermittelnde Funktion in bezug auf das lokale Klima und den Flüssigkeitshaushalt der Erde.

*Die Entwicklung von Mooren
als Vereinseitigung von Feuchtgebieten*

Moore können sich in der Umgebung von Quellaustritten in Geländesenken oder auch in Wäldern ausbilden, wo es durch die geschilderten Klimavoraussetzungen und die Formen und Beschaffenheit des Gesteinsuntergrundes zu einer zunehmenden Vernässung kommt und die Wurzeln der Bäume und anderer höherer Pflanzen schließlich durch Erstickung im andauernd anstehenden Wasser zugrunde gehen.

Ein anderer, besonders typischer Weg der Moorentwicklung geht von einem stehenden Stillgewässer aus, z. B. einem Teich oder See, der aufgrund der oben geschilderten Klimavoraussetzungen und geringer Wasserbewegung ein Ungleichgewicht zwischen relativ verminderten Abbauvorgängen bei reichlichem Aufbau organischer Substanz durch die pflanzliche Vegetation entwickelt. Es kommt so zu Ansammlungen und Ablagerungen organischer Schlamme und zum allmählichen Einwachsen der Pflanzendecke vom Gewässerrand aus, die bei einem entsprechend seichten, stillen Gewässer im Laufe vieler Jahre zur allmählichen Verlandung des Sees führt. Diese Entwicklung ist in Abbildung 12 gezeigt. Das stehende, flache Gewässer ist bei geringer Strömung schlecht durchatmet und demzufolge sauerstoffarm. An seinem Ufer finden wir zunächst die Laichkräuter, Seerosen und andere Wasserpflanzen, am Rande das Schilf, die Rohrkolben und die Seggenarten, die mit der Verlandung dann mehr und mehr nach innen vorwachsen; im Zuge der Ablagerung halb verwester organischer Substanz ist der See schließlich nach vielen Jahren zugewachsen, die Wasseroberfläche verschwunden: Es entsteht ein Erlenbruchwald, womit die Entwicklung hier zu einer vom Menschen nutzbaren Landschaft übergehen könnte. Bei den entsprechenden kühl-feuchten Klimabedingungen und weiter sich stauender Nässe müssen die Baumwurzeln jedoch nach Jahren ersticken; die Bäume sterben ab und werden dann schließlich von Torfmoosen überwuchert, die bei mineralstoffarmem und sich zunehmend ansäuerndem Wasser allen Konkurrenten überlegen sind. So wächst im Laufe von Jahrtausenden der Torfmoosverband immer höher, seine basalen Anteile werden unverwest zum Torf zusammengepreßt, während er nach oben hin weiter wächst und sich im Laufe

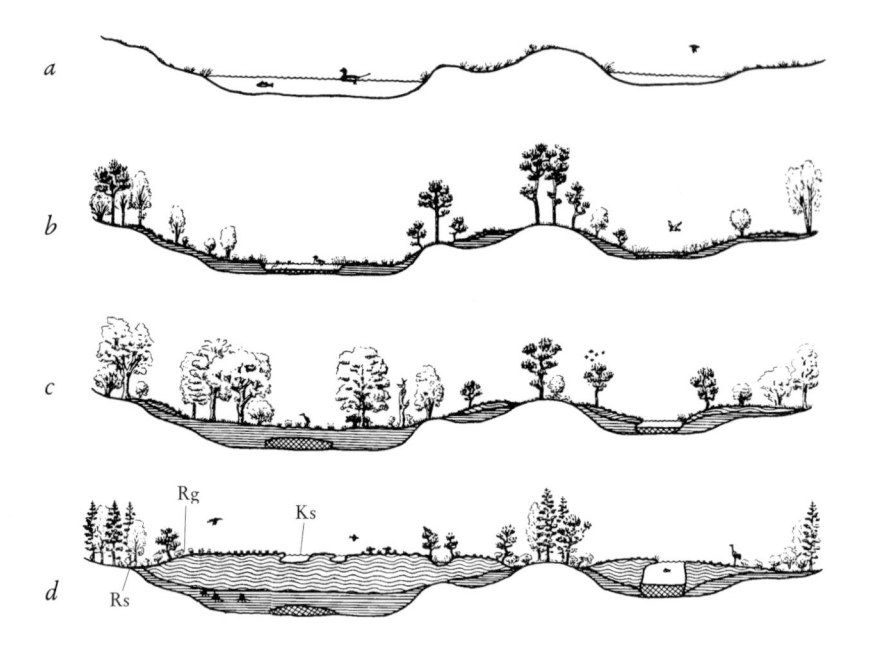

a) vor 10000 Jahren: Mit der nacheiszeitlichen Schmelze des Inlandeises bilden sich viele Seen, Wasserrinnen und feuchte Senken auf einem Hochplateau in der südschwedischen Moränenlandschaft. Das Klima wird wärmer und trockener; die Vegetation wird von Gräsern, Strauch- und Zwergstrauchheiden geprägt.

b) vor 7000 Jahren: Das Klima ist seit einem Jahrtausend wieder kälter und feuchter geworden. Die Seen verlanden mehr und mehr, auf ihrem Grunde setzt sich ein Schlamm aus Ton, Kalk und organischem Detritus ab, der Mudde genannt wird. Neben diesen Niedermooren beginnen sich an den höhergelegenen, vom Grundwasser abgeschnittenen Geländepartien Torfmoose anzusiedeln.

c) vor 5000 Jahren: Seit den letzten 500 Jahren ist es wärmer geworden. Über den Niedermoorablagerungen der inzwischen völlig verlandeten Seen hat sich ein Bruchwald aus Erlen, Birken und anderen Laubgehölzen angesiedelt. An den trockneren höhergelegenen Stellen wachsen Torfmoose und Kiefern in Strauch- und Zwergstrauchheiden: Ein Waldhochmoor entsteht. Es folgt jedoch eine neue kaltfeuchte Klimaperiode, die das Wuchern der Torfmoose begünstigt. Der Bruchwald verfällt, da die Baumwurzeln in der Staunässe ersticken.

d) Komosse heute: Mehrere Meter dicke Lagen von Hochmoortorf haben sich über der einstigen Seenlandschaft abgelagert, die nun in ein Plateauhochmoor übergegangen ist. Sträucher und Bäume konnten sich nur an höhergelegenen, trockneren Stellen sowie auf vereinzelten «Inseln» mineralischen Bodens halten.

(Rs = Randsumpf, Rg = Randgehänge, Ks = Kolksee)

Hochmoortorf aus Torfmoosen (schwach zersetzt)

Niedermoortorf aus Seerosen, Seggen und anderen grasartigen Pflanzen, Schilf, Bruchwald (stark zersetzt)

Mudde (ursprünglich schlammartige feste Ablagerungen aus Ton, Kalk, organischem Detritus) von etwa zehntausend Jahren schließlich bis über 10 m weit über das Niveau der umgebenden Landschaft aufwölbt. Hiermit ist ein typisches *Plateauhochmoor* entstanden, wie in Abbildung 12 unten aufgezeigt.

Aus der Umgebung kommend, durchwatet man zunächst einen feuchten Morast oder flachen Teich, den *Randsumpf*, in dem sich das aus dem Hochmoor abfließende Regenwasser ansammelt. Jenseits steigt man eine kleine Anhöhe hinauf, die mit Kiefern und Sträuchern und im europäischen Nordosten auch mit Ledum palustre bewachsen ist – das *Randgehänge*, welches die weitgehend baumfreie Oberfläche des Hochmoores zirkulär umsäumt (siehe Abb. 13). Diese Moorhochfläche ist fein gewellt, mit konzentrisch angeordneten trockeneren Erhöhungen (*Bulten*), von Gräsern und Heidekrautgewächsen bestanden, und kleinen, von Torfmoosen bewachsenen Vertiefungen (*Schlenken*), in denen sich das tiefbraune, saure Moorwasser ansammelt. Im Zentrum der Hochmooroberfläche bilden sich vielfach sogenannte Mooraugen oder Kolkseen, an deren Rand die Torfmoosdecke intensiv von Heidekrautgewächsen und anderen Pflanzen mit kriechenden Wurzelausläufern durchflochten wird; hier bildet sich ein elastisch schwingender Pflanzenteppich aus, der *Schwingrasen*, der sich mit dem wechselnden Wasserstand hebt und senkt, da er eigentlich eine auf dem Wasser schwimmende Pflanzendecke darstellt (vgl. Abb. 14 b). Vereinzelt bilden sich Ablaufrinnen (*Rüllen*), die überschüssiges Wasser vom Hochmoorplateau zum Randsumpf hin ableiten (siehe Abb. 12 unten).

Vom zentralen Typus des Plateauhochmoores ausgehend, differenzieren sich diese Hochmoore in Mitteleuropa in charakteristischer Weise. Nach *Westen* hin herrscht ein mehr ozeanisches Klima, mit kühlen und feuchten Sommern, die der Waldbildung entgegenwirken; hier sehen wir riesige terrainbedeckende Moore, die sozusagen nur noch baumfreie Hochfläche sind, die *Deckenmoore* in Irland und Schottland. Im kontinentalen Klima des *östlichen* Europa und Asiens sind die Sommer trockener und dadurch waldbegünstigend: Hier kann sich das Randgehänge gleichsam über die ganze Oberfläche des

‹ *Abb. 12 (links): Entwicklung eines Hochmoores am Beispiel des Plateauhochmoores Komosse in Südschweden (nach Franzen 1986; vgl. das Foto der Abb. 14 a).*

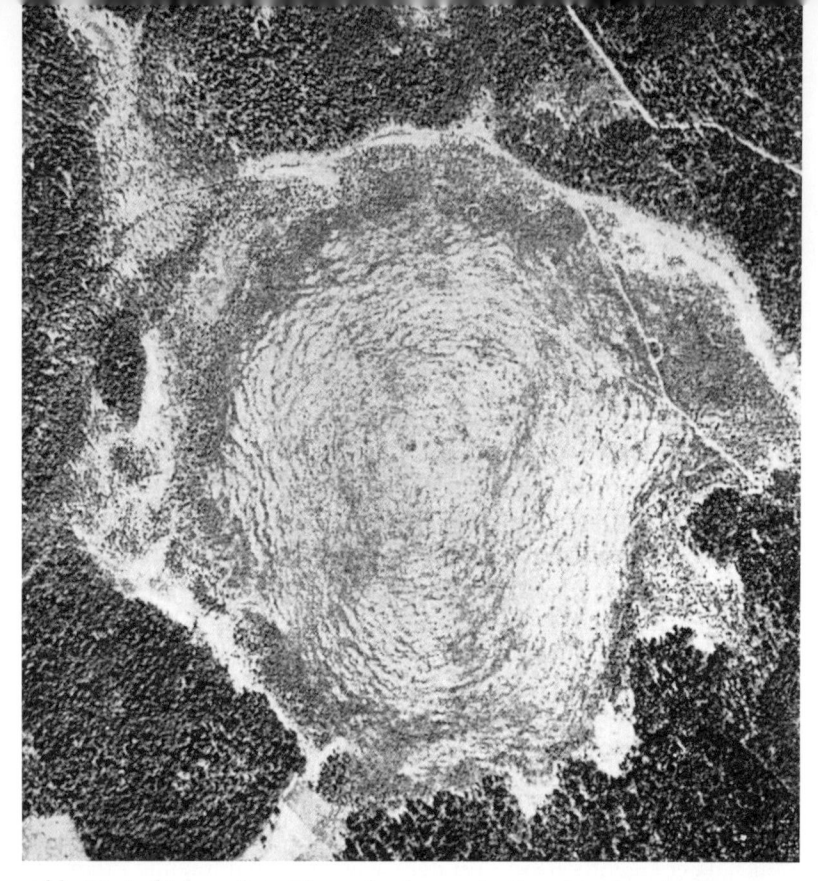

Abb. 13: Aufsicht auf ein Plateauhochmoor in Ostschweden: das Ryggmossen bei Uppsala. Es ist von dichtem Wald umgeben (dunkel), der helle Saum entspricht dem Randsumpf (Lagg), nach innen folgt das wenig steile Randgehänge (mittelgrau), das mit einigen Waldkiefern und Ledum palustre bestanden ist, ferner mit Heidelbeeren, Preiselbeeren und anderen Zwergsträuchern seiner Familie (Heidekrautgewächse). Im Zentrum liegt die baumfreie Hochfläche, die einen überwiegend konzentrischen Verlauf der Bulte (dunkler) und Schlenken (hell) aufweist. (Nach Du Rietz 1957, entnommen aus Overbeck 1975.)

Abb. 14: Zwei charakteristische Hochmoortypen in Schweden. a: Die Oberfläche eines großen, mehr westlich gelegenen Plateauhochmoores (Komosse, ca. 6 · 12 km großer Hochmoorkomplex bei Jönköping, Südschweden; hier war Sumpfporst nicht zu finden). b: Zentraler Kolksee eines Waldhochmoores bei Vimmerby, 100 km östlich von Komosse: vorn der Schwingrasen mit roten und grüngelben Torfmoosen, noch davor der Zwergstrauchgürtel mit zahlreichen Heidekrautgewächsen; zwischen ihnen und im Schatten der Kiefern auf der gegenüberliegenden Seeseite wächst reichlich Sumpfporst.

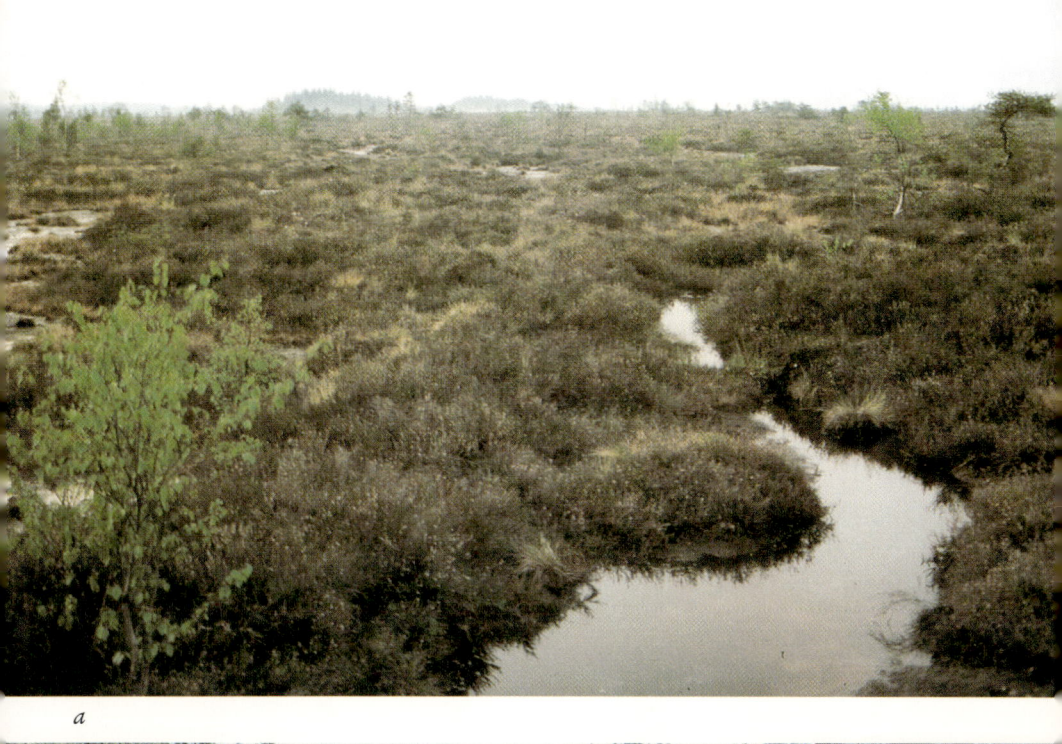

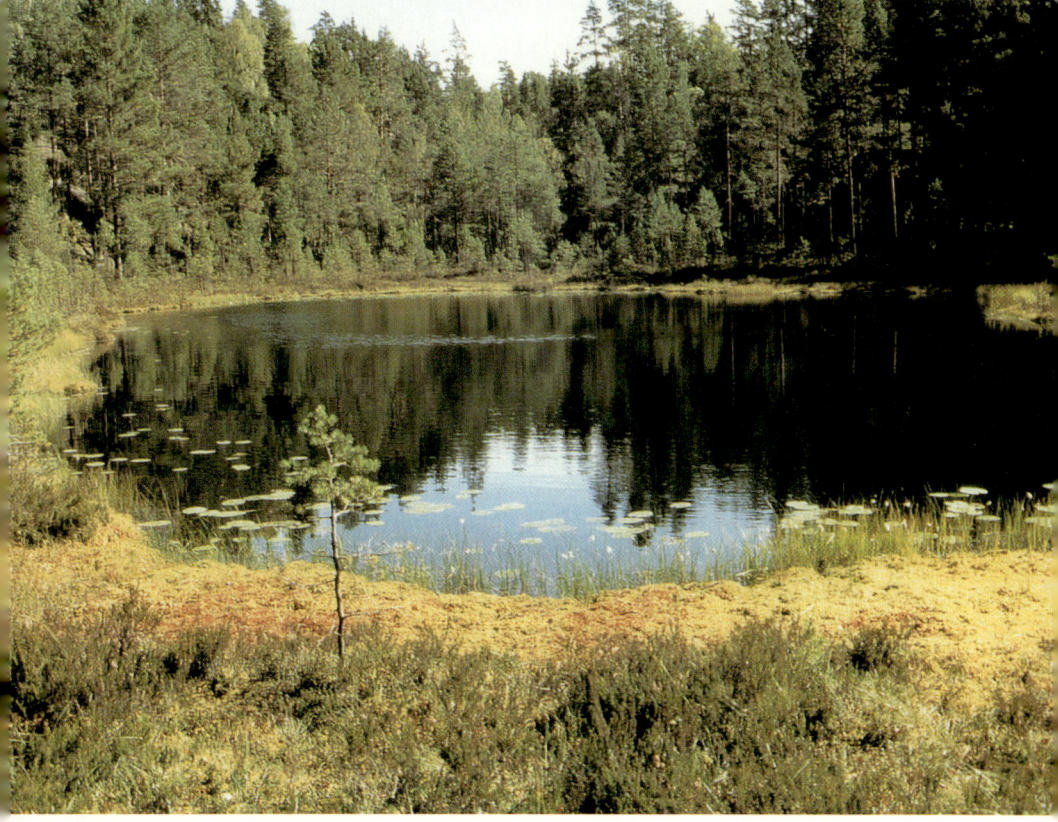

a

b

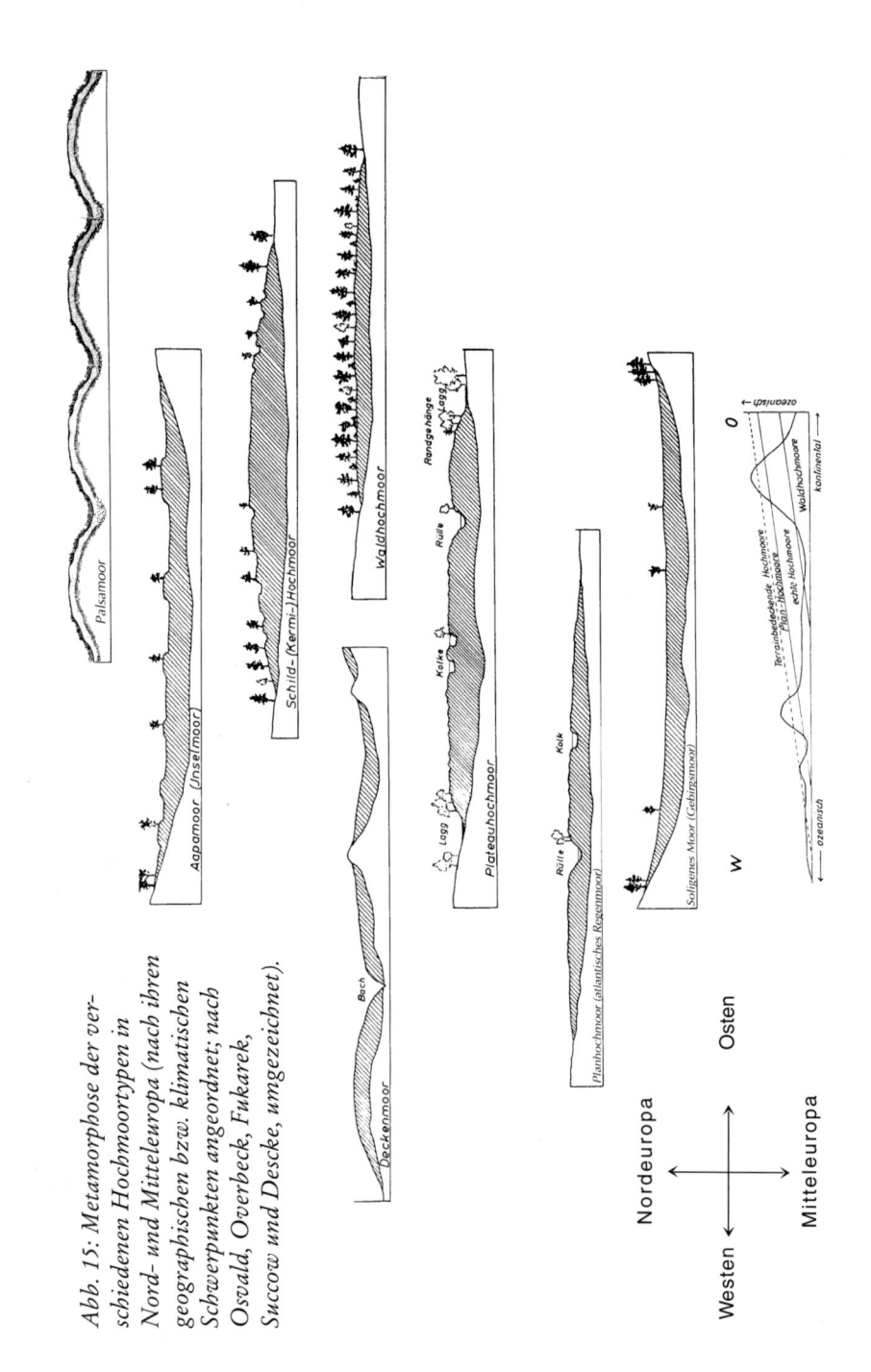

Abb. 15: Metamorphose der verschiedenen Hochmoortypen in Nord- und Mitteleuropa (nach ihren geographischen bzw. klimatischen Schwerpunkten angeordnet; nach Osvald, Overbeck, Fukarek, Succow und Descke, umgezeichnet).

Moores ausdehnen – in Osteuropa bis nach Sibirien dominiert daher der überwiegend von Kiefern bestandene Moorwald, der Typus des *Waldhochmoores* (vgl. Abb. 14 b und 15).

In den nach Norden sich anschließenden Hochmooren wird der Torf durch die Frostwirkung emporgepreßt, so daß die Torfmassen schon in dem am stärksten aufgewölbten Kermihochmoor und dann vor allem in den Palsamooren mehr und mehr in kleine Torfhügel zerfallen: Das kuppelförmig hoch aufgewöbte Kermihochmoor weist einen breiten Randsumpf und im Zentrum meist größere Kolkseen auf. Im ganzen überwiegt der Eindruck eines locker baumbestandenen Randgehänges, durch das sich jedoch andererseits langgezogene Bulte und Schlenken erstrecken, die den Höhenlinien entlang angeordnet sind. Beim *Aapamoor* (Insel- oder Strangmoor) des nördlichen Schweden und Finnland haben sich die Schlenken zu breiten Streifen ausgedehnt, die am Rande unter Mineralbodenwassereinfluß kommen und hier zum Teil Niedermoorcharakter annehmen. Nach Norden zu überwiegt jedoch wiederum die frostgeförderte Aufwölbung der Bulte, die steiler und höher werden. Diese Bultenstränge sind in den Dauerfrostböden der arktischen Gebiete schließlich in zahlreiche Torfhügel von 10-35 m Breite und 2-4 m Höhe zerfallen: Die *Torfhügel-* oder *Palsamoore* prägen weite Landstriche der eurosibirischen und nordamerikanischen Zwergstrauchtundra jenseits der Baumgrenze («Palsentundra», vgl. Abb. 16 b). Reine Regenmoore ohne Einfluß von Oberflächenwasser sind vor allem die stärker aufgewölbten Hochmoorformen – die Kermi- und Plateauhochmoore.

Ledum palustre ist ihrer Verbreitung nach eine nordöstliche Pflanze; selbst innerhalb Skandinaviens kommt sie nach Osten hin zunehmend häufiger vor (vgl. Abb. 16). Sie bildet im Randgehänge der Plateau-, Kermi- und Waldhochmoore Eurasiens, d. h. in den trockeneren Hochmoorbezirken, eine charakteristische Pflanzengesellschaft mit der Kiefer. In den Palsamooren tritt die Zwergbirke an die Stelle der Kiefer und bildet mit Ledum palustre die charakteristische Strauchvegetation der Hänge.

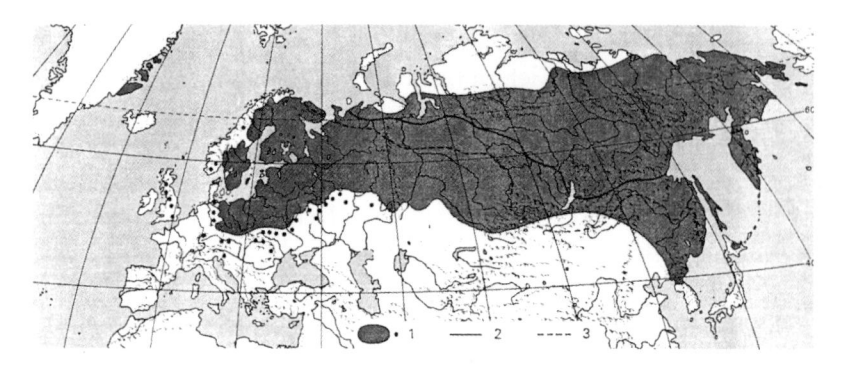

Abb. 16 a: Verbreitung von Ledum palustre in Eurasien (nach Fukarek et al. 1995).

Der Sumpfporst folgt hier weitgehend der Verbreitung der östlichen und nördlichen Hochmoortypen Eurasiens (Waldhochmoore, Plateau- und Schildhochmoore, Aapa- und Palsamoore), während er die Gebirgshochmoore und den westlichen Typ der Dekkenmoore meidet (vgl. Abb. 15). In Mitteleuropa kommt er vor allem in Mooren vor, die in kesselartigen Senken liegen und dadurch große Temperaturschwankungen aufweisen.
– Ledum palustre gehört zu den charakteristischen Pflanzen der nördlichen kalten (borealen) Nadelwaldzone, die als ein mächtiger, gut 1000 km breiter Gürtel die Nordhalbkugel umspannt und u.a. aufgrund des in der Tiefe weitgehend gefrorenen, ausgelaugten Bodens (Podsol) und der reichlichen Niederschläge bei geringer Verdunstung riesige Sumpf- und Moorgebiete enthält. Ledum geht allerdings noch weiter, bis in die sich nördlich anschließende arktische Tundrenzone hinein, die um den Nordpol herum die Nordränder der Kontinente umsäumt und praktisch nur auf der Nordhalbkugel ausgebildet ist. Hiermit überschreitet der Sumpfporst die nördliche Baumgrenze und umsäumt auch die nördlichste Hochmoorform der Erde, die Torfhügelmoore (Palsa-Moore).

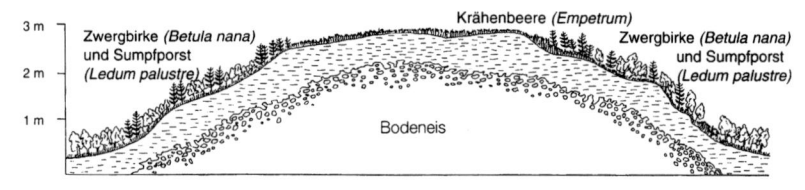

Abb. 16 b: Querschnitt durch einen großen Torfhügel der Palsenmoore (aus Fukarek et al. 1995).

Zwischen der an die Nadelwaldzone angrenzenden Wald- und Zwergstrauchtundra und der zum Nordpol hin dominierenden Moos- und Flechtentundra bildet sich stellenweise die nach den aufgewölbten Torfhügeln benannte Palsentundra aus: An leichten Erhöhungen des Torfbodens, die schneefrei bleiben, können Wind und arktische Kälte stärker angreifen und führen so zu wachsenden Eislinsen im Boden, die die Torfschicht Jahr um Jahr aufwölben, bis die Kuppen austrocknen, Risse bekommen und zerfallen. An ihrem Fuße bilden sich feuchte Stellen, wenig oberhalb gedeiht unser Sumpfporst im relativ windgeschützten Mikroklima der Hänge. Hier hat man auf der Südseite bei Lufttemperaturen von 8° C im Sommer zwischen den Zwergsträuchern 25-30° C gemessen, obwohl wenige Zentimeter darunter der Boden gefroren war!

Niedermoor und Hochmoor

Das *Niedermoor* ist integriert in den Flüssigkeitshaushalt der Landschaft; infolge der starken Verdunstung ergibt sich eine überwiegend *aufsteigende* Flüssigkeitsbewegung aus dem Grund- und Oberflächenwasser bis in die über dem Moor stehende Luft hinein. Das *Hochmoor* wölbt sich absondernd über die Oberfläche der Landschaft heraus, bildet einen isolierten Bezirk nichtmineralischer, halblebendiger Erde mit eigenem, höherstehenden Wasserspiegel und einer von oben aus der Lufthülle der Atmosphäre zur Erde *absteigenden* Flüssigkeitsströmung. Wasser und Boden sind durch extreme Ansäuerung, Sauerstoff- und Nährstoffarmut gekennzeichnet und bringen eine Vegetation hervor, die von Torfmoosen, Ericaceen-Zwergsträuchern und Nadelbäumen beherrscht wird und nur sehr wenige Blütenpflanzen zuläßt; der Niedermoorbereich dagegen wird durch eine Fülle grasartiger Pflanzen, Laubbäume und größere Sträucher sowie eine Vielzahl von mehreren hundert Blütenpflanzenarten geprägt (vgl. Abb. 17).

Mit seinem Nährstoffreichtum und seiner hohen organischen Stoffproduktion, der Fülle des sich entfaltenden, durcheinanderwuchernden Lebens und seiner Beziehung zur irdischen Umgebung ist das Niedermoor im Hinblick auf den menschlichen Organismus den Kräften des Stoffwechsel-Gliedmaßen-Systems verwandt, während das Hochmoor in der Reduktion seiner Lebenskräfte und im Rückzug des Lebendigen aus der organischen Substanz zugunsten physikalischer Prinzipien[16] dem Sinnes-Nerven-System verwandt ist. Auch in seiner Absonderung von der übrigen Landschaft und der Ausbildung eines eigenen Flüssigkeitssystems, der konzentrischen Anordnung von Bulten und Schlenken sowie seiner stärkeren Beziehung zum Umkreis der Erde steht das Hochmoor dem Kosmischen näher: In der nördlichen Landschaft bildet es eine Art Sinnesorgan – ein Auge der Erde, das als ein abgesonderter Geltungsbezirk der Gesetze des Flüssigen in das mineralische Skelett der Erde eingefügt ist.

«Jedes echte Moor ist ein Mikrokosmos, der diesen Namen viel eher verdient als etwa ein See» – dieser Ausspruch des Vegetationskundlers Ellenberg gilt insbesondere für das Hochmoor, welches das Prinzip der Absonderung aus dem Landschaftsorganismus in ein Extrem treibt. Im Vergleich zu anderen Landschaftsräumen – einem

Niedermoor	Hochmoor
Oberfläche meist horizontal (Verlandungsmoor) bis leicht geneigt oder schüsselförmig (je nach Oberflächengestalt der Umgebung)	uhrglas- oder schildförmig aufgewölbte Oberfläche mit eigenem, höheren Wasserspiegel, unabhängig vom mineralischen Untergrund
aus dem +/− nährstoffreichen Grund- und Oberflächenwasser der umgebenden Landschaft gespeist; daher von Grundwasser und Geländegestalt abhängig (topogen) bzw. von der Bodenbeschaffenheit (soligen)	rein aus Niederschlägen gespeist (ombrogen); isoliert vom Flüssigkeitsorganismus der Landschaft[17] (daher gebunden an niederschlagsreiche Küsten, Gebirgsvorland, Mittelgebirge)
von der Erde aufsteigende Flüssigkeitsbewegung −> Anreicherung von Nährstoffen (sulfurisch aufsteigende Seite des merkurialen Prozesses: Erde −> Wasser −> Luft)	zur Erde absteigende Flüssigkeitsbewegung −> weitere Auswaschung von Nährstoffen (salinisch absteigende Seite des merkurialen Prozesses: Luft −> Wasser −> Erde)
von Klimabedingungen weitgehend unabhängig, daher über die ganze Erde in allen Landschaftszonen verbreitet	gebunden an ein feucht-kühles Klima, begünstigt durch den gefrorenen oder durch mineralische Ablagerungen in der Tiefe verdichteten Boden nördlicher Breiten (Podsol −> Staunässen)
irdischer Bezug («geogene Moore»)	kosmischer Bezug («Regenmoore»): Absonderung von der Erde und Offenheit für aus dem Umkreis hereinstrahlende Qualitäten (feiner ponderabler und imponderabler Art)
Wasser leicht alkalisch (bis pH 7,5, sofern kalkreich) bis mäßig sauer (kalk- und nährstoffarme Niedermoore, pH 3,5 − 5), Torf aschenreich bis -arm	Boden und Wasser stark sauer (pH 3,0 − 4,2), Torf aschenarm
Zersetzung organischer Substanz mäßig bis sehr stark	Zersetzung organischer Substanz äußerst gering
Wasser relativ reicher an Bakterien und anderen Mikroorganismen	Wasser nahezu steril
sehr weiter Spielraum der Mineralstoffversorgung (mit Stickstoff, Kalk, Phosphor u. a. Nährstoffen), jedoch besser als im Hochmoor	Nährstoffversorgung äußerst schlecht
Wärmehaushalt durch gleichmäßige Kühle im Jahreslauf gekennzeichnet (Stenothermie)[18]	innere Kühle der Moortiefen bei stark schwankenden Wärmungsverhältnissen an der Mooroberfläche im Tages- und Jahreslauf: zeitliches und räumliches ‹Wärmemosaik› kalter und heißer Zonen (im Wechsel von Tag u. Nacht, Bulten u. Schlenken)
zahlreiche Pflanzen- und Tierarten	wenige Pflanzenarten, die durch massenhaftes Auftreten große Bestände bilden; sehr wenige Tiere
> 250 Blütenpflanzenarten	< 30 Blütenpflanzenarten
Laubbäume u. Sträucher überwiegen (Weiden-, Faulbaumgebüsch, Erlen, Birken), keine Zwergsträucher	Nadelbäume dominieren (Moorkiefer, Fichte, Bergkiefer) sowie zahlreiche Zwergsträucher (Heidekrautgewächse)
zahlreiche hohe Gräser und grasähnliche Pflanzen (Schilfröhricht, Seggenarten, Binsen)	wenige niedrige grasähnliche Pflanzen (z. B. scheidiges Wollgras)
z. T. Braunmoose u. a. Nicht-Torfmoose, Flechten seltener	Moose und Flechten relativ zahlreich vertreten, dabei Torfmoose dominierend
Charakter der Landschaft: üppig-wuchernd	Charakter der Landschaft: karg und derb
dumpf-warme, fast tropisch anmutende Stimmung	Stimmung strenger Kühle und nüchterner Distanz, bedächtige Stille bis hin zur bedrückenden Einsamkeit
sulfurische Tendenz im merkurialen Bereich (auflösende Durchdringung)	salinische Tendenz im merkurialen Bereich (Verhärtung und Ablagerung)
Entsprechung zum menschlichen Stoffwechsel-Gliedmaßen-System und der Blutzirkulation	Entsprechung zum menschlichen Sinnes-Nerven-System und der Atmung

gewöhnlichen See, einem Flußlauf oder dem Wald, welche sich in einem Gleichgewicht von Auf- und Abbauprozessen befinden – sind die Moore durch eine stärkere Vereinseitigung, ein Ungleichgewicht von Aufbau- und Abbauvorgängen und demzufolge durch innere Labilität und Störempfindlichkeit gekennzeichnet. Niedermoor und Hochmoor haben daher eine spezifische Beziehung nicht nur zum Stoffwechsel-Gliedmaßen-System bzw. zum Nerven-Sinnes-System des gesunden Menschen, sondern zugleich zu den Krankheitsdispositionen der stoffwechselgestörten bzw. nervösen Konstitution, die jeweils durch eine stärkere Vereinseitigung eines der beiden Kräftesysteme gekennzeichnet sind.

Es ist daher im weiteren zu untersuchen, inwieweit Ledum palustre als Hochmoorpflanze eine spezifische Beziehung zur nervösen Patientenkonstitution und zu den nervös-verhärtenden Formen rheumatischer Erkrankung aufweist.

«Pathologie einer Landschaft»: Zur Ökologie der Moore

Beim Studium der Ökologie dieser eigenartigen Landschaftsform der Moore fallen vier Besonderheiten auf, die in der Reihe Niedermoor – Übergangsmoor – Hochmoor zunehmend stark zur Ausprägung kommen.

Nährstoffmangel und Vitalitätsverlust

Zunächst kommt diese Landschaftsform in ihrer sehr langsam verlaufenden Entwicklung zunehmend in ein *Ernährungsproblem*: Obwohl reichlich organische, unzersetzte Substanz vorhanden ist, sind insbesondere die Hochmoore nährstoffarm, vor allem verarmt an mineralischen Nährstoffen wie Phosphor und Stickstoff. Dies hängt einerseits damit zusammen, daß das Hochmoor nahezu ausschließlich aus der Luft durch die über ihm niedergehenden Niederschläge ernährt wird, da es keine Zuflüsse von Oberflächenwasser der Umgebung erhält und durch seine erhöhte Lage weit über dem Grund-

‹ *Abb. 17 (links): Zwei Subtypen der Moorbildung – Niedermoor und Hochmoor.*

wasserspiegel sowie durch die meterdicken Torflager an seiner Basis auch vom Grundwasser abgeschirmt ist. Die rein *absteigende* Flüssigkeitsströmung im Hochmoor führt daher zur Auslaugung der Böden und Ausschwemmung von Nährstoffen.

Andererseits gibt es nicht genügend frei lebende Organismen, welche die in den absterbenden Torfmoosen vorhandenen Nährstoffe für die übrigen Pflanzen verfügbar machen. Die Gefäßpflanzen des Hochmoores haben daher fast ausnahmslos eine Symbiose mit Wurzelpilzen (Mykorrhiza), die ihnen den geringen Eiweißgehalt der toten Pflanzensubstanz besser nutzbar machen. Diese Pilze können sich allerdings in schlecht durchlüftetem Boden nur mangelhaft entwickeln.

Die Torfmoose haben eine Ionenaustauscherwirkung auf das Moorwasser, indem sie Mineralstoffe wie z. B. Calcium binden und entsprechende Mengen von Säure (Wasserstoff) absondern und damit wesentlich zur Mineralstoffverarmung und Ansäuerung des Moorwassers beitragen.

In neuerer Zeit ist die Ernährung der Hochmoorpflanzen durch die stark angestiegene Luftverschmutzung zusätzlich belastet, da durch die Niederschläge Schwefeldioxid, Stickoxide, Kadmium und andere Schwermetalle eingetragen werden.

Aus diesem Nährstoffmangel heraus können neben den Torfmoosen in den mittel- und nordeuropäischen Mooren nur etwa 30 Arten von Blütenpflanzen existieren, die sich im Vergleich mit den verwandten Arten auf anderen Standorten vielfach durch ausgesprochenen Kümmerwuchs auszeichnen und zudem in ihrem Überleben bedroht sind (z. B. der rundblättrige Sonnentau, Drosera rotundifolia, oder unser Ledum palustre). Mit weit über 200 Gefäßpflanzenarten weisen die Niedermoore allerdings zehnmal soviel Pflanzenarten wie die deutschen Hochmoore auf. Moose und Flechten sind dagegen in den Hochmooren reichhaltiger vertreten; so sind immerhin 30 von 125 Moosarten in den Hochmooren angesiedelt, davon 10 Torfmoose (Gattung Sphagnum) und 20 von 35 Flechtenarten in den Hochmooren.

Ersticken in der Tiefe

Das zweite Kernproblem der Ökologie der Moore ist ihr *Atmungsproblem* – der Sauerstoffmangel: Insbesondere die Hochmoore sind extrem sauerstoffarm. Ab einer Tiefe von 4 bis 8 cm ist der Sauerstoffgehalt gleich null. Der Sauerstoff wird einerseits von Wurzeln und Mikroorganismen verbraucht und andererseits auch chemisch im Torf gebunden. Durch die fehlende Zirkulation des stagnierenden Wassers kann auch aus der Luft kaum Sauerstoff aufgenommen werden. Daher sterben die Bäume ab einer gewissen Höhe der Staunässe ab, da ihre Wurzeln ersticken. Auch die meisten Bakterien können hier nicht mehr überleben, das Moorwasser ist quasi steril.

Wo Abbauprozesse ohne Anwesenheit von Sauerstoff vor sich gehen müssen, entstehen Säuren – draußen in der Natur wie im menschlichen Organismus. Schon durch die Nährsituation des Moores herrscht ein Basenmangel; zusätzlich entstehen aus der Zersetzung von Holzstoffen Humminsäuren, und auch die Torfmoose selbst setzen, wie geschildert, größere Säuremengen frei, so daß Wasser und Boden im Hochmoor extrem übersäuert sind.[19]

Innere Durchkühlung – äußere Überwärmung

Wohl die bemerkenswerteste ökologische Besonderheit der Moore ist ihre Beziehung zur Kälte – ihr *Wärmungsproblem*: Die Moore nehmen vielfach die Geländetiefen ein, wo sich von den Hängen herabfließende Kaltluft bei Windstille sammelt. Das im Überfluß sich stauende Wasser hat eine hohe Wärmekapazität, das heißt, es muß viele Imponderabilien (in Form von Wärme) in sich aufnehmen, um eine 1° C höhere Temperatur zu erreichen. Der aus lockeren Torfmoosen gebildete Hochmoorboden bleibt bis weit in den Sommer hinein gefroren, da er eine große Eismasse enthält. Moore sind daher kalte Standorte, und zwischen Hochmooren gelegene menschliche Siedlungen haben ein deutlich kühleres Klima als die weitere Umgebung.[20] Daher brauchen intakte Hochmoore im Frühjahr recht lange, um wachstumsgünstige Temperaturen zu erreichen – insbesondere das Hochmoor «erwacht» deutlich später als die umgebende Landschaft aus der Winterruhe, was die Entwicklung der hier lebenden Pflanzen und Tiere angeht.

Im Hinblick auf ihr spezielles Klima und ihre Pflanzen- und Tierwelt stellen die Zwischen- und Hochmoore Überbleibsel einer alten Vorzeit dar, die Klimabedingungen bewahrt haben, wie sie vor siebentausend bis fünfzehntausend Jahren in Mitteleuropa herrschten und heutzutage in den kaltkontinentalen Nadelwäldern und der subarktischen Tundra vorliegen; als «Kälteinseln» der Landschaft sind sie typische Lebensräume für «Eiszeitrelikte» in unserer Pflanzen- und Tierwelt geworden.

Wo die Hohlräume der obersten Torfmoospolster nicht mehr von Wasser, sondern von Luft erfüllt sind (auf den Bulten), haben sie nur eine geringe Wärmeleitfähigkeit. Ein Torfmoosbult fühlt sich daher mittags im Frühjahr oberflächlich schon sehr warm an, während man in 10 bis 20 cm Tiefe noch Eis finden kann. Selbst im Juni oder Juli können die Temperaturen in dieser Tiefe unter 10° C, ja sogar nahe am Gefrierpunkt liegen. Bereits in 25 cm Tiefe zeigt der Moorboden keine Temperaturtagesschwankungen mehr, während im Sandboden die tagsüber einstrahlende Sonnenwärme bis 60 cm, in Granitfelsen sogar noch weiter eindringt. Die Sonne kann daher das Moor nur oberflächlich erwärmen, während seine feuchten Tiefen das ganze Jahr über kalt bleiben. Während also das Innere des Moores in den Tiefen gleichmäßig kühl bleibt, kann man an seiner Oberfläche extreme Temperaturschwankungen innerhalb eines Tages messen. So kann man in einer Hochmoorschlenke noch früh morgens im Juni oder Juli Temperaturen um den Gefrierpunkt, sogar Eisbildung feststellen und an der gleichen Stelle um die Mittagszeit 45° C messen. Auf den trockeneren Bulten sind im Rahmen der morgendlichen Erwärmung des Moores Temperaturanstiege um bis zu 19° C pro Stunde gemessen worden.[21]

Während die Niedermoore insgesamt durch gleichmäßigere Temperaturverhältnisse ausgezeichnet sind, die je nach Art der Zuflüsse und der Wasserbewegung mäßig warm (Teich, verlandender See) oder gleichmäßig kühl sind (z. B. in Quellmooren), ist das Hochmoor durch eine gleichbleibende innere Durchkühlung in der Tiefe und sommerliche Temperaturextreme an der Oberfläche gekennzeichnet. Dabei tritt an der Hochmooroberfläche ein räumliches Wärmemosaik mit dicht nebeneinanderliegenden kühleren Stellen (Schlenken und Mooraugen, insbesondere mit größerer Wassertiefe) und tagsüber heiß werdenden Stellen (trockene Stellen, Bulte) auf.[22]

Aufbau und Ablagerung – das Stoffproblem

Aus den drei geschilderten Einseitigkeiten in der Physiologie der Moore, insbesondere der Zwischen- und Hochmoore, entsteht auf der einen Seite Artenarmut und Kümmerwuchs sowie eine extrem harte Konkurrenz im Kampf ums Überleben (als Zeichen reduzierter vegetativer Aufbaukräfte), auf der anderen Seite eine schwere Störung der Abbauprozesse – ein *Stoffproblem*: Durch die Armut an Mikroorganismen, die erschwerten Stoffwechselbedingungen in Kälte, Mineralstoffarmut und stark saurem Milieu sowie den Sauerstoffmangel ist der Abbau verwesender organischer Substanz stark verlangsamt. Ehe Pflanzen- und Tierreste von Bakterien, Pilzen und anderen Organismen verdaut und in ihre mineralischen Bestandteile zerlegt werden können, sind sie bereits in die sauerstofffreien tieferen Schichten gelangt, wo sie unter zunehmenden Druck- und Kältebedingungen zu mächtigen Torflagern zusammengepreßt werden.

Der merkurielle Lebensprozeß der Pflanze, der zwischen dem von der Erde aufsteigenden salzhaltigen Wasser und der vom Kosmos her durchlichteten Luft atmende Beziehung schafft und so im rhythmischen Wechsel auf- und absteigender Strömungen Kosmos und Erde verbindet, ist in den Moosen eigentlich in besonderer Weise repräsentiert, da sie nahezu reine Stengel- und Blattwesen sind. In der von den Torfmoosen geprägten Lebensgemeinschaft verfällt dieser pflanzlich-merkuriale Lebensprozeß jedoch der salinischen Vereinseitigung. Der den Lebewesen entfallende Stoff, mangelhaft durchatmet und durchwärmt, entfällt den im Wäßrigen webenden Lebenskräften und sinkt in die Schwere salinischer Verdichtung. Aus dem Ernährungsproblem, dem Atmungsproblem und dem Wärmeproblem der Moore wird somit ein Stoffproblem: die Ablagerung organischer Schlammsubstanzen mit dem Paradoxon, daß ein *Übermaß* organischer Substanzbildung da ist, insbesondere im Niedermoor, deren Nährstoffvorrat jedoch aufgrund des Atmungsproblems nicht in die mineralischen Bestandteile zerlegt und dadurch für die Lebensvorgänge wieder verfügbar gemacht werden kann. Die physische Substanz entfällt den Lebensvorgängen; trotz eines Substanzüberangebotes tritt Nährstoffmangel ein, so daß sich das Leben im Bereich der Moore immer ein Stück weit aus der Substanz zurückziehen und diese den physischen Kräften der Erde überlassen muß. In einem Landschaftsbezirk merkurialer Prozesse, von der Pflanze und den Grenzvorgängen zwischen Wasser und Luft bestimmt, entsteht Auskühlung und Verdichtung – die Geste des Salzprozesses. Diese Vorgänge erreichen im Hochmoor jeweils ihre stärkste und einseitigste Ausprägung.

Insbesondere das Eiweiß, das eigentlich viel Stickstoff enthält, entfällt den Lebenskräften dieser Landschaft und wird in einem halblebendigen Zustand konserviert, aus dem der Stickstoff nicht mehr aufgeschlossen werden kann. Moorleichen sind daher noch nach Tausenden von Jahren mit Haut und Haaren erhalten. Aus den ins Moor eingeflogenen Pollen und anderen Pflanzenteilen kann man heute Pflanzenarten, die vor zehntausend Jahren dort wuchsen, sowie die damalige Vegetation der Moorumgebung erkennen: Unsere Hochmoore sind daher nicht nur Eiszeitrelikte, lebendige Erinnerungen an eine kühlere Vorzeit, sondern komplexe «Archive der Landschaftsgeschichte», eine Art Gedächtnis der Natur: Über lange *Zeiten* sich vollziehende Lebensvorgänge werden hier im *Raume* dicht übereinandergepreßt.

Vielleicht liegt hierin die eigentümliche Fremdheit begründet, mit der das Hochmoor den Menschen anmutet, jener eigentümliche Schauer, der uns überläuft: Ist es nicht wie der Blick in ein abgeschwächtes Sinnesorgan, in ein dunkles Auge der Erde, aus dem uns unvermittelt viel von ihrem inneren Wesen, ihrer Vergangenheit und der Konstitution ihrer pflanzlichen und tierischen Organe entgegenleuchtet?

Abbildung 22 (siehe S. 226) faßt die vier ökologischen Probleme der Moore zusammen, die im Hochmoor jeweils die extremste Vereinseitigung zeigen.

Die Gelenke des Menschen werden als flüssigkeitsgefüllte Spalträume physiologischerweise durch partielle Todesprozesse gebildet; im Laufe des Wachstums werden sie durch einen weiteren Rückzug von Lebenskräften aus dem Leiblichen mehr und mehr zu Sinnesorganen. Bei der rheumatischen Entzündung findet dieser Vorgang seine ungehemmte Fortsetzung und führt im Zusammenhang mit der chronischen Erschöpfung, dem Stocken der inneren Atmung und der inneren Durchkühlung der Kranken allmählich zu Stoffablagerung und Verhärtung – dem Vollbild der Erkrankung. Diese manifestiert sich darüber hinaus in zwei konstitutionellen Mustern: der stoffwechselgestörten Form mit überwuchernden, mangelhaft geformten

Vitalitätskräften, die zu schwellender Auflösung und mangelhafter Ausscheidung führen, und der nervösen Form, die durch Überhandnehmen von Abbau- und Ausscheidungsprozessen und den Aufeinanderprall von äußerer Hitze und innerer Verhärtung geprägt ist.

Draußen in der außermenschlichen Natur finden wir Feuchtgebiete, die in den Mooren – als stehenden Flüssigkeitsansammlungen in dem ansonsten mineralisch-festen Gerüst der Erdoberfläche – zu einer vereinseitigten ökologischen Konstellation von Lebensbedingungen führen; diese Konstellation bedroht das mikrobielle, pflanzliche und tierische Leben. Die ökologischen Charakteristika dieser Landschaft entsprechen dem gestörten Wesensgliederverhältnis des Rheumakranken und spiegeln in dem relativ vitaleren Niedermoor die Verhältnisse des stoffwechselgestörten Typus und in dem extrem vereinseitigten Hochmoor die Konstitution des nervösen Konstitutionstypus der Rheumakranken wider (vgl. unten, Abb. 22).

Wie stellt sich nun unsere Heilpflanze in die Pathologie dieser einseitigen Landschaft hinein?

Der Rosmarin der Moore

Ledum palustre wächst vor allem im Randgehänge, in jener peripheren Randzone also, wo das Hochmoor trockener wird und der Kiefernwald beginnt. Auf größeren Bulten oder anderen trockeneren Stellen kann es sich zuweilen bis in den Schwingrasen hinein erstrecken und so näher an die feuchtesten Stellen in der Mitte des Hochmoores – die Kolkseen oder «Mooraugen» – heranreichen. In die dunkle Strenge und melancholische Stille des Hochmoores hinein entfaltet unsere Heilpflanze im späten Frühling ihre zahlreichen weißen Blüten und bildet so von Ende Mai bis zur Johannizeit einen weißen, aromatisch duftenden Saum um das Hochmoor herum (Abb. 18).

Wir finden einen verholzenden Strauch von 1 bis 1,5 m Höhe, dessen dünne, elastische, bogig aufsteigende Stengel nach unten schräg in der Torfmoosdecke verschwinden. Die Blätter sind fest, länglich-zugespitzt, lanzettlich geformt, die Blattränder an den Längsseiten nach unten hin eingerollt. Ein dichter Filz aus rotbraunen Härchen bedeckt die Stengel der obersten, noch unverholzten Triebe, die Stiele und die Unterseite der Laubblätter. Es sind Drüsen-

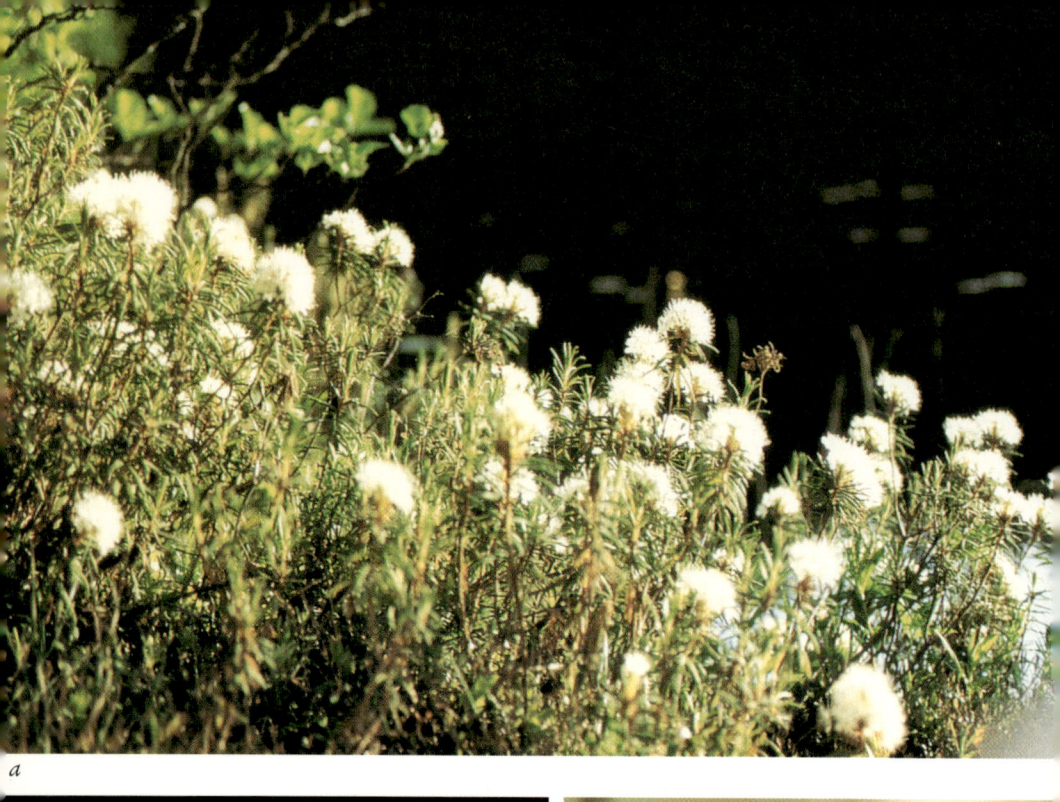

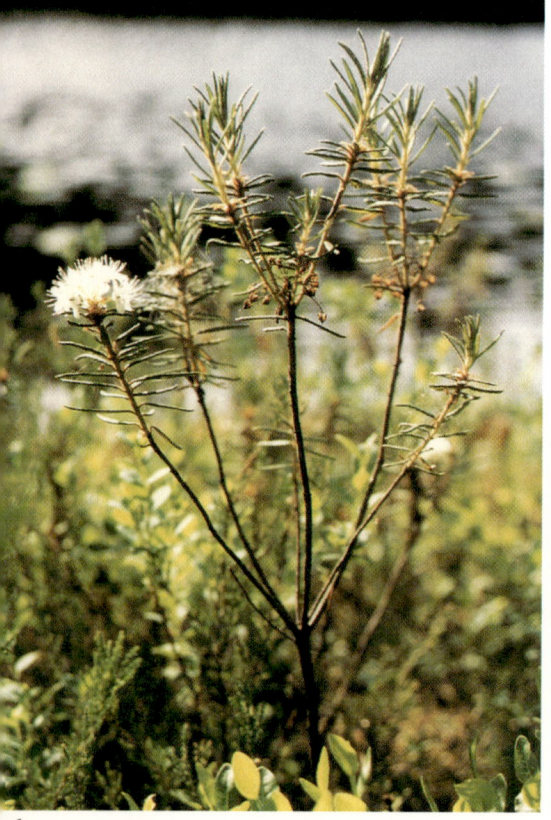

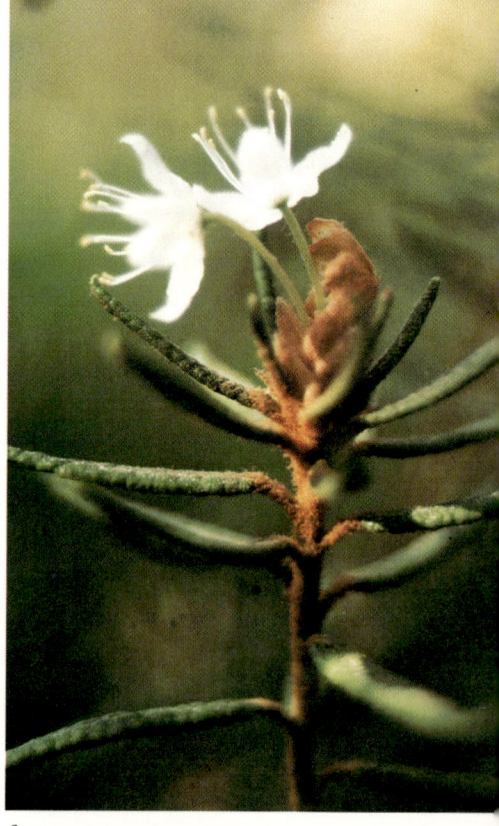

a

b *c*

haare, die beim Zerreiben einen kräftigen, warm-aromatischen Geruch entwickeln, da sie reichlich ätherisches Öl enthalten. An den Triebenden ballt sich die Pflanze in der zweiten Jahreshälfte zu dicken Triebknospen zusammen, aus denen dann im Verlaufe des kommenden Frühlings vegetative Blatttriebe bzw. die reichblütigen endständigen Blütentriebe hervorgehen. Wenn der Sumpfporst dann Ende Mai, Anfang Juni erblüht, wirkt das Hochmoor für wenige Wochen wie verwandelt. Rein weiß und leuchtend heben sich die dichten Blütenstände vom Halbschatten des lichten Moorkiefernwaldes und von der strengen Dunkelheit des Moorbodens und der Kolkseen ab. In dieser Zeit, wo das innerlich durchkühlte Moor sich oberflächlich stark zu erwärmen beginnt, steigt der würzige, warm-aromatische Duft des Sumpfporstes auf und vertreibt mit der Frühlingssonne allmorgendlich die kalten Nebelschwaden, die über dem Moor lasten. Bienen, Hummeln und andere Insekten durchschwirren die flimmernde, sommerlich klare Luft, vom Duft und dem süßen Nektar der Ledumblüten angezogen, welcher an der zum Diskus verdichteten Fruchtknotenbasis abgesondert wird. Zugleich öffnen die wenigen übrigen Blütenpflanzen des Hochmoores wie Sonnentau, Moosbeere und Rosmarinheide ihre kleinen weißen und rosaroten Blüten, so daß der Schwingrasen und die gesamte Peripherie des Hochmoores in einem merkurial schillernden Farbenmosaik aufleuchtet. In dieser Zeit herrscht eine lichte, festliche Stimmung im Hochmoor, die den Besucher berauschend empfängt – die abweisende kühle Strenge, der dunkle Schauer des Unheimlichen, des alles Leben begrabenden Moores erscheint wie gebannt.

Bald nach der Mittsommerwende geht die aufstrebende Bewegung, die sich im Erblühen an den Umkreis hingegeben hat, wiederum in eine zur Erde gewandte, absteigende Entwicklung über. Die kleinen Kapselfrüchte verholzen, ihre Stiele neigen sich nach unten und

< *Abb. 18: Im Schatten der Waldkiefern blüht der Sumpfporst, dichte Gestrüppe bildend, die hier bis dicht an den Kolksee heranreichen (kleines Waldhochmoor bei Vimmerby; vgl. Abb. 14 b). Im Habitusbild 18 b sind die nach unten geneigten, oben aufgesprungenen Fruchtkapseln gut zu erkennen. Abbildung 18 c zeigt den braunroten dichten Filz der Drüsenhaare, der sich von den obersten unverholzten Stengelabschnitten bis unter die nach unten eingerollten Laubblattränder zieht.*

springen an der – nun räumlich oben gelegenen – Fruchtbasis auf, um viele kleine Samen zu entlassen (Abb. 19 d). Die im vorhergehenden Jahre gebildeten Triebe, die zum größten Teil in diesem Jahr erblüht sind, verholzen über den Herbst. Im Winter schließlich werden auch die Laubblätter von der irdisch-verhärtenden Tendenz ergriffen: Die Blätter hängen schlaff nach unten und sehen wie abgestorben aus, richten sich im kommenden Frühling jedoch wieder zur horizontalen Stellung auf (Abb. 19 a – c). In diesem Winteraspekt mit der «Froststellung» der Blätter zeigt die Pflanze eine maximale Verdichtung, das Kantig-Erstarrende dominiert die merkuriale Blatt- und Stengelregion der Pflanze; sie wird darin ein Abbild des in der nordischen Winterlandschaft stark vorherrschenden Salprinzips.

Die überwinternden dicken Knospen machen zunächst die salinische Zusammenziehung der kalten Jahreszeit mit, um sich dann im Frühling mächtig zu entfalten: Die reinen weißen Blütenblätter werden ganz weit geöffnet, die Staubblätter weit hinausgestreckt. In der Aufblühbewegung der einzelnen Blüte wie des ganzen Blütenstandes erscheint so das sulfurische Verströmen und Verstäuben in der Hingabe an die Umwelt betont.

Der Blütenstand als ganzer zeigt zu Beginn des Blühens – ähnlich wie die Einzelblüte – zunächst eine Schalenform, eine nach oben hin konkave Vertiefung in der Mitte. Dann entfalten sich von der Peripherie nach innen hin nach und nach die einzelnen Blüten und werfen ihre braunen Hüllblätter ab, wobei der Stiel der Einzelblüte weiterwächst. Der Blütenstand geht so im Verlaufe seines Erblühens in eine nach oben konvex vorgewölbte Gestalt über und wiederholt dadurch die Gestaltverwandlung der Einzelblüte, die mit bis zur Horizontale aufgeklappten Kronblättern und weit herausgestreckten Staubblättern sich innig an den Umkreis verströmt (vgl. Abb. 20). Aus der noch zur Erde hin bezogenen, dichten, konkaven Gestalt entsteht eine Art von verhaltener Explosion, eine Durchstülpung nach außen: In dieser sulfurisch-verströmenden Hingabe an die Umgebung im Blütenimpuls geht der Innenraum der Blüte völlig auf im durchlichteten Umkreis, der durchwärmten Sommerluft über der umgebenden Landschaft. Zugleich verschmelzen die weit geöffneten Blüten in dieser sulfurischen Hingabe miteinander zu *einer* großen Blüte, die die Öffnungsbewegung der Einzelblüte weiterführt und bis zur Durchstülpung in eine konvexe «Überblüte» steigert.

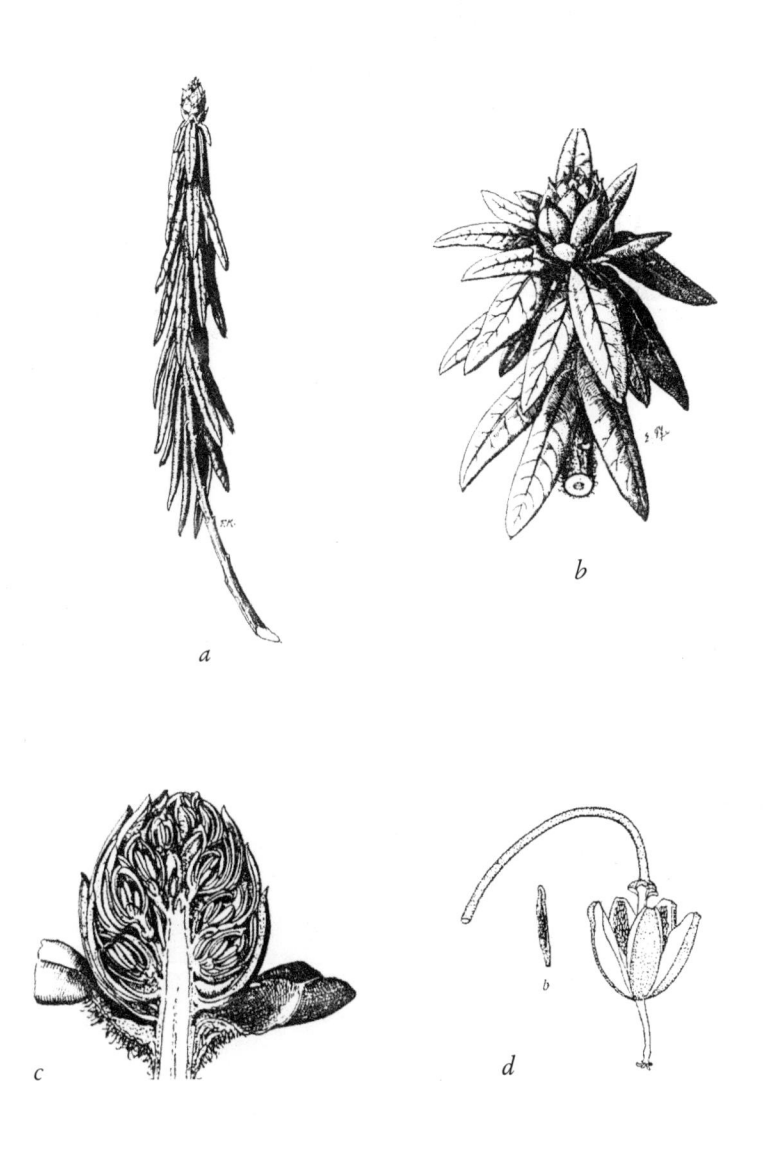

Abb. 19 a – d: Knospenstadien und Samenreife bei Ledum palustre. a: Sproß mit herabhängenden Laubblättern (Winteraspekt). b: Blütenknospe im Frühling, in der Aufsicht und c im Längsschnitt (a – c aus Braun-Blanquet). d: geöffnete Kapselfrucht in der natürlichen Stellung zum Zeitpunkt der Samenreife, stark vergrößert (nach Kirchner, Lew und Schroeter aus Lagerberg).

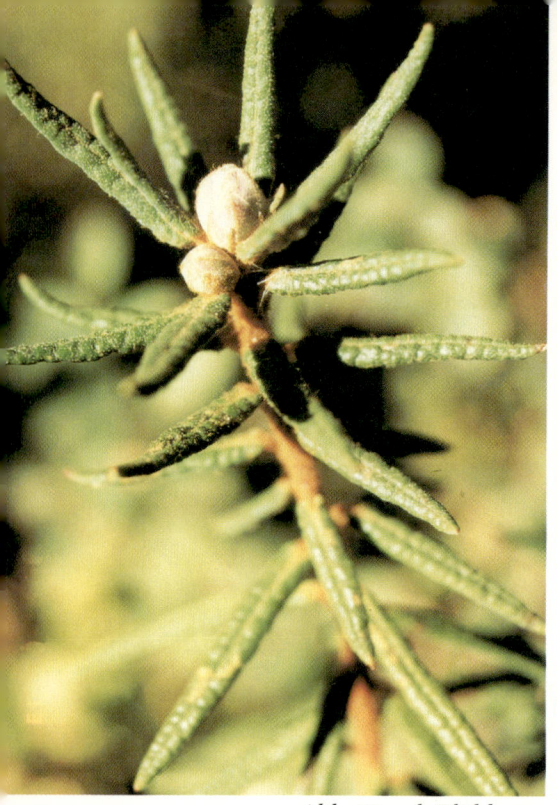

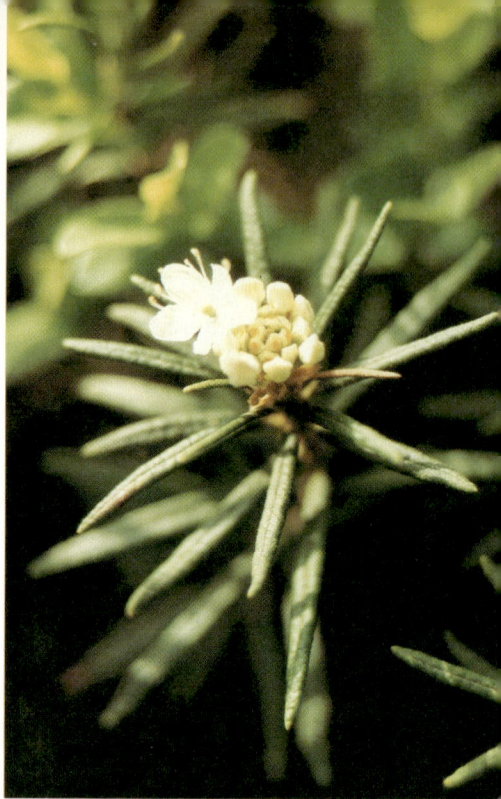

Abb. 20 a-d: Blühbewegung von Ledum palustre.

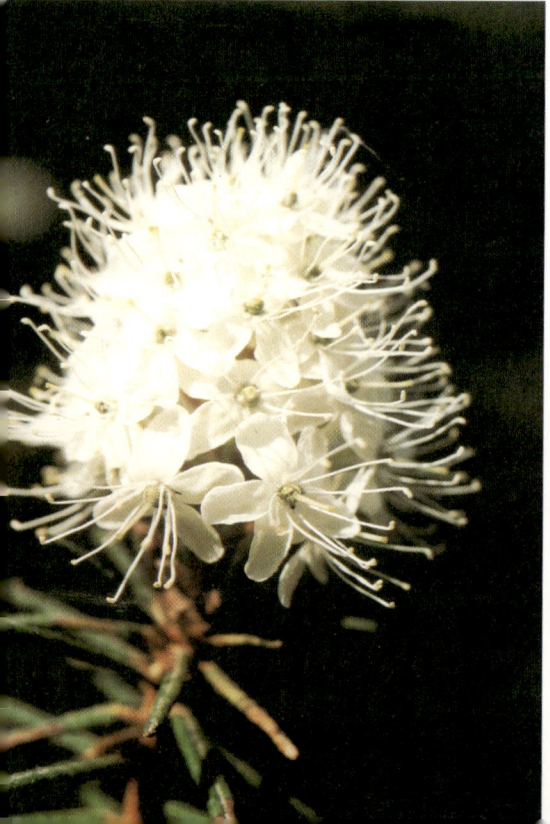

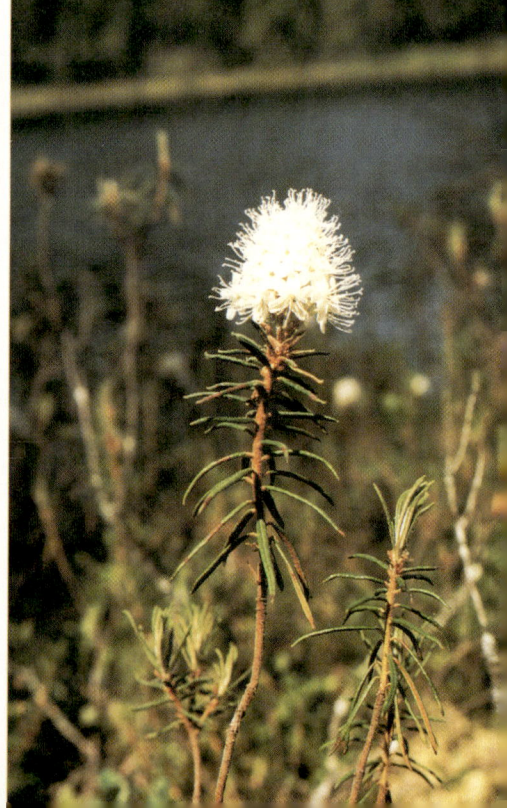

Die unverholzten, oberen Triebe der Pflanze, die die kräftigste Ausbildung von Ätherisch-Öl-Drüsen in Form der rotbraunen Drüsenhaare zeigen, werden zu Beginn der Blüte geerntet und zum Heilmittel verarbeitet.

Gräbt man in der umgebenden weichen Torfmoosschicht, so sucht man vergeblich nach einer eigentlichen Wurzel, denn diese ist längst in der Tiefe des Moores erstickt. Die verholzten Triebe verlaufen, allmählich absteigend und sich verzweigend, über viele Meter in der Torfmoosschicht, wobei sie sehr langsam in die Tiefe des Torfes gelangen. Wir kamen durch eigene Feldstudien zu dem Schluß, daß die aufstrebenden Triebe im Laufe der Jahre mehr und mehr flach auf den Hochmoorboden zu liegen kommen, wo sie von den Torfmoosen überwachsen werden (vgl. Abb. 21). In der weißgefärbten, gut durchfeuchteten, aber zugleich noch sauerstoffhaltigen weißen Torfmoosschicht bilden sie aus der Stengelrinde entspringende sekundäre Würzelchen aus, die die Pflanze mit Wasser und Nährsalzen versorgen. Eine große Anzahl oberirdischer Triebe, die zunächst als einzelne Sträucher imponieren, erweisen sich im Verlaufe einer solchen Grabung als periphere Äste *eines* stark verzweigten, zusammenhängenden Ledum-«baumes», dessen in die Horizontale gedrückte «Äste» zum größten Teil vom wachsenden Hochmoor überwuchert wurden. Der gemeinsame «Stamm» dieser Äste erstickt jedoch, so daß der «Baum» laufend von unten her abstirbt und auseinanderbricht und die sekundär getrennten Äste als eigene separate Strauchgruppen weiterleben, sich in der Horizontalen in alle Richtungen ausbreitend. Die mittlere Sphäre der Pflanze verfällt also langsam der Schwere, wird vom Salprozeß, von Wurzelbildekräften erfaßt, um nach vielen Jahren schließlich in der Tiefe des Hochmoores zu ersticken und zu zerbröckeln. Ledum ahmt hier in der größeren Dimension der Holzpflanze das Verhalten der kleineren, krautigen Pflanzen des Schwingrasens nach, die in der Waagrechten sich intensiv verwurzeln und ihre Jahrestriebe jedes Jahr eine Etage weiter nach oben verlegen, um mit dem Wachstum der Torfmoose Schritt halten zu können; es trägt insofern wie diese zur Befestigung des schwankenden Moorbodens bei.

Zusammengefaßt betrachtet, schiebt sich somit eine verstärkte salinische Tendenz von unten in die Stengelregion hinein, die die Pflanze in eine lastende Schwere hineinzieht und im Torfboden zum

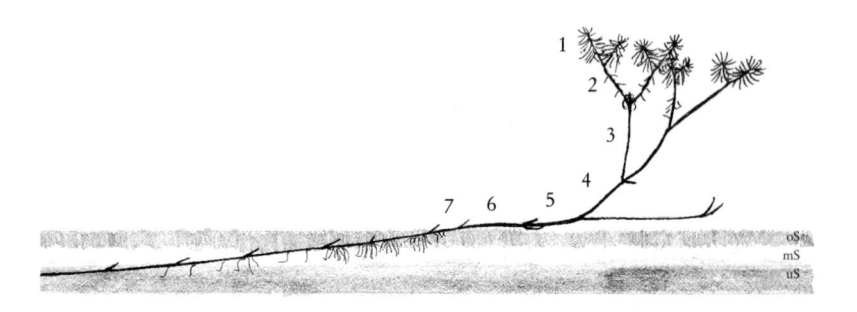

Abb. 21 a: Wachstumsrichtung und Bildung sproßbürtiger Adventivwurzeln bei Ledum palustre (Längsschnitt durch den Hochmoorrand mit halbschematischer Darstellung eines einzelnen Zweiges; nach eigenen Beobachtungen des Verf.). Die vegetativen Langtriebe (Internodien), die jeweils dem Längenwachstum eines Jahres entsprechen, sind durch die Zahlen numeriert, die zugleich das Alter des jeweiligen Zweigabschnittes bezeichnen.

oS = obere, grüne Torfmoosschicht (aus vitalen, chlorophyllhaltigen Torfmoosköpfchen)
mS = mittlere, weiße Schicht der entfärbten Torfmoose
uS = untere, braune Schicht der absterbenden Torfmoose

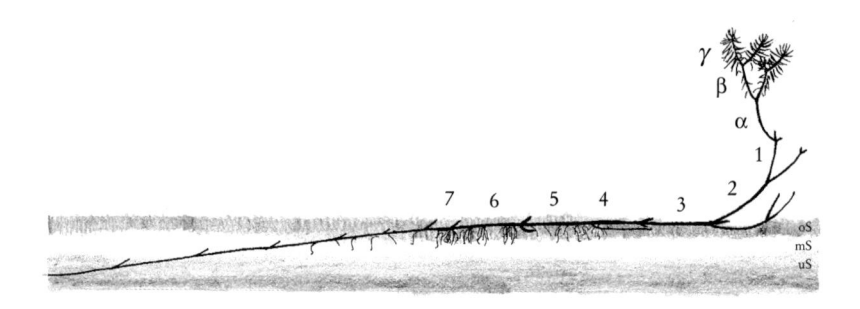

Abb. 21 b: Derselbe Zweig drei Jahre später: Die vier bis sieben Jahre alten Sproßabschnitte wurden inzwischen an den Boden gedrückt und vom emporwachsenden Torfmoorrasen überwuchert; sie haben sproßbürtige sekundäre Wurzeln ausgebildet, die bis in die weiße, reichlich Wasser führende Torfmoosschicht hinabreichen. Die älteren, tiefergelegenen Adventivwurzeln sind durch Sauerstoffmangel in der Moortiefe inzwischen weitestgehend abgestorben. Am aufgerichteten Triebende ist ein neuer Längenzuwachs um die drei Segmente α, β und γ zu beobachten.

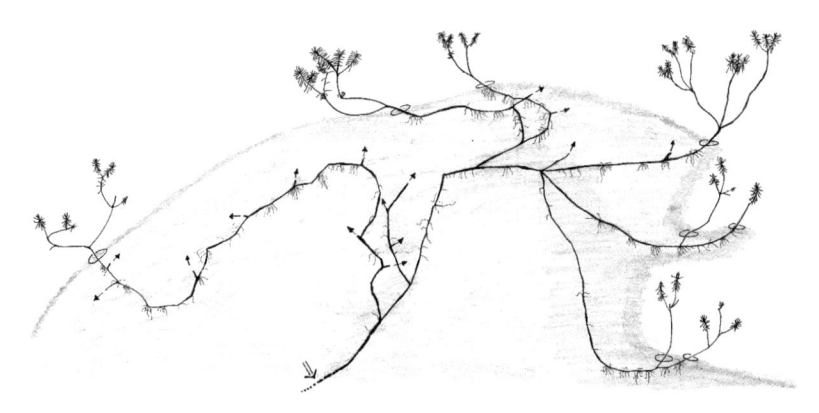

Abb. 21 c: Skizze des Sproßsystems eines Strauches von Ledum palustre aus einem südostschwedischen Hochmoor.
(Die unter der Torfmoosoberfläche verlagerten Sproßanteile mit den sekundären sproßbürtigen Wurzeln wurden freigelegt und in der Aufsicht schräg von oben gezeichnet; die Kreise symbolisieren die Stelle des «Auftauchens» der Sproßenden aus der Torfmoosoberfläche; an den mit → gekennzeichneten Stellen zweigen weitere Sprosse ab, die der Übersicht halber in der Zeichnung nicht mehr wiedergegeben sind. An der mit ⇒ markierten Bruchstelle war der Sproß an seiner tiefstgelegenen Stelle – ca. 20 cm von der Hochmooroberfläche entfernt – abgestorben und dadurch von der Mutterpflanze «unterirdisch» abgebrochen. Das wiedergegebene Sproßsystem nahm in der Natur eine Ausdehnung von rund 2,5 x 2 m ein; es ist über ca. 33 Jahre gewachsen und allmählich vom Hochmoor überwuchert worden.)

Zerbröckeln bringt. In der Bildung rötlicher Haare mit reichlich ätherischem Öl in den obersten, unverholzenden Triebabschnitten strahlt umgekehrt eine lebhafte sulfurische Tendenz von oben in die merkuriale Sphäre unserer Heilpflanze hinein. Sulfurisches Erglühen von oben und salinisches Versinken und Zerbröckeln von unten erzeugen eine spannungsvolle Dynamik, die einer kraftvollen, atmenden Vermittlung bedarf. Da die Atmung jedoch nach unten ins Stocken kommt, verfällt die Pflanze zur Erde hin dem Absterben, ohne jemals wirklich mit der festen mineralischen Erde sich verbinden zu können. Sie muß sich sozusagen ständig aus ihrem absterbenden physischen Pflanzenkörper nach oben hin herausziehen und vereinseitigt sich insofern in merkurialen und sulfurischen Prozessen, in Stengel-, Blatt- und Blütenbildung.[23]

Abb. 22: *Der rheumakranke Mensch, die Moorlandschaft und die Heilpflanze unter dem Gesichtspunkt der vier Elemente.*

Element – und die in ihm wirkenden Kräfte lebender Organismen	Vier organismische Probleme der Rheumakranken	Vier ökologische Probleme der Moorlandschaft (insbesondere des Hochmoores)	Die Situation der Heilpflanze: Ledum palustre
WÄRME – Geistiges – *Mensch*	Innere Durchkühlung – oberflächliche Überwärmung	Tiefe innere Kühle, kurzfristige, oberflächliche Überwärmung am Sommertag	Tiefe Durchkühlung der im Moor steckenden Wurzeln und Sproßabschnitte bei +/– Dauerfrostboden – starke Erwärmung der oberirdischen Abschnitte in der Sonne
LUFT – Seelisches – *Tier*	Stocken der Atmung (mangelhafte innere Durchatmung)	Schlechte Durchlüftung des sauren, staunassen Bodens – fehlende Durchatmung des Fest-Flüssigen	Stark reduzierte Transpiration (bei nach unten eingerollten, unterseits behaarten Laubblättern und weitgehend geschlossenen Spaltöffnungen); zerbröckelndes Verfallen der Sprosse und Wurzeln in der extrem sauerstoffarmen Moortiefe
WASSER – Lebenskräfte – *Pflanze*	Chronische Erschöpfung → Degeneration des Eiweißes, das dem Organismus fremd wird, und des Flüssigkeitssystems Gelenk	Nährstoffmangel, kümmerliches, verlangsamtes Wachstum, Artenarmut	Kümmerwuchs durch Nährstoffmangel im Hochmoor und drastisch reduziertem Flüssigkeitstransport bei Frostboden
ERDE – physische Kräfte – *Mineral*	Ablagerung, Verhärtung und Deformation	Laufendes Absterben in der Tiefe, deformierte Gestaltbildung bei Sträuchern und Bäumen, Ablagerung kaum zersetzter organischer Substanz	Infolge der kurzen Vegetationsperiode in der borealen Nadelwald- und Tundrenzone können die vorhandenen Nährstoffe nur unzureichend mobilisiert und aufgenommen werden; Bruch und Deformation durch Frost, Schnee, Wind

Dabei wirkt sie in zweifacher Weise ausgleichend auf die Einseitigkeit der Hochmoorlandschaft: Von unten her befestigt sie den Hochmoorboden durch ihre niedergedrückten, verholzten Triebe; von oben durchlichtet und durchwärmt sie die dunkle Kühle des Hochmoors mit ihrem Blütenlicht und ihrem ätherischen Öl.

Die nachfolgende Betrachtung soll uns weitere Gesichtspunkte dafür erbringen, ob wir diese zweifache ausgleichende Wirksamkeit der Heilpflanze gegenüber ihrer Umgebung als «Heilungsprozeß» für die Pathologie dieser vereinseitigten Landschaft verstehen dürfen.

An seinem natürlichen Standort bildet der Sumpfporst eine Pflanzengemeinschaft mit der Kiefer und verschiedenen Halbsträuchern und Kräutern aus seiner Familie (der Heidekrautgewächse) – wie Moosbeere, Moorbeere, Rosmarinheide, Erikaarten. Wie wir bei der entzündlich-rheumatischen Erkrankung zunächst ihren Umkreis – die Krankheitstendenzen des Bindegewebes – betrachtet haben, wollen wir nun zunächst noch auf den Verwandtschaftszusammenhang von Ledum palustre blicken, auf den in der Familie der Heidekrautgewächse verkörperten Typus, der diese besondere Heilpflanze aus sich hervorgebracht hat.

Zum Typus der Familie der Heidekrautgewächse

Ledum gehört zur Familie der Heidekrautgewächse (Ericaceae), einer großen, ca. dreitausend Arten umfassenden Pflanzenfamilie, die sich über alle Kontinente der Erde erstreckt und insbesondere die gemäßigten bis subtropischen Zonen besiedelt. Die Heidekrautgewächse beherrschen die Vegetation in vielen niederschlagsreichen Gebieten der Erde, insbesondere auf ausgelaugten, nährstoffarmen, sauren Böden, auf denen viele andere Pflanzen nicht gedeihen können. In den kontinentalen Trockengebieten wie den Steppen und Wüstenzonen sowie in Australien sind sie nicht zu finden und ebenso in den Niederungen der Tropen nur selten anzutreffen. In Mitteleuropa sind sie mit nur wenigen Arten vertreten, die jedoch großflächige Massenbestände bilden und dadurch die Vegetation ganzer Landstriche prägen:

- die «Heide»-vegetation, z. B. im nordwestdeutschen Tiefland
- die Mittelgebirge mit ihren Hochmooren
- die subalpine Stufe der Alpen.

Sie sind die Pflanzen der waldlosen, kargen, staunassen bis trockenen Landschaften, wo sie vielfach die Pflanzengesellschaften dominieren: So folgt auf Kahlschlag des Waldes in den Urgebirgsalpen die Überhandnahme von Alpenrosen und Vacciniumarten; zusammen mit Moorbeeren und Alpen-Bärentraube befestigen sie den Boden steiler Berghänge und schützen ihn vor der Erosion.[24] In den Silikatbergen des Mittelmeergebietes überwuchert in solchen Fällen die Baumheide (neben der Zistrose), bis der Schatten des neugewachsenen Waldes sie erneut verdrängt. Die Familie kann magere, saure (d.h. Böden von pH 3,8 bis 6), nährstoff- und mineralarme, ausgelaugte Böden (Podsole) und den nassen und sauren Torfboden so besiedeln wie keine andere. Ihre Verbreitung entspricht daher in Mitteleuropa weitgehend derjenigen des Podsolbodens und der Zone eines relativ feuchten, sommerkühlen (ozeanischen) Klimas.

Viele Heidekrautgewächse sind als Zierpflanzen für den Menschen von erheblicher Bedeutung, andere als Wildfrüchte (Heidelbeeren, Preiselbeeren, Erdbeerbaumfrüchte) und als Arzneipflanzen (Preiselbeerblätter, Heidelbeerfrüchte, Bärentraubenblätter, Scheinbeere, Berglorbeer, Alpenrose und die blühenden Triebe unseres Sumpfporstes).

Gestaltbildung

Erikaarten sind überwiegend Holzpflanzen langsamen Wachstums, meistens Sträucher und Halbsträucher, seltener kleine Bäume oder Kletterpflanzen; eine Reihe von Arten wachsen epiphytisch auf anderen Pflanzen. Alle bisher untersuchten Ericaceen leben in Symbiose mit Wurzelpilzen (Mykorrhiza), die Geflechte um die *Wurzeln* bilden und auch, die Zellwände durchbrechend, in die Außenschichten der Wurzelhaarzone hereindringen. Die Pflanzen sind in der Regel auch ohne den Pilzpartner zu Wachstum, Entwicklung und Vermehrung befähigt, jedoch sind in Vergleichsversuchen Pflanzen mit dem Pilzpartner in der Stickstoffbilanz eindeutig den künstlich in pilzfreier Kultur gehaltenen Artgenossen überlegen.[25] Die Ericaceen werden dadurch vielfach zu Ernährungskünstlern, die auf stark sauren, die Pflanzenernährung erschwerenden Böden wie z. B. in Moor und Heide konkurrenzlos überlegen sind.

Von der Unterfamilie der Erikaverwandten abgesehen, die ihren Schwerpunkt im südlichen Afrika hat, haben sie Niederblätter, die vor ihrem Austreiben die Triebknospen schützen. Die Knospen sind schon im Vorjahr ihres Erblühens stark angeschwollen und weitgehend vorbereitet.[26]

Die *Laubblätter* sind einfach und ungeteilt, ohne Nebenblätter und meist wechselständig, in einer $2/5$-Stellung am Stamm angeordnet. Sie sind derb und oft ledrig, arttypisch gebaut, häufig immergrün, und verbleiben zwei und mehr Jahre am Stamm; bei einzelnen Arten wie z. B. unserem Ledum sind sie im Winter hängend (vgl. Abb. 19 a, S. 221). Die Familie entwickelt vor allem zwei charakteristische Blattformen: das wachsbereifte *Lederblatt* mit derber, glänzender, lichtreflektierender Schutzschicht, wie wir es von Rhododendron und Heidelbeere kennen, und das *Rollblatt* von meist schmaler, nadelartiger Gestalt mit an der Längsseite stark nach unten eingerollten Rändern, das bei den Erikaverwandten und vielen anderen Vertretern der Familie zu finden ist. Mannigfache Haarbildungen kommen hinzu, z. B. Schilddrüsenhaare von schirmförmigem Aussehen bei Rhododendron und Ledum, die als Verdunstungs- und Lichtschutz gedeutet werden. Die Blätter weisen somit den typischen Bau xeromorpher, d. h. an Trockenheit angepaßter Pflanzen auf, auch bei Arten mit feuchten Standorten. Dieses Phänomen galt lange als botanisches Rätsel, wird jedoch aus der Pflanzenphysiologie verständlich: Wenn die Sonne im Spätwinter die Zweige und Blätter immergrüner Pflanzen erwärmt und die Transpiration anregt, ist der Boden an schneefreien arktischen und Gebirgsstandorten vielfach noch gefroren. Die Pflanzen können daher aus dem Boden kaum Wasser aufnehmen und sind von akutem Wassermangel mit Abreißen der Wasserfäden in den Leitgefäßen, Spannungsembolien und nachfolgender Schädigung von Blättern und Zweigspitzen bedroht, wenn sie ihre Transpiration nicht drastisch einzuschränken vermögen.[27] Diese Streßsituation mit dem Zusammenbruch der merkurialen Mitte durch die Spannung von oberflächlicher sulfurischer Erwärmung (tagsüber) und tiefer Durchfrostung des Bodens (besonders nachts) ist für die Moore des nördlichen Europa und Asien bis weit in den Sommer hinein typisch. So wird verständlich, daß gerade unser Sumpfporst in der Xeromorphie der Blätter «außerordentlich starr fixiert» ist.[28]

Die *Blüten* sind zwitterig, meist 4-5zählig und strahlig-punktsymmetrisch gebaut (aktinomorph). Wie die Kelchblätter sind auch die Kronblätter am Grunde meist röhrig verwachsen, nur selten frei (wie bei Ledum), und bilden meist röhrige, becher-, krug- oder glockenförmig geschlossene Blüten, nur sehr selten offene, radförmige Blüten. Durch Anhäufung an den Sproßenden bilden sie leuchtende Blütenstände in Form von Doldentrauben oder Rispen, seltener Einzelblüten. Im Gegensatz zum relativ einheitlichen Bau von Stamm und Laubblättern sind die Blütenstände der Ericaceae «extrem variabel» (Cullen). Am Blütengrund findet sich stets eine wulstige Anschwellung der Blütenachse (*Diskus*), die reichlich Nektar absondert. Mit ihren leuchtenden, nektarreichen Blüten sind die Ericaceen vorwiegend Insektenblumen; in Südafrika (Gattung Erika) und Südamerika erfolgt die Bestäubung vielfach auch durch Vögel.

Die *Früchte* sind ebenfalls vielfältig gebaut: Der Fruchtknoten wird aus vier bis fünf verwachsenen Fruchtblättern gebildet und liegt meist oberständig (zum Licht, zum Kosmos hin gewandt), eine spaltig aufspringende Kapsel mit vielen kleinen Samen bildend, oder unterständig (zur Erde gewandt), woraus dann eine saftige Beere hervorgeht. Nur selten finden sich Steinfrüchte mit wenigen Samen (z. B. bei der Bärentraube, Arctostaphylos uva-ursi).

In der Entwicklung der sehr kleinen *Samen* ist bei allen bisher untersuchten Heidekrautgewächsen (und den nah verwandten Krähenbeerengewächsen) eine an die Mistel erinnernde Senkerbildung (Endospermhaustorium) zu beobachten, die aus der Samenanlage heraus einen Ausläufer in das umliegende Fruchtknotengewebe schickt, der der zusätzlichen Aufnahme von Nährstoffen dient. Der Same mit Embryo und Nährgewebe (Endosperm) kann sich so «gegenüber der Mutterpflanze fast wie ein Parasit verhalten» (Strasburger)[29] und ist somit ebenfalls eine Art «Ernährungsspezialist», ähnlich wie die Wurzel mit ihrer Pilzsymbiose.

Wir haben vier große Unterfamilien unter den Heidekrautgewächsen, die sich in allen Himmelsrichtungen über die Erde ausdehnen und sich darin zugleich zu lokalen Verbreitungsschwerpunkten zusammenballen. Wie diese Familie sich einerseits über die ganze Erde hin ausbreitet, so bringt sie andererseits eine ungewöhnliche Häufung von Arten in kleinen Gebieten hervor: Von den rund sechshundert Erikaarten – der zweitgrößten Gattung der Familie – sind mehr als fünfhundert im südlichen Afrika konzentriert, viele von ihnen sind auf die Kapprovinz beschränkt. Im Norden der Erde findet man hingegen nur ein gutes Dutzend Erikaarten, die sich jedoch in großer Individuenzahl über riesige Landstriche verbreiten, indem sie z. B. die nach ihnen benannte «Heide» des norddeutschen Tieflandes und die Zwergstrauchgesellschaften der europäischen Gebirge oberhalb der Baumgrenze prägen.

Erika repräsentiert hierin die gleichnamige Unterfamilie der *Erikaverwandten* (Ericoideae) mit knapp zwanzig auf Afrika und Europa beschränkten Gattungen, die mit ihrer Artenvielfalt im südlichen Afrika[30] und der Individuenvielzahl in Nord- und Mitteleuropa die Nord-Süd-Achse der Familie bilden. Wir finden hier meist niedrige, heidekrautartige Zwergsträucher mit schmalen Rollblättern und vielen weißen, gelben und roten Blüten, deren Krone nach dem Verblühen nicht abfällt, sondern bis zur Fruchtreife auf der Pflanze verbleibt; wegen ihres reichen und langlebigen Blütenflors sind sie als Ziersträucher sehr beliebt. Die Blütenstände sind in der Regel seitlich (achselständig) an den Zweigen angeordnet, Viscin fehlt, der Fruchtknoten liegt oberhalb des Blütenbodens (oberständig). Sie sind vielfach an spezifische tierische Bestäuber angepaßt – vor allem Bienen, aber auch Fliegen und Vögel. Die Früchte sind fach- oder wandspaltige Kapseln oder einsamige Nüßchen.

Zum *Westen* der Erde hin wird der *amerikanische* Kontinent vor allem durch zwei Unterfamilien der Heidekrautgewächse besiedelt – die Erdbeerbaumverwandten (Arbutoideae) und die Heidelbeerverwandten (Vaccinioideae):

Die *Erdbeerbaumverwandten* umfassen zehn meist amerikanische Gattungen, deren oberständiger Fruchtknoten sich entweder zu einer fachspaltigen Kapsel oder zu einer mehr oder weniger fleischigen Beere bzw. Steinfrucht entwickelt; die Samen sind ungeflügelt. Bedeutsame Repräsentanten sind der Erdbeerbaum (*Arbutus unedo*) der südeuropäischen Macchie und die Scheinbeere (*Gaultheria*), die mit 150 Arten die größte Gattung dieser Unterfamilie darstellt. Die Kelche wachsen hier nach der Befruchtung der Blüte zu einem fleischigen Organ heran, das die Kapselfrucht umgibt. Arzneiliche Bedeutung hat die niederliegende Scheinbeere (*Gaultheria procumbens*)

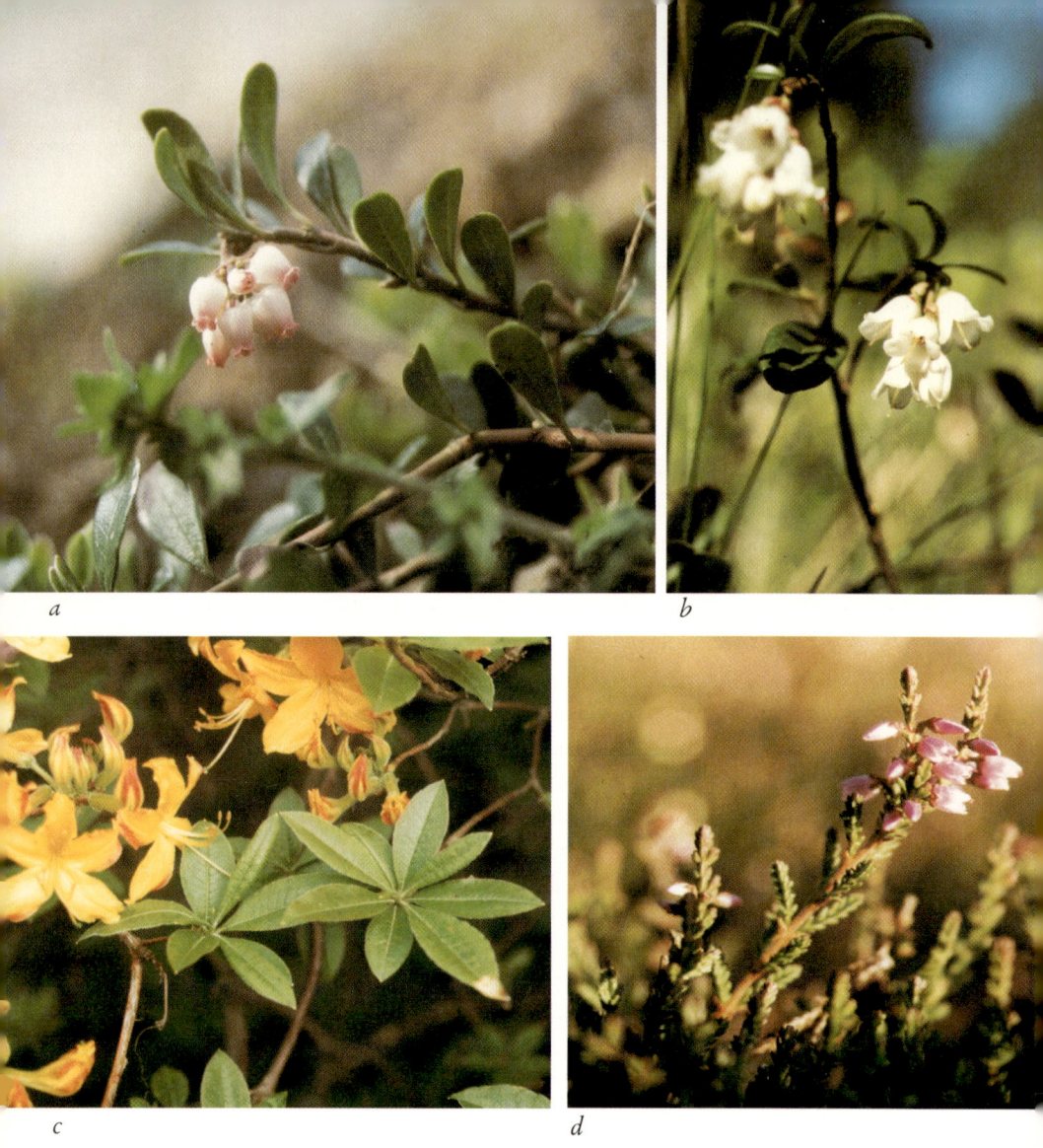

Abb. 23: Typische Vertreter der vier Unterfamilien der Ericaceae. a: Bärentraube (Arctostaphylos uva-ursi) – nordamerikanischer Typus der Erdbeerbaumartigen. b: Preiselbeere (Vaccinium vitis-idaea) – schwerpunktmäßig südamerikanische Gruppierung der Heidelbeerverwandten. c: Sog. pontische Azalee (Rhododendron luteum sweet) – wegen ihrer Giftigkeit ein berühmt gewordener Repräsentant der südostasiatischen Unterfamilie der Rhododendronverwandten. d: Gemeines Heidekraut (Calluna vulgaris) – ungiftige Gruppe der Erikaverwandten, die ihre größte Artenvielfalt in Südafrika haben.

aus den Wäldern des atlantischen Nordamerika, welche ein ätherisches Öl enthält (0,55–0,8%), das zu 96–99% aus Methylsalizylat[31] besteht und sich als Einreibemittel gegen rheumatische Beschwerden und Neuralgien («Wintergrünöl») weiter Beliebtheit erfreut.[32]

Die *Heidelbeerverwandten* (Vaccinioideae) sind eine Unterfamilie von 35 meist amerikanischen Gattungen, die sämtlich ungiftig sind und aus ihrem unterständigen Fruchtknoten und den ebenfalls fleischig werdenden Kelchblättern Beerenfrüchte hervorbringen, die vielfach nahrhafte Wildfrüchte von wirtschaftlicher Bedeutung sind. Von den 450 Arten der größten Gattung *Vaccinium* ist die Mehrzahl in den tropischen Gebirgen zu Hause; in der kühl-gemäßigten Nadelwaldzone der Nordhalbkugel finden wir die Heidelbeere (Vaccinium myrtillus), die Trunkelbeeere (V. uliginosum), die kriechende Moosbeere (V. oxycoccus, eine typische Moorpflanze) und die Preiselbeere (V. vitis-idaea). Der Substanzchemismus geht bei den Heidelbeerverwandten vor allem in Richtung nahrhafter Früchte mit größeren Mengen Vitamin C, ansonsten finden sich nur wenig charakteristische Inhaltsstoffe: organische Säuren (bis 2% in den Preiselbeerfrüchten),[33] etwas Gerbstoff in den Früchten (bis 2% bei der Heidelbeere) und in den Blättern ein wenig Arbutin.[34]

Zum Osten der Erde ist die Unterfamilie der *Rhododendronverwandten* (Rhododendroideae) orientiert, die mit 15 bis 20 Gattungen eine weitverbreitete Gruppe bildet, welche den afrikanischen Kontinent ausspart und einen eindeutigen Schwerpunkt in Südostasien bildet.

Die größte Pflanzengattung der ganzen Familie der Heidekrautgewächse ist *Rhododendron* mit etwa 1200 Arten, von denen 700 im Grenzgebiet von China, Tibet und Burma bzw. Assam beheimatet sind – in jener Region, wo die großen Flüsse Ostasiens den Himalaya durchschneiden. Weitere 300 Rhododendronarten haben den Schwerpunkt ihrer Verbreitung in Neuguinea, davon 150 mit nur endemischem Vorkommen. Die übrigen Arten kommen in Japan und im Himalaya vor, nur wenige Vertreter sind in Europa, USA und Südasien zu finden.[35] Sie prägen vielfach das Vegetationsbild der verschiedenen Höhenstufe der Gebirge: Als Bäume und hohe Sträucher treten sie in der Nadelwaldstufe auf, an der Baumgrenze bilden andere Arten kniholzartige Bestände, und die nur wenige Zentimeter hohen Zwergsträuchlein von Rhododendron nivale schließlich sind an die Höhen von über 5000 m angepaßt. Oberhalb der Baumgrenze unserer Alpen finden wir die *Alpenrose (Rh. ferrugineum)* auf humösem, saurem Boden, überwiegend nach Westen hin in den Pyrenäen, den westlichen Alpen und dem nördlichen Apennin, angesiedelt; auf kalkreichem Gesteinsuntergrund wird sie durch die verwandte behaarte *Alpenrose (Rh. hirsutum)* vertreten, welche daher in der östlichen Alpenkette dominiert.[36]

Die Rhododendronverwandten sind Sträucher mit wachsbereiften, glänzenden Lederblättern und oft prächtigen roten, gelben oder weißen Blüten, die endständige Blütenstände an den Enden der Zweige bilden (griech. Rhodon-dendron = «Rosen-Baum»). Die aus verwachsenen Kronblättern gebildete Blütenkrone fällt als ganze vor der Fruchtreife ab; der Blütenstaub ist oft durch Viscin verklebt, eine zähviskose Substanz, die den Pollen zu Klumpen und Ketten verklebt, so daß oft der Inhalt eines Pollenfaches als Ganzer verbreitet wird. Der Fruchtknoten ist oberständig (also mehr zum Licht, zum Kosmos hin gewandt) und bringt meist eine spaltig aufspringende Kapselfrucht mit vielen Samen hervor, die überwiegend durch den Wind verbreitet werden.

Weitere bekanntere Gattungen der Rhododendronverwandten sind die Lorbeerrose (*Kalmia*) in Nordamerika und die Gattung *Ledum* (*Porst*) mit vier Arten, sämtlich Hochmoorbewohner, die auf die Nadelwaldzone der nördlichen Hemisphäre beschränkt sind. Ledum palustre, die einzige europäische Art der Gattung, ist im Vergleich zu den anderen Ledumarten durch den «mager» erscheinenden Bau mit geringerer Verzweigung und relativ wenigen, besonders schmalen, spitzen, nach unten stark eingerollten Laubblättern gekennzeichnet; letztere haben ihm auch den Namen Moor-Rosmarin verliehen.

Das nach unten eingerollte (revolutive) Laubblatt tritt bei zahlreichen Rhododendronverwandten in der Knospenanlage und beim Laubaustrieb auf, verliert sich jedoch im Laufe der weiteren Laubblattentfaltung. An kalten Wintertagen tritt diese eingerollte Stellung im Rahmen der «Froststellung» der nach unten schlaff herabhängenden Blätter sekundär wieder auf; sie schützt hier die Blätter vor der frostbedingten Austrocknung (Frosttrocknis), wenn eine schützende Schneedecke fehlt.[37] Bei dem sich im Vergleich mit der übrigen Unterfamilie besonders weit nach Norden vorwagenden Ledum palustre bleibt dieser knospentypische Zustand winterlicher Anpassung durch revolutive Laubblätter sozusagen das ganze Jahr über bestehen! Im Verhältnis zu der spärlichen Entwicklung der Triebe und Laubblätter sind Blütenentwicklung und Geruch sowie die rostbraune Behaarung mit Drüsenhaaren an den unverholzten, jungen Trieben und Blattunterseiten intensiver als bei den anderen, außereuropäischen Ledumarten.

Zum Substanzchemismus der Heidekrautgewächse

Phenolische Substanzen in den westlich orientierten Gruppen: Arbutin, Gerbstoffe, organische Säuren

Die Ericaceae sind zum einen typische *Polyphenolpflanzen* – das heißt, sie enthalten schlecht wasserlösliche, aromatische Verbindungen von Alkoholcharakter und schwach saurer Reaktion (Phenole), die im Pflanzenreich weit verbreitet sind und z. B. die gelben, roten und blauen Blütenfarbstoffe oder Riechstoffe wie Vanillin ergeben.

– Die phenolischen Stoffe liegen in der Familie einerseits in Zuckerverbindungen als sogenannte Phenolheteroside vor: Hier ist in erster Linie das *Arbutin* zu nennen, eine Verbindung von Hydrochinon mit Traubenzucker, die besonders in den Blättern der Bärentraube stark konzentriert ist und hier harndesinfizierend wirkt; es ist ferner auch im Erdbeerbaum, der Preiselbeere und einigen Rhododendronarten enthalten. Auch der in Gaultheria procumbens enthaltene Salicylsäuremethylester (Monotropitosid) gehört zu den Phenolheterosiden. *Salizylsäure* wirkt einerseits abschwellend-entzündungshemmend auf entzündete Bindegewebsorgane, z. B. bei rheumatischen Erkrankungen, andererseits entzündungserregend und abbauend auf Haut und Schleimhäute (z. B. bei Hornhautverdickungen oder bei der entzündlichen Magenschleimhautreizung und Geschwürsbildung als Nebenwirkung von Acetylsalicylsäure (Aspirin®); die Verbindung kühlend-verdichtender und entzündlich-auflockernder Wirkungen verleiht den Salicylsäureverbindungen somit merkuriale Qualität.
– Andererseits werden die Phenole in monomerer und dimerer Form (Flavonoide; Prozyanidine als Gerbstoffvorstufen) oder in polymerer Form (als Gerbstoffe) in der Pflanze abgelagert.

Gerbstoffe sind ganz allgemein im Pflanzenreich sehr verbreitete Substanzbildungen brauner bis rötlicher Färbung, die besonders reichlich in Wurzel, Rinde, Blatt und Frucht von Holzgewächsen vorkommen (wie z. B. in der Eichenrinde). Sie werden in der Pflanze auf enzymatischem Weg aus einfachen phenolischen Verbindungen oder Phenol-Karbonsäuren gebildet und bilden durch ihre Bindung an Eiweißstrukturen (z. B. im Pflanzenholz) eine Schutzbarriere gegen Mikroorganismen und andere äußere Schadstoffe. Sie haben eine verdichtende, ausfällende und zusammenziehende Wirkung auf lebendiges Eiweiß (adstringierende Wirkung), wodurch z. B. entzündete Schleimhäute oder Verbrennungswunden an der Oberfläche eine relativ wasserundurchlässige Schutzschicht ausbilden, die Blutgerinnung aktiviert wird und beim Ledergerben die Tierhaut beständig und wasserundurchlässig wird. Zu dieser adstringierenden und entzündungshemmenden Aktivität tritt eine antimikrobielle Wirksamkeit hinzu. Wir können sie demnach ihrer Herkunft und ihrer biologischen Wirkungsqualität nach als *salinische* Substanzbildungen ansprechen. Eine ähnliche Wirkungsrichtung entfalten auch die organischen Säuren, die z. B. die mikrobielle Gärung hemmen (Benzoesäure), und das schon oben angesprochene Arbutin mit seiner harndesinfizierenden Wirkung.

In den Heidelbeerartigen wurden bisher keine toxischen Inhaltsstoffe gefunden,[38] bei den Erikaartigen kommen, soweit bisher bekannt, allenfalls kleine Mengen Gerbstoffe oder Spuren von Arbutin vor. Wenn man einmal davon absieht, daß nach dem Verzehr unreifer Früchte mit hohem Gerbstoffgehalt gelegentlich leichtere Magen-Darm-Beschwerden auftreten können, so sind die beiden Unterfamilien der Heidelbeerartigen und der Erikaartigen somit ohne toxikologische Bedeutung.

Die Wirkung der Gerbstoffe auf den menschlichen Organismus ist geisteswissenschaftlich gesehen diejenige, daß das Seelische des Menschen (der Astralleib) energisiert und stärker in den Bereich der Lebenskräfte-Organisation (Ätherleib) hereingezogen wird, insbesondere im Bereich des Stoffwechsel-Gliedmaßen-Systems. In ähnlicher Weise wurde von Rudolf Steiner auch die Wirkung der *Säuren* als den Astralleib verstärkend und ihn in das Physisch-Ätherische hereinziehend beschrieben. Auch das Arbutin kann in dieser Richtung verstanden werden, insofern der stärker engagierte Astralleib die Lebenskräfte besser beherrscht und durchgestaltet und dadurch der parasitären Wucherung fremdätherischen Lebens (der Bakterien) entgegenwirkt.

Die Wirkung der Salicylsäure ist zunächst entgegengesetzt, insofern in der Körperperipherie bei Glieder- oder Kopfschmerzen eine lokale Entzündungs- und Schmerzlinderung bewirkt wird, d.h. der Astralleib aus einem zu starken Eingreifen im physischen Leib gelöst wird; im Körperinneren jedoch entsteht polar dazu wiederum verstärkte Einschaltung des Astralischen in das Physisch-Ätherische, die sich in entzündlichen Reizungen der Magen- und Darmschleimhaut manifestiert. So führt die Dämpfung der Entzündungssymptome in der Peripherie bei pharmakologischen Dosen vielfach zur «Verschiebung» der Entzündung ins Körperinnere.[39]

Die *Gerbstoffe*, die bei ihrem Abbau Gerbsäuren ergeben, kommen zusammen mit den Hydrochinonverbindungen und den organischen Säuren vor allem in den *westlichen* Unterfamilien der Erdbeerbaumverwandten und Heidelbeerartigen vor, die ihren Schwerpunkt in Nord- und Südamerika haben. Wir finden also merkurial-salinische Wirkungsqualitäten in den beiden westlich orientierten Unterfamilien – der Astralleib wird energisiert und insbesondere im Stoffwechsel-Gliedmaßen-System verstärkt in das Ätherische hineingezogen. (Die Salicylsäureverbindungen entfalten zusätzlich eine den Astralleib lösende Gegenwirkung im Bereich der Körperperipherie; vgl. Abb. 25, S. 249, links.)

Der Terpenchemismus der östlichen Gruppe

Eine zweite charakteristische Stoffbildung der Heidekrautgewächse sind die Terpene, eine große Gruppe ungesättigter Kohlenwasserstoffverbindungen, die chemisch aus zwei und mehr Einheiten des Isopren (einer organischen ungesättigten Verbindung mit fünf Kohlenstoffatomen, C_5) aufgebaut gedacht werden können:

- Die Wachsschichten der Pflanzenblätter sind reich an *Triterpenen* (C_{30}-Verbindungen, die aus sechs Isopreneinheiten aufgebaut gedacht werden können). Unter diesen überwiegt die für die Heidekrautgewächse typische Ursolsäure.
- Die Diterpene sind C_{20}-Substanzen von nahezu ausschließlich

ringförmiger Struktur. Hier ist zwischen den *fettlöslichen, sauerstoffarmen* und den *wasserlöslichen, sauerstoffreichen Diterpenen* zu unterscheiden. Die ersteren tragen überwiegend den Charakter von Bausteinen der Pflanze (z. B. Phytol als Bestandteil des Chlorophyll, ferner Bausteine des Vitamin E und K1, Balsaminhaltsstoffe). Die weitaus größte Anzahl fettlöslicher Diterpene kommt in der Wachsschicht grüner Pflanzen vor, wo sie bis zu 30 bis 50% des Wachses ausmachen.
Triterpene und fettlösliche Diterpene können wiederum als Substanzgruppe merkuriell-salinischer Qualität aufgefaßt werden: In zähflüssiger, halbdurchsichtiger, dünn spreitender Schicht umgeben sie das Pflanzenblatt, verleihen ihm Glanz und elastische Beständigkeit, weisen Staub und Wasser ab und fördern dadurch die Selbstreinigung der Blattoberflächen durch das Regenwasser.

– Die *sauerstoffreichen, wasserlöslichen Diterpene* haben demgegenüber den Charakter biologisch sehr aktiver Wirksubstanzen: Zu ihnen gehören die Bitterstoffe in Lippenblütlern und die Pflanzenwuchsstoffe (Gibberelline), die die sulfurische Ausdehnung der Pflanze in den Raum in ihrer vegetativen Wachstumsbewegung fördern und regulieren;[40] wir finden ferner stark entzündungserregende Stoffe in dieser Substanzgruppe, wie z. B. die Hautreizstoffe in Euphorbiengewächsen und Seidelbastgewächsen, und die Grayanotoxine – eine Gruppe starker pflanzlicher Gifte und Allergene, zu denen hier in unserer Heidekrautfamilie das Andromedotoxin gehört. Durch Verknüpfung mit einfachen Stickstoffverbindungen (Aminen) werden sie zu den stärksten Giften überhaupt (Diterpenalkaloide, z. B. das Aconitin aus dem Blauen Eisenhut, Fam. Hahnenfußgewächse) gerechnet.

Das *Andromedotoxin* (auch als Grayanotoxin I oder Acetylandromedol bezeichnet) ist das giftige Prinzip vieler Rhododendronarten, die vor allem in Kleinasien und Japan beheimatet sind (insbesondere *Rhododendron luteum* Sweet); es kommt ferner in der japanischen Lavendelheide (Pieris japonica)[41] sowie in zahlreichen Arten von Kalmia (Lorbeerrose) vor und findet sich vorwiegend in den Blättern, in Nektar und Blütenpollen sowie in Früchten und Sproßachsen, so daß der von diesen Pflanzen gesammelte Honig sehr giftig sein kann. Die Wirkung giftiger Rhododendronhonige ist seit der Antike von vielen Autoren beschrieben worden, wobei gerade die zentralnervösen Symptome wie Bewußtlosigkeit, generalisierte Krampfanfälle, Schwindel, Kollaps und abnorme Bewußtseinszustände wie Delir, Tobsucht hervorgehoben wurden. Andromedotoxin wirkt schon in kleinen Mengen sehr giftig und erzeugt schmerzhafte Schleimhautreizungen im Mund und Magen mit Übelkeit, Erbrechen, starker Speichelsekretion, Bauchkrämpfen und Durchfällen, ferner Atembehinderung, Fieber, Kopfschmerz, Schwindel, zentralnervöse Erregungszustände, Krämpfe und Reizung der sensiblen Nervenendigungen, welche sich als Brennen, Jucken und Prickeln auf der Haut äußert.[42] Es besitzt außerdem eine positive inotrope Herzwirkung und in niedriger Dosierung einen lang anhaltenden blutdrucksenkenden Effekt, der therapeutisch genutzt werden kann. Nach letalen Dosen wird eine fortschreitende Lähmung der Extremitäten beobachtet, bis schließlich der Tod durch Lähmung des Atemzentrums eintritt.[43] Die toxische Wirkung des Andromedotoxin ähnelt somit in mancher Hinsicht der des Aconitin, welches ein Diterpenalkaloid ist – eine stickstoffhaltige Diterpenverbindung aus dem Blauen Eisenhut, ein starkes Herz- und Nervengift und zugleich das stärkste bisher bekannte Pflanzengift überhaupt.[44]

Ledum palustre enthält im Gegensatz zu seiner Unterfamilie und auch den meisten anderen Heidekrautgewächsen weder toxische Diterpene noch Arbutin, Gerbstoffe oder organische Säuren, sondern reichlich *ätherisches Öl*,[45] das als Hauptverbindungen *sauerstoffreiche Sesquiterpene* (flüchtige C_{15}-Verbindungen) enthält, vor allem Ledol (Ledumkampfer) und sein Isomer Palustrol sowie Carvacrol und Thymol. Das isolierte Ledol wirkt örtlich stark reizend auf Haut und Schleimhäute und innerlich erregend auf das Zentralnervensystem. Die Gesamtölfraktion hemmt in vitro die Synthese von Prostaglandinen (wirkt also entzündungshemmend), der Gesamtdrogenauszug ist auswurffördernd.[46]

Ätherische Öle sind Gemische fettlöslicher, brennbarer, meist farbloser bis hellgelber, chararakteristisch riechender Substanzen, die schon bei Zimmertemperatur aus dem flüssigen in den luftförmigen Zustand übergehen und daher durch Wasserdampfdestillation aus den betreffenden Pflanzen gewonnen werden können. Der Geschmack ist aromatisch, scharf oder bitter; chemisch bestehen sie zu mehr als 90% aus Terpenverbindungen niedrigeren Molekulargewichts – vor allem den Monoterpenen (C10-Verbindungen, z. B. Menthol) und Sesquiterpenen (C_{15}, z. B. Ledol), zu kleinerem Anteil aus phenolischen Verbindungen (Phenylpropanen). Bei längerer Lagerung zeigen sie unter Licht- und Sauerstoffeinfluß Verharzungserscheinungen, gewissermaßen ein allmähliches «Verbrennen», welches mit einer Änderung ihres Geruchs und einer Qualitätsminderung verbunden ist.

Sie kommen vor allem in höheren Pflanzen vor und werden in Blättern, Blüten, Früchten, Rhizomen und Wurzeln, Hölzern, nur selten in Stengel oder Rinde gebildet, häufig in der Peripherie der Pflanze, wo sie ab dem Sonnenaufgang in den Umkreis verströmt werden. Typushaft ist die Bildung ätherischer Öle in der Blüte der Samenpflanze repräsentiert, denn jede Blüte riecht wenigstens ein bißchen – vor allem zu Beginn ihrer Entfaltung und in den frühen Morgenstunden –, was auf dem Verströmen ätherischer Öle beruht. So wird das ätherische Öl der Rose in ihren Blütenblättern hauptsächlich kurz vor und während des Öffnens der Blüten, zur Zeit des Sonnenaufgangs, gebildet.[47] Die blühende Hingabe der Pflanze an den licht- und wärmeerfüllten Umkreis findet in der Bildung feinster Geruchsstoffe ihre substanziell-chemische Entsprechung: Die Pflanze wird Verkörperung eines Sonnenhaften, wird Sul-fur im Sinne der ursprünglichen lateinischen Bedeutung des Wortes (lat. sol = Sonne, ferre = tragen).

Diese allgemeine, blütentypische ätherische Ölbildung wird dann in einer Reihe von Pflanzenfamilien gesteigert und in andere Pflanzenorgane, zum Teil bis in die Wurzel und das Holz, hinein verlagert, womit in der Regel die Zurückhaltung der an sich zum Verströmen in den Umkreis geneigten ätherischen Öle in speziellen Speicherorganen (z. B. Ölgängen bei den Doldenblütlern) verbunden ist. So entstehen die Ätherischölpflanzen im pharmazeutischen Sinne, die wichtige Heilpflanzen für das Stoffwechsel-Gliedmaßen-System und das rhythmische System des Menschen darstellen. Ihre Grundwirkungen sind:
- durchblutungsanregend (hyperämisierend, hautreizend, blasenziehend), gleichzeitig zum Teil entzündungslindernd bei rheumatischen und neuralgischen Schmerzen oder Sportverletzungen
- auswurffördernd bei Atemwegsinfekten, da der Schleim verflüssigt und sein Abtransport beschleunigt wird

- die Sekretionen von Galle, Magensaft, Harnausscheidung und Menstruation werden gefördert
- ferner wirken sie blähungswidrig, allgemein krampflösend auf Darm, Gallenblase, Blutgefäße und Bronchien, regulieren Störungen der Motorik des Magens und der Gallenwege
- und beruhigen das Nervensystem (Baldrianwurzel).

Sie wirken somit dem einseitigen, salinisch-verdichtenden Einfluß des Nerven-Sinnes-Systems entgegen, fördern Ausscheidungen und Stoffwechselvorgänge bis hinein in den Atmungstrakt und regen die mit dem Stoffwechsel eng zusammenhängende Blutzirkulation an. Wir dürfen die ätherischen Öle somit aufgrund ihrer chemischen und arzneilichen Eigenschaften und ihrer Verbindung zur Blütenbildung der Pflanze als *sulfurische* Substanz ansprechen.[48]

Die Bildung derartiger sulfurischer Substanzen in Form von ätherischen Ölen verbindet Ledum palustre mit zwei weiteren in der nördlichen Hemisphäre verbreiteten antirheumatisch wirkenden Heilpflanzen der Familie: Rhododendron ferrugineum und Gaultheria procumbens. Wohl aus diesem Grunde wird in der anthroposophischen Medizin auf Anraten R. Steiners unsere rostblättrige einheimische Rhododendronart (Rh. ferrugineum) verwendet. Sie enthält (wie auch unsere rauhhaarige Alpenrose, Rh. hirsutum) *kein* Andromedotoxin, sondern ätherisches Öl in Blüte und Blatt, in den Blättern außerdem Gerbstoff und Arbutin. In den Alpenländern wird sie volksmedizinisch bei Gicht, Rheuma und Steinbeschwerden verwendet.[49]

Die Terpene bilden somit eine große Gruppe pflanzentypischer Substanzbildungen mit sehr vielfältiger biologischer Aktivität und insgesamt betrachtet merkurialer Grundnatur, die in den hochmolekularen, schweren wachsbildenden Triterpenen und fettlöslichen Diterpenen (C30 – C20-Verbindungen) zum salinisch-verdichtenden Prinzip tendieren. In den leichteren Gruppen der wasserlöslichen Diterpene (C20) und flüchtigen Sesquiterpene (C15) und Monoterpene (C10) setzt sich hingegen das sulfurische Prinzip der durchwärmten Leichte, des Verflüchtigens nach oben hin durch und entwickelt stoffwechsel-, wachstums- und durchblutungsfördernde Qualitäten in Form von Wachstumshormonen, entzündungs- und allergieerregenden Stoffen und Rauschgiften sowie ätherischen Ölen.

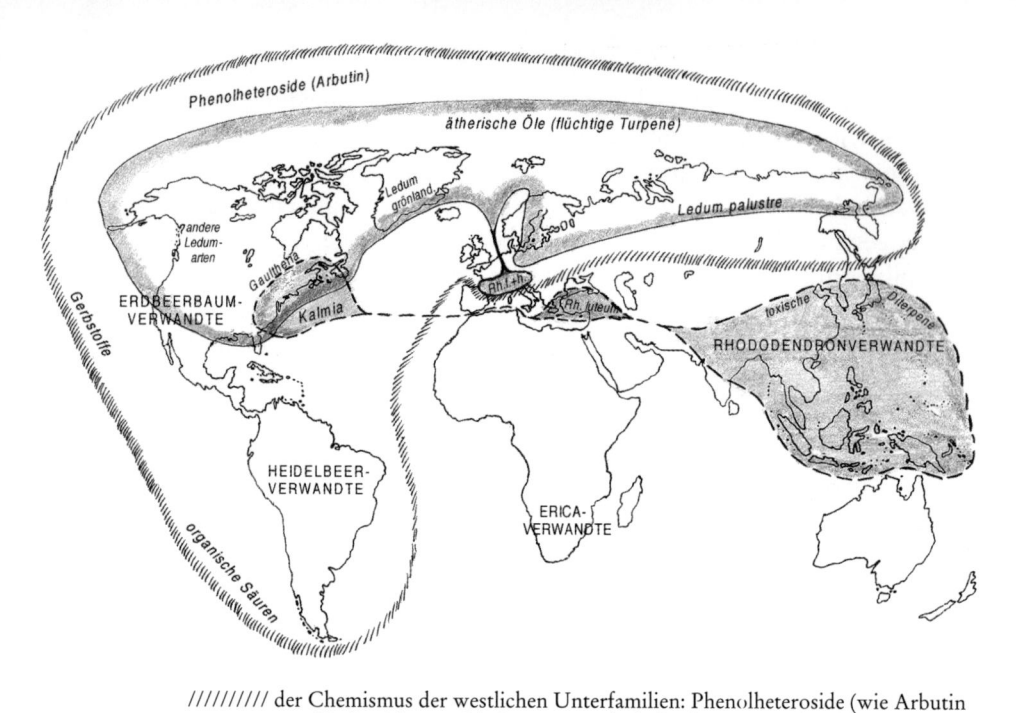

////////// der Chemismus der westlichen Unterfamilien: Phenolheteroside (wie Arbutin u.a. Hydrochinonverbindungen, Methylsalicylsäure), Gerbstoffe, organische Säuren (Fruchtsäuren, Benzoesäure, Vitamin C)
────── der «nördliche Chemismus» der Familie: ätherische Öle in einzelnen nördlichen Vertretern der Erdbeerbaum- und Rhododendronverwandten
─ ─ ─ ─ ─ der giftige Chemismus des Ostens: toxische Diterpene der Rhododendronverwandten

Abb. 24: Geographische Verteilung der charakteristischen Substanzbildungen von Ericaceen über die Erde. Die Darstellung bezieht sich auf die natürliche Verbreitung der Arten, die – soweit bisher bekannt – größere Mengen der betreffenden Sekundärstoffe enthalten.
Einige arzneilich wichtige Vertreter der Rhododendronverwandten mit abweichender Verbreitung sind besonders hervorgehoben: Rh. f. + h. = Rhododendron ferrugineum und hirsutum (Alpenrose bzw. Steinrose; beide Arten enthalten wie Ledum keine toxischen Diterpene, statt dessen ätherisches Öl); Rh. luteum = Rhododendron luteum SWEET (pontischer Rhododendron, Kleinasien, höchster Gehalt an toxischen Diterpenen); Kalmia = Kalmia latifolia, breitblättriger Berglorbeer, Lorbeerrose, östliches Nordamerika; enthält herzwirksame toxische Diterpene, ferner etwas Gerbstoffe und Arbutin.
Zu den Erdbeerbaumverwandten gehört Gaultheria = Gaultheria procumbens, die niederliegende Scheinbeere; sie enthält große Mengen ätherischen Öls, das zu 96-99% aus Methylsalizylat besteht.

Zusammenfassende Charakterisierung des Familientypus
im Hinblick auf die Ökologie der Erde

Der gegenständlichen Naturbetrachtung heutiger Naturwissenschaft sind Gestalt (Morphologie) und Funktion bzw. Substanzbildung (Biochemie, Physiologie) jeweils verschiedene Aspekte der betreffenden Lebewesen, die immer nur einzeln für sich im Bewußtsein anwesend sein können. Im lebendigen Erkennen organischer Natur geht es darum, durch die vergleichende Methode mit dem Denken anschauend in die Entwicklungsbewegungen der Lebewesen einzutauchen, indem wir die konkrete Spezialform aus der darüberstehenden allgemeinen Idee, der allgemeinen Urform, hervorgehen lassen, die alle besonderen Formen in sich begreift. Dabei dürfen wir diese geistige Urform, den Typus, nicht als etwas Fertiges, Allgemeines dem einzelnen Lebewesen äußerlich gegenüberstellen, wie in der anorganischen Natur das Naturgesetz *über* den von ihm beherrschten Erscheinungen steht. Wir müssen vielmehr die Spezialform aus der Urform anschaulich denkend herausentwickeln. Denn «der Typus ist etwas durchaus Flüssiges, aus dem sich alle besonderen Arten und Gattungen, die man als Untertypen, spezialisierte Typen ansehen kann, ableiten lassen».[50] Wir können so den Einzelorganismus als Ausgestaltung einer geistigen Urform in einer besonderen, sinnlich anschaubaren Form erfahren.

Die einzelnen Pflanzenmerkmale gestaltlicher und chemischer Art sind uns zunächst durch die Sinneswahrnehmung gegeben (Sehen, Geruch, Geschmack), welche gegebenenfalls durch apparative Methoden erweitert werden kann. Ihr Gestaltungs*zusammenhang* schließt sich erst dem anschauend vergleichenden Denken auf. Dabei geht es beim Verstehen des Familientypus ebenso wie des einzelnen Pflanzenwesens letztlich darum, Form und Inhalt, Gestaltbildung und Substanzchemismus sowie die ökologischen Beziehungen zur Landschaft jeweils als Ausdruck *einer* Entwicklungsbewegung nachzuerleben.

Die Familie der Heidekrautgewächse vereinigt in sich eine Reihe gegensätzlicher Merkmale: Sie sind einerseits Holzgewächse, langsam keimend und wachsend, mit langlebigen, immergrünen, derb ledrigen oder spitzgerollten, festen Blättern (salinische Verdichtung im Wurzel-Stengel- und Blattbereich); auf der anderen Seite entwikkeln sie leuchtend helle, sehr variabel gebaute Blütenstände in weißgelben, gelben und roten Farben (sulfurische Tendenz). Im Habitus bewegen sie sich vor allem in der Mitte zwischen unverholzten, krautigen Pflanzen und Bäumen, indem sie bevorzugt Sträucher und Zwergsträucher bilden, die basal verholzen. Nicht zuletzt aufgrund der Lebensgemeinschaft mit Wurzelpilzen sind sie Ernährungskünstler auf den relativ lebensfeindlichen, nährstoff- und mineralsalzarmen Böden karger Landschaften und bilden so die Lebensgrundlage für neue Pflanzengesellschaften, worin sie wiederum ihre sulfurische Kraft in merkurialer Anpassungsfähigkeit erweisen. In ihrem Chemismus bilden sie einerseits Substanzen, die auf lebendige Substanz zusammenziehend und verdichtend wirken (Gerbstoffe, organische Säuren) oder das Wachstum von Mikroorganismen hemmen (Arbutin), andererseits flüchtige, aromatisch riechende Substanzen (ätherisches Öl) und allergisierende, entzündungserregende, giftige Diterpene. Aus den Fruchtknoten mit nektarreichem Diskus an der Blütenbasis entwickeln sich einerseits nahrhafte Früchte, andererseits trocken verholzte, spaltig aufspringende Samenkapseln. In den ersteren zeigt sich mehr die stoffwechselbezogene, sulfurische Tendenz, in den letzteren die salinisch verhärtende Tendenz der Frucht – jenes Pflanzenorganes, das ganz allgemein beide Proßrichtungen merkurial in sich vereinigt.

Im Süden der Erde wenden sich die Gestaltkräfte nach innen, in die einzelne Pflanze hinein und bringen auf kleinstem Raum eine Formenvielfalt unterschiedlicher Arten hervor, die in kleinen Individuenzahlen nebeneinanderleben. Nach Norden hin entfaltet die Familie wenig Phantasie in der Formbildung und Ausdifferenzierung der Arten, aber sondert sich von den anderen Pflanzen ab, sie verdrängend, große monotone, von der Prädominanz einzelner Arten gezeichnete eigene Formationen bildend; die Gestaltungskräfte des Familientypus leben sich hier gleichsam nach außen, in die Landschaft hin aus und bringen darin zugleich einzelne sehr spezielle Pflanzen hervor, die als Heilpflanzen engere Beziehung zum Menschen gewinnen.

Während die ganze Familie die sauren, ausgelaugten Böden bevorzugt, bildet Rhododendron in unseren Alpen zwei verschiedene Sippen aus, je nachdem, ob der Boden kalkreich ist oder aus kieseligem Urgestein gebildet wird. Von daher wird auch verständlich, daß

R. Steiner im vierten Vortrag des «Jungmedizinerkursus» gerade am Beispiel von Rhododendron schildert, daß der Gesteinsuntergrund einer Gegend bei den dort geborenen Menschen bestimmte Krankheitsdipositionen hervorruft und oftmals auch das Heilmittel – z. B. in Form einer bestimmten Heilpflanze – beherbergt.[51] Unser Ledum wandert nach Norden, in die extrem nährstoffarmen, sauren und staunassen Böden der Hochmoore.

Es war ein Ideal Goethescher Denkweise, im Verlaufe der vergleichenden Naturbetrachtung die Phänomene ihre Gesetze selbst aussprechen zu lassen und so die angemessenen, lebendigen Begriffe aus der Sprache der Phänomene selbst heraus zu entwickeln. Der Typus der Familie spricht sich hier gerade in seiner differenzierten Beziehung zur Organisation der Erdoberfläche mit ihren Klimazonen, Kontinenten und Landschaften aus und raunt dem aufmerksamen Betrachter zu: «Achte auf die Substanz des Erdengrundes, in den ich mich erstrecke.»

Schauen wir noch einmal auf das Prozeßgefüge der Samenpflanze im Allgemeinen zurück: Während sich die Pflanze in Wurzel und Stengel salzartig verhärtend mit dem Mineralreich verbindet und im Erblühen sich, ätherische Öle verströmend, an den licht- und wärmeerfüllten Umkreis und die beseelten, empfindenden Lebewesen hingibt (Sulfur), entwickelt sie in vielfachen Metamorphosen des grünen Laubblattbereiches das eigentlich Pflanzliche, wo auf der Oberseite kosmische Imponderabilien verinnerlicht werden und in flächig spreitendes Wachstum übergehen, während auf der Blattunterseite mit der Verdunstung von Wasser die Verdichtung zu den die Statik bewirkenden Blattnerven erfolgt. Nach der sulfurischen Hingabe an den Umkreis im Erblühen geht die Pflanzenentwicklung auf höherer Warte über den absteigenden Merkurprozeß (Fruchtbildung) in die äußerste Verdichtung und Verholzung zurück – in der Bildung des Samens, der dann wiederum der Schwere nach zu Boden fällt (Sal). So sind die Früchte des Pflanzenreiches ganz allgemein entweder mehr von der samentypischen, salinischen Verdichtung geprägt (trockene, verholzende Früchte, wie hier bei den spaltig berstenden Kapseln der Rhododendronverwandten) oder stärker von der sulfurischen Ausbreitungstendenz der Blütenperipherie, welche aus der fleischig anschwellenden Fruchtknotenwand, zum

Teil unter Beteiligung der Blütenachse und des Kelchblattkreises, nahrhafte Früchte hervorgehen läßt, die kosmische Imponderabilien in Form von Zuckerverbindungen verinnerlichen. Während die Pflanze in den Laubblättern die Erdensubstanzen in einer *aufsteigenden* Bewegung den kosmischen Licht- und Wärmekräften entgegenträgt, gibt sie diese nach der sulfurischen Verinnerlichung der Imponderabilien in der *absteigenden* merkurialen Bewegung des Fruchtens wieder der Erde zurück.

Der Same wird dann in großer Fülle über die Landschaft verbreitet, um an einem bestimmten Erdenort zur Ruhe zu kommen und in einer ihm gemäßen Umwelt- und Klimasituation keimend zu neuer Entfaltung einer differenzierten Pflanzengestalt zu gelangen. Er ist zunächst durch Tropfenform und Beweglichkeit dem Merkurialen verwandt, entwickelt sich gleichsam «parasitisch» auf der Mutterpflanze, um sich dann wieder zur Erde zu wenden. Im Verlaufe seiner Reifung macht er einen enormen Austrocknungsprozeß durch, bei dem der Gehalt an Speicherstoffen – Ölen, Stärke (als verdichteter, wasserunlöslicher Zucker), Eiweißen – kontinuierlich zunimmt und die Stoffwechselaktivität auf ein Minimum absinkt. Durch seine feste, verholzte Samenschale, deren Zellen im Laufe der Verholzung absterben, wird er äußerst resistent gegen Trockenheit wie Feuchte, Hitze und Kälte und ist vielfach nach Jahrzehnten bis Jahrhunderten noch keimfähig.[52] Er ist öfters nahrhaft für Tier und Mensch, ähnlich wie die Früchte, und umgekehrt ist er für seine Verbreitung neben Wind und Wasser vielfach auf die höhere Tierwelt und den Menschen angewiesen.

Der Same gehört zum Vorjährigen der Pflanze und kommt nach einer meist über den Winter liegenden Samenruhe im feuchten Milieu der Frühjahrserde quellend zu einem neuen Wachstumsimpuls. Er ist auch ein «Ernährungskünstler», insofern er zunächst keine äußere Nährstoffzufuhr, sondern lediglich bestimmte irdische Bedingungen an seinem Standort braucht – wie Licht oder Dunkelheit, Wärme oder Kälte, eventuell die Abwesenheit keimhemmender Stoffe in seiner Umgebung.

Führt man sich diese Charakterzüge der Frucht- und Samenbildung intensiv vor Augen und betrachtet dann die typischen Merkmale der Heidekrautgewächse, so erscheint diese Familie als eine vom merkurial-salinischen Prozeß, vom absteigenden Merkurprozeß des Fruchtens und der Samenbildung geprägte Familie. Und wie die Fruchtbildung durch einen Zusammenschluß von Blättern zu einem in sich geschlossenen Eigenraum entsteht, indem sie miteinander verschmelzen und sich dann wachsend und reifend wieder ausdehnen, und der Same sich zunächst verhärtet und dann über die Landschaft weit verbreitet, ist die ganze Familie von dieser Geste des verdichtenden Zusammenfließens in Absonderung vom Umkreis einerseits und der Ausbreitung in weite Erdenräume andererseits geprägt: Dies konnten wir an der globalen Geste der Ausdehnung über alle vier großen Kontinente einerseits und der enormen Artenkonzentration zu Verbreitungsschwerpunkten andererseits erkennen sowie an der Artenvielfalt auf kleinem Raum im afrikanischen Süden und der artenarmen Ausbreitung in weite Landschaftsräume im europäischen Norden der Erde. Gerade diese enge Bindung an bestimmte Landstriche der Erde mit einseitiger, spezieller Beschaffenheit des Bodens wird als samentypische Geste der Familie verständlich. Das langsame, verholzende Wachstum der überwiegend dauerhaften Pflanzen, ihre Wachstums- und Vermehrungskraft teilweise auch in sehr kühlen Klimaten und auf nährstoffarmen Böden kann als gesteigerte Verinnerlichung der dem Samen eigenen Lebenskräfte in diesem Familientypus aufgefaßt werden.[53]

Von der mitteleuropäisch-afrikanischen Achse der Erikaverwandten ausgehend erstreckt sich die Ericaceenfamilie nach Osten (Südostasien) und Westen (Nord- und Südamerika). Nach Osten hin entwickelt die Familie einen mehr kosmischen Bezug und durch die Verinnerlichung kosmischer Imponderabilien eine sulfurische Prägung mit blütenbetonter Gestalt und oberständigen Fruchtknoten sowie entzündungserregenden, die Klarheit des Bewußtseins auflösenden, berauschenden Substanzen. Nach Westen hin entwickelt sie in Gestalt und Chemismus eine mehr irdische Orientierung mit merkuriell-salinischen Tendenzen: fruchtbetonte Gestalt mit unterständigen Fruchtknoten und Sekundärstoffbildungen mit verdichtender Qualität, die für die Frucht bzw. die Samenschale typisch sind (organische Säuren, Gerbstoffe).

Fassen wir die biologische Wirksamkeit der vier Ericaceen-Unterfamilien im Zusammenhang mit ihrer geographischen Verteilung über die Erde hin ins Auge, so hat die südliche Gruppe der Erikaartigen, dem Typus relativ nahe stehend, allein als Zierpflanze und als

Bienenweide für den Menschen Bedeutung. Die östliche Gruppe der Rhododendren spricht mit aufgerichteten, großen, leuchtenden Blüten einerseits noch stärker die Sinne an, bildet andererseits jedoch vielfach hochgiftige Diterpene, die den Menschen vom Stoffwechsel bis in das Nerven-Sinnes-System hinein überwältigen, das Seelische aus der Verbindung zum Leiblichen lockern, bis in schlafverwandte Ausnahmezustände wie Schwindel, Rausch und Bewußtlosigkeit hinein. Während hier nach Osten das Seelische über die Sinne angesprochen, jedoch in seiner leibgerichteten Wirksamkeit untergraben wird, wird in der westlichen, amerikanischen Gruppe der Heidelbeerverwandten und zum Teil in den Erdbeerbaumverwandten das Seelische stärker ins Leibliche hereingezogen, insbesondere in das Stoffwechselsystem. Die stärker der Erde zugewendeten Heidelbeerartigen bilden herbsäuerliche Wildfrüchte, die dem Menschen als Nahrungsmittel dienen und in den gerbstoffhaltigen Blättern und getrockneten Früchten einfache Heilmittel für entzündliche Darmerkrankungen werden. Während bei den Erdbeerbaumverwandten eine Reihe von Vertretern nahrhafte Früchte liefern, werden gerade einige nördliche Vertreter wie Bärentraube und Kriechlorbeer Heilmittel für Entzündungen und Steinbildung im Bereich der Nieren und Harnwege. Die niederliegende Scheinbeere wird durch ihren außergewöhnlich hohen Salicylsäuregehalt (welche ja in ihren Nebenwirkungen ebenfalls deutliche Beziehungen zum Magen-Darm-System und den Nieren aufweist) ein Heilmittel für rheumatische Beschwerden (vgl. Abb. 25).

Auch bei der östlichen Gruppe der Rhododendronverwandten werden gerade einige nach Norden «auswandernde» Vertreter wichtige homöopathische Heilmittel für das Gliedmaßensystem. Während der breitblättrige Berglorbeer noch das giftige Diterpen in sich enthält, überwinden die Alpenrosen unserer Alpen und der Sumpfporst vollständig den Giftcharakter der mehr südlich angesiedelten Rhododendren. In der Gesamttendenz also entwickelt die Familie nach Süden hin Nahrungsmittel, Zierpflanzen und Giftpflanzen, während einzelne, sich weiter vom Typus der Unterfamilie weg nach Norden entfernende Arten als Heilmittel eine spezifischere Beziehung zum Menschen entwickeln. Wegen der Beziehung zum Nerven-Sinnes-System und der hohen biologischen Aktivität sind die Vertreter der östlichen Unterfamilie vor allem zur Anwendung in

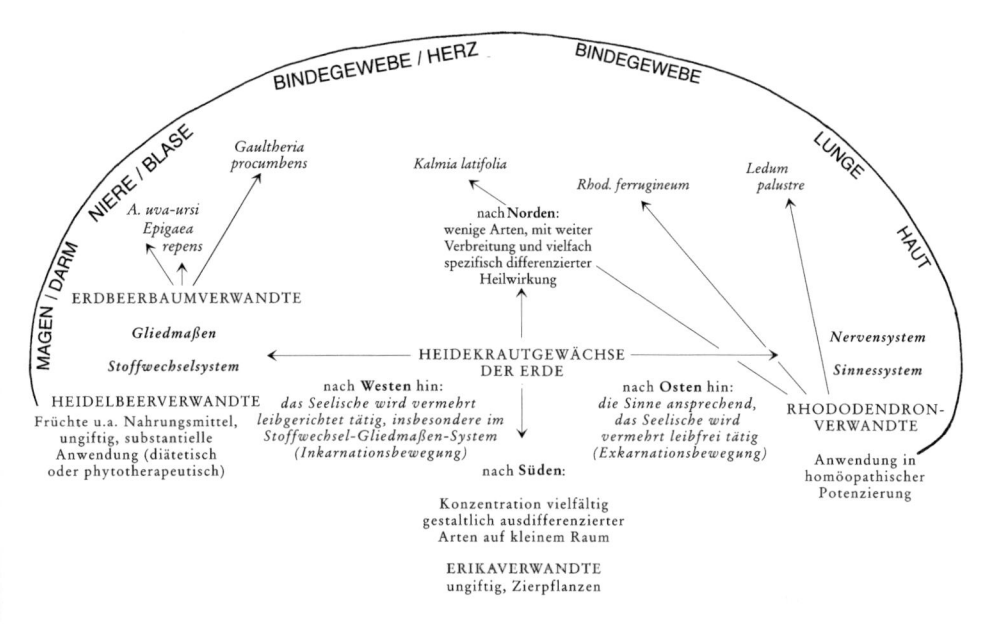

```
                    BINDEGEWEBE / HERZ      BINDEGEWEBE
              ⌒
         ⌒BLASE⌒       Gaultheria
        NIERE /         procumbens       Kalmia latifolia                               LUNGE⌒
   ⌒                                                    Rhod. ferrugineum      Ledum
  DARM                A. uva-ursi                                              palustre        HAUT⌒
  /                    Epigaea                   nach Norden:
 MAGEN                  repens                wenige Arten, mit weiter
                                              Verbreitung und vielfach
         ERDBEERBAUMVERWANDTE                 spezifisch differenzierter
                                                    Heilwirkung
                 Gliedmaßen                                                                Nervensystem
                                    ←———— HEIDEKRAUTGEWÄCHSE ————→
              Stoffwechselsystem              DER ERDE                                     Sinnessystem
         HEIDELBEERVERWANDTE     nach Westen hin:         nach Osten hin:
         Früchte u.a. Nahrungsmittel,  das Seelische wird vermehrt   die Sinne ansprechend,   RHODODENDRON-
         ungiftig, substantielle   leibgerichtet tätig, insbesondere im  das Seelische wird      VERWANDTE
         Anwendung (diätetisch   Stoffwechsel-Gliedmaßen-System   vermehrt leibfrei tätig
         oder phytotherapeutisch)   (Inkarnationsbewegung)    (Exkarnationsbewegung)    Anwendung in
                                                    nach Süden:                     homöopathischer
                                            Konzentration vielfältig                 Potenzierung
                                            gestaltlich ausdifferenzierter
                                            Arten auf kleinem Raum
                                                ERIKAVERWANDTE
                                                ungiftig, Zierpflanzen
```

Abb. 25: Hauptrichtungen der biologischen Wirksamkeit von Ericaceen im Hinblick auf ihre natürliche geographische Verbreitung.

homöopathisch potenzierter Form geeignet; das pharmazeutische Verfahren setzt die ihnen innewohnende Tendenz zur sulfurischen Auflösung des irdischen Stoffzusammenhangs fort und steigert dadurch ihre Heilkraft. Die beiden westlichen Unterfamilien hingegen können als Nahrungs- oder Heilpflanzen überwiegend in stofflicher Form zugeführt werden. Die Abbildung 25 macht deutlich, wie sich in der geographischen Orientierung der Familie über die Erde hin zugleich die Umrisse des ganzen Menschen in seinem dreigliedrigen Bau wiederspiegeln, wenn man auf die Beziehung ihrer Heilpflanzen zum kranken Menschen schaut.

In der begrifflichen Zuordnung gestaltlicher und chemischer Merkmale mit Hilfe der drei Prinzipien Sal, Merkur, Sulfur erfassen wir die Ericaceen als einen absteigend-merkurialen Typus, der in seiner dreifältigen Differenzierung über die Erde hin wiederum die ganze Pflanze in sich enthält, indem er im asiatischen Osten sulfurisch aufsteigend zum Kosmos hin orientiert und im amerikanischen Westen zum Salinischen absteigend wieder mehr auf die Erde bezogen ist. Von der Dynamik des verdichtenden merkurialen Prozesses geprägt, die in den Bildekräften des Fruchtens in besonderer Weise zum Ausdruck kommt, wendet sich das Ericaceenwesen nach der Hingabe an Umkreis und Kosmos – Früchte und Samen bildend – wiederum zur Erde zurück, ihr die aus dem Kosmos empfangenen Imponderabilien einverleibend.

Schon in der äußeren Natur wächst die Pflanze dem beseelten Lebewesen entgegen, wendet sich gerade in Blüte und Frucht an die Empfindung von Mensch und Tier. So ist auch im Menschen das Seelische mit der Überwindung des Pflanzlich-Ätherischen betraut, und die pflanzliche Arznei wendet sich daher ganz allgemein an den menschlichen Astralleib. Die Betrachtung der Heidekrautgewächse kann uns lehren, wie die Entwicklung einer Pflanzenfamilie in Gestalt, Substanzchemismus und biologischer Wirksamkeit nicht nur globale Differenzierungen der Erdoberfläche mit ihren Landschaften widerspiegelt, sondern zugleich ein äußeres Abbild innermenschlicher Vorgänge ist, die wir im Sinne des Paracelsus wie die Worte einer Schrift buchstabieren und lesen lernen können. Der merkuriale Typus der Heidekrautgewächse offenbart, wie der Mensch als Zusammenfassung der Natur, die Natur als der auseinandergelegte Mensch verstanden werden kann. Indem er Pflanzlich-Ätherisches in die Erdenumgebung heraussetzte, konnte der Mensch im Laufe der Erdenentwicklung seelischen Innenraum gewinnen und sich seiner selbst bewußt werden. In der Krankheit geht dieser einheitliche Innenraum ein Stück weit wieder verloren, die Harmonie des Organismus fällt zugunsten einzelner sich vereinseitigender Organprozesse *auseinander,* womit die ursprüngliche Verwandtschaft des Menschen mit der Erde und ihrer Pflanzenwelt wieder in Erscheinung tritt.

Pflanzenfamilie, Erdenlandschaft, Menschenkrankheit – die dreifache Aufgabe unserer Heilpflanze

Fassen wir nun die besondere Lebensart des Sumpfporstes in Gestaltbildung, Chemismus und Ökologie im Hinblick auf die Hochmoorlandschaft und den Verwandtschaftsumkreis seiner Familie zusammen, so fallen vier charakteristische Wesenszüge ins Auge:

Unter *morphologischem* Gesichtspunkt haben wir eine Reihe typisch salinischer Merkmale, die sich über die Wurzel- und Stengelregion hinaus bei Ledum palustre weit nach oben schieben: Die Verholzung geht bis in die frisch beblätterten Triebe des Vorjahres, die Verhärtung reicht bis in die Laubblattspitzen hinein, und die braune Farbe des Stammes zieht sich bis in die Behaarung der Blattunterseiten hinauf. Die Pflanze verfällt von der Moortiefe her ständig dem Absterben und Zerbröckeln und muß aus der Stengelregion heraus oberflächliche Ersatzwurzeln bilden. Im Winterzustand mit den hängenden Blättern und fest geschlossenen dicken Knospen ist die Pflanze dann Abbild dieser verhärtenden, irdisch verdichtenden Kräfte.

Auf der anderen Seite sehen wir die revolutive Einrollung der Blattränder nach unten, die unterhalb des Blattes einen windstillen Raum entstehen läßt, in dem die Verdunstung stark zurückgehalten wird – eine wölbende, innenraumbildende Geste, die man als umgewendete Blüte, als kronblattartige Tendenz verstehen könnte. Anstelle der sehr gleichmäßigen, zurückgehaltenen Transpiration wird aus den Drüsenhaaren der Blattunterseite reichlich ätherisches Öl freigesetzt, ein Prozeß, der an sich zur Blüte gehört und hier nun gesteigert und in den oberen Laubblattbereich verschoben auftritt. Dieser Prozeß drückt sich gestaltlich in der sulfurisch-rötlichen Farbkomponente aus, die sich sozusagen vom Blütenpol her in die merkuriale Sphäre der Laubblattregion hineinschiebt und in der Mischung mit der Stammfarbe das charakteristische Rotbraun des Sumpfporstes ergibt.

Zunächst ergibt sich uns also als erstes das Bild einer *Durchdringung der winterlich-verhärtenden und der sommerlich-durchwärmenden, sulfurischen Kräfte* in der mittleren, merkuriellen Sphäre der Pflanze.

In der winterlichen Gestalt – mit dem kahlen Stamm, der tief in der feuchten Kühle des Hochmoores wurzelt, den im Winterschlaf herabhängenden spitzharten Laubblättern, der strengen Zusammenziehung der überwinternden Blütenstandsknospe und der rotbräunlichen Färbung der Drüsenhaare an Laubblatt und Stengel –, in welcher Blütenfarbe und Stammfarbe, Jugendliches und Altes, Welkendes sich mischen, ist die Pflanze zunächst Bild des Krankheitsprozesses, der Stauchung der sulfurischen und salinischen Kräftedynamik in der mittleren, merkurialen Sphäre, mit einer salinisch-verdichtenden Gesamtwirkung. In dem gelöst sich nach oben entfaltenden, duftenden Erblühen wird sie im kurzen nordischen Sommer ein Bild der heilenden Gegenbewegung, die in der Geste durchwärmender Lockerung die Gegensätze entzerrt und so dem Atmen der merkurialen Prozesse neuen Raum schafft.

Die *Moore* stellen umschriebene Bezirke stagnierenden, schlecht durchlüfteten Wassers im Landschaftsorganismus dar – einen Flüssigkeitsraum, der nur mangelhaft von pflanzlichen und bakteriellen Lebensprozessen durchzogen wird. Hier ist das Lebendige in seiner Vitalität bedroht und hat sich weitgehend zurückgezogen, weshalb der Substanzchemismus zum Anorganischen, zur Ablagerung tendiert. Der merkurielle Lebensprozeß fällt aus dem beweglichen Wechselspiel zwischen Wasser und Luft, zwischen Schwere und Leichte heraus und in die salinische Verdichtung hinein. So dominieren schließlich die Gesetze der Schwerkraft, des Physischen über das sich zurückziehende Lebendige, und in Verbindung mit der mangelhaften Durchwärmung und Durchatmung wird somit das Moor zu einem makrokosmischen Gegenbild der Wesensgliederkonstitution des Rheumakranken, die durch mangelhafte Durchwärmung, stokkende Durchatmung, Schwund der Lebenskräfte und letztendlich die Dominanz des Physischen in der Auskühlung, Verhärtung und Deformation gekennzeichnet ist.

Schon unter physiologischen Bedingungen hat das Moor darüber hinaus noch eine besondere *Beziehung zur menschlichen Gelenkbildung* als eines Raumes träge bewegter Flüssigkeit mit einem trägen Stoffwechsel und stark reduzierter Regenerationskraft, aus dem sich die Lebenskräfte ein Stück weit zurückgezogen haben, um in dem merkurialen Wechselspiel zwischen Gelzustand (hyaliner Knorpel) und Solzustand (Gelenkflüssigkeit) leibfrei wahrnehmend tätig zu sein. Durch die oberflächennahe Lage der echten Gelenke in der Extremitätenperipherie und auch die indirekte Durchblutung des Gelenkraumes lediglich von außen, von der Gelenkkapsel her, ist auch die Durchwärmung und die Durchatmung des Gelenkinnenraumes schon beim Gesunden relativ zurückgehalten. Insofern findet schon bei der Bildung des echten Gelenkes eine beginnende «Moorbildung» im menschlichen Organismus statt. Wenn eine anhaltende Schwächung der Lebenskräfte und eine Störung der inneren Durchatmung und Durchwärmung hinzutritt, kommt diese «stauende Nässe» als beginnende Moorbildung gleichsam zu ihrem Ende, wird in der rheumatischen Entzündung zur krankhaften Vereinseitigung eines an sich gesunden Bildevorgangs.

Bei näherer Betrachtung entspricht das Niedermoor in seiner üppig wuchernden Fülle von Tier- und Pflanzenarten mit seinem Nährstoffüberfluß dem Stoffwechselsystem des Menschen und insbesondere der hysterischen, stoffwechselgestörten Konstitution der Rheumapatienten, die durch die Verschiebung unvollständig vollzogener und durchgestalteter Stoffwechselprozesse in die Peripherie des Gliedmaßensystems gekennzeichnet ist.

Das Hochmoor mit seiner kühlen, dunklen Stille, seiner schwermütigen Strenge und Artenarmut, seinem Nährstoffmangel sowie seiner Isolation aus den Lebensprozessen der umgebenden Landschaft entspricht dem Nerven-Sinnes-System des Menschen und insbesondere der neurasthenischen Konstitution, die durch ein Überwiegen der Nerven-Sinnes-Tätigkeit und deren unvermitteltem, krampfartig-verhärtendem Hineinstoßen in die Leibesvorgänge ausgezeichnet ist.

Ledum palustre wächst in der Peripherie des Hochmoores, dringt von außen nach innen unmittelbar bis an die freien Wasserflächen heran und bringt so ein Reines, Lichthaftes, Warm-Duftendes in die strenge, dunkle, nüchtern-melancholische Stimmung des Hochmoores hinein, wo es fast keine Pflanzen mit leuchtenden Blüten gibt. Hier, wo in einer merkuriellen Sphäre der gemäßigten Zonen die Vegetation sich allein aus Niederschlägen nährt, wo *absteigende* Wasser- und Stoffbewegung, Stagnation und Sedimentation überwiegt, alles nach unten sinkt und dem Leben entfällt, bringt der Sumpfporst in seinem ätherischen Öl einen licht- und wärmedurchdrungenen feinsten *aufstrebenden* Flüssigkeitsprozeß zum Kosmos hin zustande.

Auch im *Chemismus* der für die Familie charakteristischen Substanzen führt Ledum eine bemerkenswerte *Umwendung* jener Tendenzen herbei, die für die Familie der Heidekrautgewächse und insbesondere die Unterfamilie der Rhododendronartigen charakteristisch sind: Die Verdichtung von Zucker und Phenolen zu hochgiftigen nichtflüchtigen C_{20}-Verbindungen (wasserlöslichen Diterpenen) wird bei

Ledum in flüchtige fettlösliche C_{15}-Verbindungen (Sesquiterpene) umgelenkt. Die meisten Rhododendren bilden in den toxischen Diterpenen Nervengifte, die delirähnliche Rauschzustände erzeugen und in Struktur und Wirksamkeit große Ähnlichkeit mit den Diterpenalkaloiden der Hahnenfußgewächse aufweisen.

So fügt auf stickstoffreichen Standorten der Alpenwiesen der Eisenhut (Aconitum napellus) den Stickstoff in die Diterpene ein – und es entsteht das stärkste Pflanzengift, das wir kennen, das Diterpenalkaloid Aconitin, dessen Vergiftungsbild durch rasantes Eintreten der Symptome, durch Kälte und höchste Erregung der Sinne wie Pulsrasen und Krämpfe gekennzeichnet ist. Ledum palustre überwindet die Giftigkeit des Diterpens auf einem extrem stickstoffarmen Standort und verwandelt die Terpene in ein ätherisches Öl, das warm und aromatisch die Sinne berührt, sie sanft beruhigt.[54]

Pflanzengifte entstehen ganz allgemein durch das zu starke, zu tiefe und unvermittelte Eingreifen des Astralischen ins Physische der Pflanze – es entstehen Abbauprodukte, die für den Pflanzenstoffwechsel ohne unmittelbare Bedeutung sind und ihr Wesen erst in beseelten Lebewesen offenbaren: In ihrer vergiftenden Wirkung wird das Geistig-Seelische des Menschen zunächst zu tief mit dem Leib verbunden, z. B. im Schmerz und der Lähmung – schließlich jedoch aus dem Nerven-Sinnes-System herausgedrängt, womit schlafverwandte Zustände wie Rausch, Delirium, Koma entstehen. Die Wirkung des Aconitin und die tiefe, weit eingestülpte und vom Licht abgewendete, dunkle Eisenhutblüte sind Ausdruck dieser Vereinseitigung.

Ledum palustre zeigt uns gerade im Vergleich zur Unterfamilie der Rhododendronartigen die Betonung «gesunder» Verhältnisse, unter denen die Pflanze nur peripherisch vom Astralischen berührt wird: Die Blüte bildet sich als zur Sonne geöffnete, gewölbte Schale und antwortet auf diese Berührung im Verströmen des ätherischen Öles, im Blütenduft, der die Sinne berührt und die Seele erfreut, sie auf zarte Weise hereinholt und mit der physischen Umgebung verbindet. Im Gegensatz zu den röhrig eingestülpten, zur Seite oder zur Erde geneigten, tiefen Innenraum bildenden Blüten charakteristischer Giftpflanzen (wie z. B. Eisenhut oder Tollkirsche) bildet Ledum eine betont strahlige, weit nach oben, zum durchsonnten Umkreis geöffnete Blüte mit freien Blütenblättern und weit hinausgestreckten

Staubblättern. Die schalenförmige, nach oben konkave Gestalt des Blütenstandes im Knospenstadium wird im Erblühen geradezu demonstrativ in eine nach oben konvexe Wölbung des Blütenstandes umgestülpt.

Bei der den Blühprozeß betonenden, dem Kosmischen stärker zugewandten Unterfamilie der Rhododendronartigen greift das Astralische zu tief in die merkurielle und sulfurische Sphäre der Pflanze ein, was zur Bildung von Nervengiften im Blüten-, Frucht- und Blattbereich führt; diese Vereinseitigung entspricht im Menschen dem zu starken Eingriff des oberen Astralleibs in das Physisch-Ätherische, was zu Verspannung, Schmerz und Entzündung im rhythmischen Bereich des Stoffwechsel-Gliedmaßen-Systems führt, wie wir es im Bindegewebe der Glieder und gerade in den Gelenken vor uns haben. Ledum überwindet diese Gifttendenz der Unterfamilie, löst das Astralische aus dem Blüten- und Blattbereich heraus, so daß es wieder mehr peripher umspielend wird. Auch alle anderen Gifttendenzen der Familie wie Arbutin, Gerbstoffe, Salicylsäuren werden von ihm vollkommen herausgesetzt.

Der «Rosmarin des Nordens» nimmt so zunächst die Einseitigkeit des extrem dunklen und kalten Standortes Hochmoor in sich auf, der in der äußeren Natur ein Extrembild kühler Stagnation in einem unbelebten Flüssigen und im Menschen ein Bild des rheumatischen Krankheitsprozesses ist. Und er nimmt zweitens die Vereinseitigung der Pflanzenfamilie in sich auf, die in der Unterfamilie der Rhododendronartigen zur Bildung von Rauschgiften im Blüten- und Blattbereich führt und im Menschen dem zu starken Eingriff des oberen Astralleibs in die merkurialen Bezirke des Gliedmaßensystemes entspricht. Die erregende und vergiftende Wirkung der östlich orientierten Unterfamilie auf die peripheren Bezirke des menschlichen Organismus (die Sinnes- und Nerven-Organisation) wird von dem zum Nordosten der Erde orientierten Sumpfporst, der gleichsam von den Höhen des Himalaya in den kalten und dunklen Norden auswandert, umgewandelt in eine Beruhigung der Sinne, eine innere Durchlichtung und Durchwärmung. Indem die Heilpflanze beide Vereinseitigungen zunächst in sich aufnimmt und zugleich in eine innere, heilende Gegenbewegung umwendet, ist sie in besonderer Weise berufen, dem rheumakranken Menschen als Heilpflanze zu dienen.

Wir verwenden daher aus dem hier entwickelten Bilde heraus die jungen, unverholzten, blühenden Triebe des Strauches im *Übergang* von der «Krankheit» zur «Heilung», von der Blattbildung zum Blühen (d.h. zu Beginn der Blütezeit), wenn die menschenkundliche Diagnose die Pflanze durch die folgenden Kriterien indiziert erscheinen läßt:

– zu starkes Eingreifen des oberen Astralleibs in das Physisch-Ätherische im Bereich des Zusammenhangs von rhythmischem und Stoffwechsel-Gliedmaßen-System, das unter dem Bilde einer «Hochmoorbildung im Menschen» zu einer derb-teigigen kalten oder oberflächlich überwärmten Schwellung des Bindegewebes, speziell der Gelenke, führt
– insbesondere bei chronisch-entzündlichen Zuständen, wo aufgrund einer Schwäche des sich zurückziehenden Ätherischen und der mangelnden Ordnungskraft des Ich die atmende Mitte zwischen Wärme und Kälte, Verhärtung und Auflösung, Sal und Sulfur gepreßt verlorengeht, um schließlich in die Stagnation und Verhärtung des Salzprozesses einzumünden.
– Da es sich um ein vom astralischen Leib dominiertes Krankheitsbild handelt, können gerade da, wo die astralischen Symptome wie Schmerz, Verspannung, Entzündung im Vordergrund stehen, als Leitsymptome der ziehende bis stechende Schmerzcharakter und die wesentliche Beeinflußbarkeit der Schmerzen durch den Wärmesinn, durch Wärme *oder* Kälte, die Indikation unterstützen.
– Die Pflanze hat besonderen Bezug zu den Patienten, die konstitutionell oder zumindest im aktuellen Krankheitsbild ein neurasthenisches Element – d. h. ein Überwiegen der Nerven-Sinnes-Dynamik, des Salzprinzips – aufweisen: Therapeutisch hat sich für uns insbesondere die subcutane Injektion in der D6, später dann in der D4 in die Nähe der betroffenen Gelenke bewährt, ferner die peripherische Applikation über das Nerven-Sinnes-System als Ledum palustre H 10 % Öl zu Einreibung oder Öldispersionsbädern.

Durch diese vier Kriterien ergibt sich auf jeder der vier Organisationsebenen des Menschen ein leitender Gesichtspunkt für die Anwendung unserer Heilpflanze:

– *physische Ebene:*	Räumlichkeit	Lokalisation der Erkrankung in «feuchten» Regionen des menschlichen Bindegewebes
– *ätherische Ebene:*	Zeitgestalt	chaotisch-atemlose Dynamik des Krankheitsverlaufes
– *astralische Ebene:*	Empfindungsgestalt	Leitsymptomatik des Schmerzes, Offenheit im Bereich des Wärmesinnes
– *Ich-Wesen:*	Prozeßgestalt	konstitutionelle Prägung des Krankheitsbildes

Im menschlichen Organismus finden wir in den oberen, rumpfnahen Extremitätenabschnitten, die stärker mit den Stoffwechsel- und Willensvorgängen verknüpft und weitgehend in die Wärme des Körperkernes integriert sind, wenige große und kräftige Gelenke – während die Gliedmaßen zu ihrer Peripherie hin, wo Wahrnehmungsprozesse und Sinnesorgane besonders ausgebildet sind, eine Aufgliederung in eine Vielzahl kleiner Gelenke erfahren, welche zur relativ kühleren Körperoberfläche gehören. Die Moore als äußere Entsprechung zur Gelenkbildung des Menschen weisen in der mitteleuropäischen Landschaft eine analoge Metamorphose auf: Je weiter wir nach Nordosten in die arktischen Zonen hinaufgehen, wo die salinisch-verdichtenden Prozesse überwiegen, um so mehr zeigen die aufgewölbten Hochmoore Erscheinungen der Aufgliederung und des Zerfalls, bis sie in der Tundra schließlich in die zahlreichen kleinen Torfhügel der Palsamoore übergehen, die ganzjährig vom Bodeneis durchsetzt sind (vgl. Abb. 15, S. 206). In all diesen Hochmoorformen, insbesondere auch in den kältesten (der Palsentundra), bildet unser Sumpfporst einen merkurial-sulfurischen Saum um die Kälteinseln der Landschaft und gliedert so die Moore ausgleichend in die Erdenlandschaft ein. Die klinische Erfahrung bestätigt die aus dem Naturzusammenhang ablesesbare Indikation für unsere Heilpflanze – denn sie ist für die Erkrankung großer, rumpfnaher und kleiner, peripherer Gelenke gleichermaßen geeignet; besonders bewährt sie sich in denjenigen Krankheitssituationen, wo beim Patienten sozusagen eine kontinentale Klimasituation nördlicher Breiten mit dem *sulfurische Auflockerung* ⇐ ***Entwicklung des Lebendigen als merkuriales Gleichgewichtsuchen*** ⇒ *salinische Verfestigung*

MENSCHLICHES ERLEBEN — *Sekundärstoffchemismus*

MENSCH

Gelenkflüssigkeit: Synovia ⇐ gesunde Bindegewebsbildung: Gelenk ⇒ Knorpel, Gelenkkapsel, Sehnen, Knochenhaut,

stoffwechselgestörter Typ ⇐ konstitutionelle Disposition ⇒ nervöser Typ

akut-entzündliche Schwellung ⇐ Krankheit: chron. Gelenkrheuma ⇒ wucherndes Narbengewebe, Verknöcherung

PFLANZLICHE GESTALTBILDUNG — *pflanzlicher Chemismus*

spezifische Heilkräfte für das erkrankte Bindegewebssystem

Arct.uva-ursi Gaultheria procumb. PFLANZE *Kalmia lat. Rhod.ferr.* <u>*Ledum palustre*</u>
Epigaea repens

merkurialer Typus: Heidekrautgewächse

Erdbeerbaumverwandte

Heidelbeerverwandte — Erikaverwandte — Rhododendronverwandte

zahlreiche Wildfrüchte – Nahrungspflanzen, Anregung des Stoffwechsels — *einzelne Zierpflanzen* — *zahlreiche Giftpflanzen* → *Nerven- und Sinnessystem*

ERDE — *Irdische Chemie*

ERDE

Landschaftsform: Feuchtgebiete

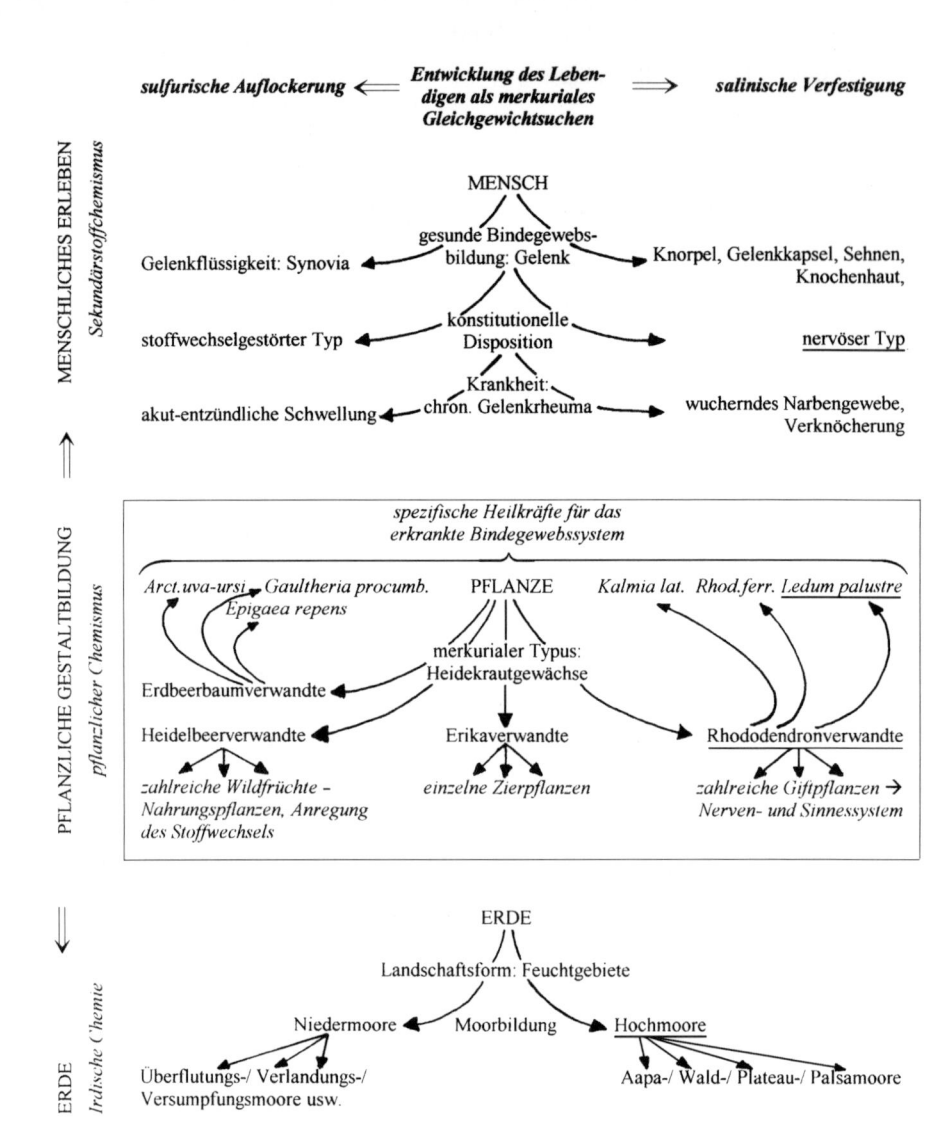

Niedermoore ⇐ Moorbildung ⇒ Hochmoore

Überflutungs-/ Verlandungs-/ Versumpfungsmoore usw. — Aapa-/ Wald-/ Plateau-/ Palsamoore

Abb. 26: Rückblick auf den Gang unserer Heilpflanzenbetrachtung. Die Heilpflanze verwebt die in der Erdenlandschaft wirkenden Elemente und die zum empfindenden Organismus hinführenden differenzierenden Kräfte in ihrer spezifisch ausgerichteten Gestaltbildung. Als Pflanze schon an sich ein Wesen der Mitte, begibt sich die Heilpflanze in Vereinseitigung hinein und vermag gerade dadurch ausgleichend und heilend nach «oben» und «unten», zur Erde und zum Menschen hin, zu wirken.

schroffen Aufeinanderprall der Extreme von tiefer anhaltender Kälte und kurzfristiger oberflächlicher Wärme besteht.

Schauen wir nun abschließend auf den Weg unserer Betrachtung zurück: Der Mensch steigert die Differenziertheit der bindegewebigen Organbildungen, indem er in die Kontinuität seiner Knochen tropfenförmige Stauungsorgane hineingliedert, in denen die Gesetze des Flüssigen zur Geltung kommen (die Spaltgelenke). Kommt dieser physiologische Zerstörungsprozeß im späteren Leben zur Fortsetzung bis in ein Extrem hinein, entsteht die chronische rheumatische Entzündung als krankhafte Übertreibung jenes Spezialisierungsvorganges mit ihren beiden konstitutionellen Mustern der neurasthenischen oder hysterischen Prägung (vgl. Abb. 26 links).

Das vielfältige Antlitz der Erde hat sich an bestimmten Stellen der nördlich gemäßigten und arktischen Zonen zu der sehr alten Landschaftsform der Moore hinentwickelt; insbesondere in den Hochmooren kam sie zu einer lebensfeindlichen Vereinseitigung, deren Anblick seit Urzeiten dem Menschen Furcht und Schrecken einflößte.

Auch die Pflanze, ursprünglich ein Wesen der Mitte, fällt in Einseitigkeiten, in Exzentrizität, indem sie bestimmte Familien und Unterfamilien bildet, die jeweils bestimmte Merkmale in besonderer Weise ausdifferenzieren und auch extreme Standorte der Erde besiedeln; sie bildet dabei verschiedentlich extreme giftige Substanzen in sich aus, die im Menschen jeweils charakteristische Vereinseitigungstendenzen fördern, d. h. Krankheiten hervorrufen und verstärken können.

Der Mensch hat im Verlaufe seiner Entwicklung die äußere Natur schrittweise herausgesetzt, von sich abgesondert, um dadurch mehr und mehr seiner selbst als Ich gewahr zu werden. Die Ver-Äußerung der Naturreiche, denen er sich schließlich im wachen Erdenbewußtsein selbständig gegenüberstellt, ist mit einer Ver-Innerlichung als geistige Gegenbewegung verknüpft. Im Falle des Erkrankens läuft diese Entwicklung ein Stück weit zurück – der Mensch wird der äußeren Natur wieder ähnlich, sie dringt wieder stärker in ihn hinein. Er verliert sich ein Stück weit, kann sich nur mit Mühe aufrechthalten, ist nicht mehr ganz Herr über sich selbst; insbesondere beim morgendlichen Erwachen oder auch im Verlaufe der tagsüber eintretenden Ermüdung steht der Leib nicht mehr voll zur Verfügung.

Mit dem Arzneimittel wird dann ein der Krankheit entsprechender Naturprozeß in den Menschen *hinein*gebracht, den dieser *noch ein-*

mal heraussetzen muß, um daran wieder zu gesunden, neu Mensch werden zu können.

Ledum palustre webt kosmische Licht- und Wärmekräfte in die dunkle Kühle des Hochmoores hinein, wandelt erregende Rauschgifte in beruhigendes ätherisches Öl und kann dem Rheumakranken aus dem Schmerz heraus zu einer entspannten inneren Durchatmung und Durchwärmung verhelfen. So erkennen wir in ihr einen dreifachen Merkurius, der als heilkräftiger Begleiter sich ganz in die krankhafte Vereinseitigung der Landschaft, der Pflanzenfamilie und des Menschen hineinbegibt, um sie dann von innen heraus zu ergreifen und in einer neu gefundenen Mitte zum geistigen Ursprung zurückzuführen.*

---

* Die hier vorgelegte Studie beruht auf einer zweijährigen Freistellung des Verfassers für die rheumatologische Forschung am Gemeinschaftskrankenhaus Herdecke, die durch den Rudolf-Steiner-Fonds für wissenschaftliche Forschung, Nürnberg, die Gemeinnützige Treuhandstelle (GTS), Bochum, die Dr. Hauschka-Stiftung, Eckwäden / Bad Boll, und die Weleda Heilmittelbetriebe, Schwäbisch Gmünd, gefördert und vom Verein zur Errichtung gemeinnütziger Gemeinschaftskrankenhäuser, Herdecke, getragen wurde. Zahlreiche Freunde und Kollegen – insbesondere Dr. Wolfgang Goebel, Dr. Thomas Schietzel, Sr. Gudrun Buchholz und Pia Buechi – haben diese Arbeit mit Rat und Tat unterstützt. Allen Freunden und fördenden Institutionen sei an dieser Stelle herzlich gedankt.

Manfred Weckenmann

Der michaelische Erkenntnisweg in der medizinischen Forschung

Zusammenfassung

Die medizinische Wissenschaft war etwa bis zur Barockzeit der Gefahr ausgesetzt, sich in Phantasmen zu versteigen, und neigte danach dazu, mechanistisch zu werden. Die anthroposophische Medizin strebt einen neuen Weg zwischen beidem an. Dies hat Rückwirkungen auf die Forschungsmethodik: Die mathematisierten Naturgesetze dürfen nicht als Wirklichkeitsmodell zugrunde gelegt und die Grundlagen der Phänomene nicht zu Phantasmen erhoben werden. Die gegenwärtig weltweit übliche Publikationsform von Forschungsergebnissen erhält durch diese Prinzipien einen tieferen Sinn.

Einleitung

Forschungswege und Forschungsziele in der Medizin haben sich in der Geschichte der Menschheit geändert. Die Formen der Darstellung wandelten sich mit ihnen und waren wohl immer Ausdruck davon, wenn auch möglicherweise konservativer als der Geist der Zeit.

Man kann bei einer wissenschaftstheoretischen Betrachtung zwei prinzipielle Fragerichtungen der Forschung unterscheiden, die ihre jeweils eigene Berechtigung haben. In den letzten Jahrhunderten wurde die Wissenschaft jedoch zunehmend nur von der einen Richtung dominiert, einer rein rationalen, technisch handhabbaren Form der Wissenschaft. Ihr steht vor allem in der Anthroposophie Steiners eine Richtung entgegen, die nach dem Wesen, dem Grund der Erscheinungen fragt. Im folgenden Aufsatz soll zunächst einmal dargestellt werden, was durch die Anthroposophie in methodischer Form neu in die Forschung eingebracht wird.

In der heutigen Medizin ist international eine bestimmte Publikationsform üblich geworden, die den gegenwärtigen Forschungswegen und -zielen gerecht zu werden scheint. Da sich in der gegenwärtigen Medizin jedoch einerseits ein Paradigmenwechsel anbahnt und andererseits die Anthroposophie neue Gesichtspunkte für medizinisches Forschen gibt, stellt sich auch die Frage: Genügt die gängige Form der Wissenschaftspublikation diesen neuen Gesichtspunkten, damit sie kein Entwicklungshemmnis darstellt? In einem zweiten Teil des Aufsatzes stellen wir dem Leser daher die moderne Publikationsform vor und prüfen, welche dieser neuen Aspekte darin Raum finden. Gibt es darüber hinaus Gesichtspunkte, die bisherige Form zu modifizieren?

Zur Methodik dieser Arbeit

Ein Teil dieser Arbeit entstammt eigener langjähriger Erfahrung auf dem Gebiet medizinischer Forschung und der Publikation einschließlich der Betreuung von Doktoranden. Dabei war mein Prinzip, erst die Ergebnisse der allgemein-medizinischen Öffentlichkeit vorzulegen (Referate auf Kongressen, Veröffentlichung in medizinischen Zeitschriften) und dann erst der speziell anthroposophisch-medizinischen. Ein zweiter Teil leitet sich aus dem Umgang mit Patienten in Klinik und Ambulanz her. Beispiele sind, um lebensnah zu sein, weitgehend aus diesen beiden Bereichen entnommen. Ein dritter Teil entstammt dem Literaturstudium, auch philosophisch-erkenntnistheoretischer Art.

Im folgenden werden auch persönliche Anschauungen geäußert, z. B. über Kunst und Kultur. Sie können nicht immer begründet werden, mögen dem Leser aber als Anregung dienen.

Ich habe versucht, mich kurz zu fassen, auch wenn dies dem Leser Konzentration abverlangt. Um aber das Ausgesagte auf seine Lebensnähe zu prüfen und es dem Leser zum Erlebnis zu bringen, habe ich Beispiele genannt. Der Leser kann an ihnen prüfen, ob das theoretisch Gesagte verständlich war.

Die Kürze der Darstellung bedingt auch, daß nicht alle Gedanken bis auf den Ursprung zurückverfolgt werden können; es mußte daher ein gewisser Kenntnisstand im Bereich der Anthroposophie und Philosophie vorausgesetzt werden. Die Literaturangaben können dem Leser helfen, diesen zu vertiefen.

Bildhaft gemeinte Worte sind mit Anführungszeichen («...») wiedergegeben, Zitate mit normalen Anführungszeichen («...»), auch wenn sie grammatikalisch nicht immer getreu wiedergegeben sind.

Die zwei prinzipiellen Fragen wissenschaftlicher Forschung

Es zeigen sich immer wieder zwei prinzipielle Forschungsziele in Medizin und Naturwissenschaft. Sie stellen sich in der Auseinandersetzung zwischen Goethe und Newton dar, bei Schopenhauer, Steiner und meines Erachtens auch bei Heidegger.

Schopenhauer hat dies so prägnant dargestellt, daß erst einmal seinen Worten gefolgt werden soll: «Die Gesetze von Ursache und Wirkung» («Naturgesetze») zeigen «die gesetzmäßige Ordnung, nach der die Zustände in Raum und Zeit eintreten» und «welche Erscheinung zu dieser Zeit, an diesem Ort, notwendig eintreten muß». Im medizinischen Bereich z. B. ist die Ätiologie (die Lehre von den Krankheitsursachen) ganz auf dieses Forschungsziel ausgerichtet. Dem steht eine andere Forschungsrichtung entgegen, wie sich dies auch aus Schopenhauers Formulierung ergibt: «Über das innere Wesen irgendeiner jener Erscheinungen erhalten wir dadurch aber nicht den mindesten Aufschluß; dieses wird *Naturkraft* genannt.»[1]

Ersteres entspricht der Vorstellung (Formulierung des Gesetzes), letzteres dem Willen, der sich in der Erscheinung verobjektiviert. Die eine Richtung ist technisch handhabbar, die andere «fremd und geheimnisvoll». Das erstere folgt dem Satz: «Nihil est sine rationem» («Nichts ist ohne Grund»)[2], obwohl er vom Grund selbst gar nichts aussagt, was denn dieser sei.[3] Man beachte übrigens die unterschiedliche Nuance in der lateinischen und der aus dem Germanischen kommenden Fassung (z. B. im Deutschen oder im Englischen) dieses Satzes: Ratio ist mehr verstandesbezogen, Grund wurzelt mehr in der Stimmung von Untergrund und Tiefe.

Und nun Steiner:⁴ Seit der griechisch-lateinischen, nach-aristotelischen Zeit empfindet sich der Mensch im Gegensatz zur Natur. Er erlebt ein Äußeres und getrennt davon ein Inneres. Das Äußere erfaßt er mit seiner Nerven-Sinnes-Organisation. Diese gibt ihm aber nur eine «unvollständige Naturanschauung». Um eine umfängliche Naturanschauung zu erreichen, muß der Mensch zusätzlich aus seiner Tiefe Anschluß an die Natur bekommen. Er muß etwas «Subjektiv-Objektives haben, wonach Goethe so lechzte».

Hier stehen sich gegenüber eine objektiv verstandesmäßig erfaßte Natur und das, was Goethe als Urphänomen suchte, «was uns möglich macht, auch die Entfaltung unseres Willens im Anschauen der Außenwelt zu verspüren».⁵

Der michaelische Weg in der medizinischen Forschung

Die ätiologische Forschung ist in der Medizin nötig und voll berechtigt, damit diese praktisch sein kann, denn nur dadurch sind die Bedingungen erforscht, damit Behandlung Erfolg haben kann. Allein eine solche Forschung verleitet zu Grenzüberschreitungen. Dies ist am besten aus der historischen Entwicklung des Denkens zu verstehen, wie es Steiner dargestellt hat.*

Der Wandel des Denkens in der Menschheitsentwicklung

Die Menschheit stand in Urzeiten nur am Rande der Götterentwicklung und wird daher in den Theogonien gleichsam nur nebenbei erwähnt.⁶ Der Mensch war der Götter Geschöpf und erlebte diese in sich.⁷ Selbst in der Erdenentwicklung war er noch lange nur gleichsam im Schoß der Götter.⁸

---

* Die Bearbeitung dieses Themas verdanke ich im Grunde Thomas McKeen, dem leider so früh Verstorbenen; er erhob diese Fragestellung zum Hauptthema auf den jährlichen Ostertagungen der «Gesellschaft Anthroposophischer Ärzte» in Kassel. Ihm sei daher dieses Kapitel gewidmet.

In den späteren mythischen und heroischen Zeiten (Atlantis) war der Mensch zwar schon als Erdenmensch da, doch «nach Innenleben und nach äußerer Bildung mit den göttlich-geistigen Wesen verwoben».[9]

Im Prinzip dauerte dieser Zustand bis etwa zum 9. Jahrhundert n. Chr. Der Mensch erlebte Gedanken, auch alltägliche, als Eingebungen. Er empfand, daß geistige Wesen denken und er nur an deren Denken teilhat. Diese Eingebungen kamen ihm durch die äußere Welt hindurch entgegen.[10] So erlebte der Mensch beispielsweise, wenn er auf einen Balken achtgeben mußte, damit er ihn nicht stoße: Es ist ein Engel, der aus dem Balken spricht: «Balken, stoße ihn nicht!»

Nach dem 9. Jahrhundert begannen die Menschen zunehmend die Empfindung zu verlieren, daß die Gedanken ihnen über die Dinge eingegeben sind. Sie entdeckten dagegen: Meine Seele ist intelligent, ich bilde die Gedanken selbst.[11] Dadurch erst war *Wissenschaft* möglich.

Anfangs empfand man zwar noch, daß die Begriffe abgeschattete, schöpferische Kräfte sind, die den Gegenstand einst gebildet hatten. Das heißt, man empfand sie als real. Zunehmend verblaßte die Erinnerung daran. Es verblieb nur die Sinneswelt,[12] die der Mensch mit Namen belegte, um sich orientieren zu können. Aus dem Realismus wurde der Nominalismus, der seinen Höhepunkt im 19. Jahrhundert hatte (vgl. dazu auch den Beitrag von H. Kiene in diesem Buch).[13]

Damit war nur noch *Naturwissenschaft* als Wissenschaft möglich. Die eigene Geistigkeit, die sein Denken begründet, fand der Mensch in der Folge nicht mehr. Allerdings macht sich im 20. Jahrhundert eine zunehmende Sehnsucht bemerkbar, das Geistige wiederzufinden. Das zeigt sich z. B. – neben vielen anderen Tendenzen – im Jugendstil, der die Geistigkeit im Vegatativen erträumt, im absurden Theater, das durch die Chiffren der Welt hindurchzuschauen versucht,[14] oder in der modernen Philosophie, wo man durch die Sprache wieder an geistige Quellen gelangen möchte.[15]

Das Denken der Gegenwart zwischen Traum und Materialismus

Die modernen Rettungsversuche, die Geistigkeit des Menschen wiederzufinden, zeigen eine solch riesige Spannweite, daß in der Sehnsucht, sie zu vereinen, die Seele der Menschen zerrissen werden mußte (siehe das Schicksal des Worpsweder Malers Heinrich Vogeler, der – wie viele andere – traumartige Märchenwelt und Kommunismus bis zur bolschewistischen Prägung miteinander zu vereinigen suchte[16]). Dies mußte sich notwendigerweise ergeben, da im Hintergrund dieser Entwicklung die beiden großen Verführungsmächte der luziferischen und der ahrimanischen Wesen standen.

Im folgenden sei streng der Darstellung Steiners gefolgt, auch wenn diese fürs erste manchen Leser befremden mag. Beispiele sollen zeigen, wie lebensnah diese Darstellungen sind.

Der luziferische Weg

Die luziferischen Mächte möchten den Menschen in geistigen Regionen wie in der Vorzeit erhalten.[17] Sie wollen die Eindrücke der Welt so verdichten, daß sie fortdauern, aber traumhaft-imaginativ bleiben.[18] Das Luziferische liebt das Idealistische, das Unberechenbare. Dies könnte zwar freies Denken ermöglichen, aber Luzifer will die Freiheit auf den ganzen Kosmos ausbreiten, entgegen dem Willen der guten Götter:[19] Die Welt sei so, wie ich sie mir vorstelle. Folgende Beispiele seien hierfür stichwortartig angeführt: ‹die gute alte Zeit›, der Traum vom Paradies, die Sehnsucht nach der Südsee, der Tanz u.a.m.

Der ahrimanische Weg

Die «Intellektualität», die einst den Menschen von den Göttern zuströmte und jetzt der Menschenseele eigen ist, vermögen ahrimanische Wesenheiten aufzusaugen.[20] Sie lieben darin den kalten, erbarmungslosen Teil und möchten den Menschen in diese Richtung beeinflussen.[21] So kommt Egoismus in das Denken: Eigenliebe und Stolz auf eigenes Handeln. Zur Illustration auch dafür einige Stichworte: das Autorenrecht, Recht auf geistigen Besitz, die Sigmatur unter den Gemälden, der Patentschutz u.a.m.

Im Gegensatz zu den luziferischen hassen die ahrimanischen Wesen die Vergangenheit,[22] möchten eine zweite, neue Welt schaffen, eine Welt von geistigem Automatismus,[23] eine atomar-mechanistische Welt. Sie hassen daher die Freiheit.[24] Alles geschehe maschinell nach «Zahl, Maß und Gewicht»; eine Welt des «Winterfrostes».[25] So kann man ahrimanische Wirksamkeit etwa in folgenden Tendenzen erkennen: in einem erbarmungslosen Perfektionismus; der Mensch erscheint als Maschine unter Maschinen; der einzelne Mensch erscheint als völlig austauschbar.

Dadurch verlocken diese Mächte den Menschen, daß er glaube, Ideen nur auf die Sinneswelt beziehen zu können. Ein typisches Beispiel hierfür ist die Postulierung einer materiellen (molekularen) biologischen Uhr auf dem Gebiete der Chronobiologie.

Es ist nicht zufällig, daß solche Vorstellungen in der Barockzeit beginnen und mit der Entwicklung der Elektronik parallelgehen.[26]

Somit begegnen sich im luziferischen und ahrimanischen Denken erdenflüchtige Traumwelt und Technologierausch. Man führe sich unter diesem Gesichtspunkt einmal folgende Bilder vor Augen: der Motorbootfahrer, der mit viel Lärm und PS den schwebenden Drachensegler über das Meer hinter sich herzieht; im Flugzeug in die Südseeferien.

In den letzten Jahrhunderten wurde das Geistesleben stark durch diese Polaritäten bestimmt.

Die luziferische und ahrimanische Richtung in der wissenschaftlichen Publikation

Es fällt nicht schwer, die Brücke zur mechanischen Wissenschaft und ihrer Publikation zu schlagen und zu erkennen, daß die ahrimanische Richtung die aktuelle ist. Wie oft liest man wie bedauernd: «... the mechanism of which is not yet understood.» Das Idealziel der medizinischen Forschung ist heute, eine geschlossene molekulare Wirkkette vom Molekül des Medikaments (Monosubstanz!) bis zum molekularen Ort des «Pathomechanismus» herzustellen.

Dadurch meint man, treffsicher steuern zu können. Der Patient ist dann medikamentös ‹eingestellt›. Eine solche Kette muß die Grenze des Menschen so durchbrechen, als ob diese Grenze nicht da wäre, und muß sich derart in den Stoffwechsel einschleusen, daß sie nicht als fremd erkannt wird. Damit behandelt man den Menschen so, als ob er Natur sei. Das ist genau das Streben der ahrimanischen Mächte.

Die luziferische Richtung scheut die moderne Medizin, weniger die Paramedizin. Auseinandersetzungen zwischen beiden sind oft darin begründet. Die offizielle Medizin verfällt aber indirekt dem

Luziferischen, wenn sie außermaterialistische Darstellungen als unberechtigt beargwöhnt.

R. Steiner stellt nun zwischen diese beiden Mächte eine dritte Macht, die mit dem Wirken des Erzengels Michael verbunden ist. Auch das mag fürs erste sehr befremden, doch wird sich zeigen, wie fruchtbar ein solcher Weg ist.

Der michaelische Weg

Das Wirken Michaels im Wandel des Denkens

Der Geist des Erzengels Michael war der Menschheitsentwicklung von Beginn an stets zugeneigt.[28] Michael war die «Macht», aus der die Gedanken der Dinge erfließen konnten, was dann der Mensch als Eingebung der Ideen empfand.[29] Er wirkte damit als «Kraft, die in (der) Seelenordnung durch den Kosmos strömt, Wirklichkeit verursachend».[30] So bewirkte er aus Intelligenz heraus eine weisheitsvolle Welt (Michael vor dem Antlitz Gottes).

Als aber die Intelligenz in die Seele des Menschen einzog, entwickelte sich zweierlei:

1. Der Kosmos verlor seine Geistigkeit, das heißt die Lebendigkeit der Gestaltungsfähigkeit: Er lebte nur noch von seiner «vergangenen Intelligenz»,[31] gleichsam wie in einer Art von auslaufendem Schwung (Planetenlauf). Steiner nennt dies: Es verblieb die Werkwelt, die ihr göttliches Leben nur noch *formal* hat.[32] Philosophisch drückt sich dies als Deismus aus: Gott schuf die Welt, dann zog er sich aus ihr zurück, welche nunmehr – alleingelassen – prädestiniert weiterläuft (so die Vorstellung von Leibnitz).
2. Michael «zog dem Strom» der Intelligenz in die Menschenseele nach (im letzten Drittel des 19. Jahrhunderts).[33] Aber er will dabei die Freiheit der Menschenseele nicht antasten. Darum erscheint Michael nicht in der physischen Sinnessphäre, denn dies würde den Menschen zu Anerkennung zwingen, sondern in der nächsthöheren übersinnlichen Sphäre.[34]

Daraus folgt notwendig:
1. Die gegenwärtige Sinneswelt ist stets nur als Bild zu sehen, in dem sich nur noch altes Götterwirken offenbart:[35] Insofern ist die

Natur jetzt schon ‹fossil›. Sieht man sie noch als göttlich an, so gleitet man im luziferischen Sinne in die Scheinvergangenheit.[36] Sieht man dagegen die Natur ausschließlich als Kügelchen-Mechanismus an (atomare-subatomare Laienvorstellung des Mediziners), so taucht man ins Ahrimanische unter (ein Bild, das der Physiker schon längst als unwahr erkannt und verlassen hat).

2. Es ist zu beachten, daß auch der Mensch, soweit er sinnlich wahrnehmbar ist, nur Abbild ist, aber nicht nur – wie die Werkwelt – Abbild von Vergangenem, sondern auch vom gegenwärtigen geistigen Wirken. Darin unterscheiden sich Mensch und Welt, was den ahrimanischen Bestrebungen zuwider läuft. Die rein physische Ebene des Menschen ist Werkwelt, z. B. die Basis aller seiner Sinnestätigkeit (Reflexe usw.). Diese ist als Gewordenes nur noch für sich selbst. Andere Ebenen des Menschen sind nicht durch sich selbst, sondern durch höheres Gegenwärtig-Zukünftiges, wie die Wärmeordnung, die durch das menschliche Ich einen Bezug zu seinem Gewissen und seinem Karma hat (s. unten, S. 283 f.).[37]

In die entgötterte Werkwelt der Natur kann Geistiges nur mehr durch den Menschen hineingetragen werden.[38] Das betont die Verantwortlichkeit gegenüber der Natur, die der heutige – auch der forschende – Mensch trägt (eine tiefere Form des Naturschutzes). Es widerspricht dies nicht der Tatsache, daß niedere geistige Wesen (z. B. Elementarwesen) in der Natur wirken, aber eben wohl nicht schöpferisch.

Wie kann nun der Mensch in die Natur wirken? Im Denken ist der Mensch bewußt subjektiv; je weniger subjektiv die anderen Seelenglieder sind (Fühlen, Wollen), um so objektiver werden sie, das heißt, um so mehr gehören sie auch der Welt an. Was ich z. B. als ein erregendes Gefühlserlebnis habe, ist zwar ein Erlebnis für mich, zugleich aber auch «etwas, was in der Welt geschieht».[39] Ähnliches gilt für das Wollen.

Dieses, was in der Welt geschieht, kann später wieder auf den Menschen zurückschwingen und erscheint als Ge-schick-tes (Karma). Das wird durch die Wesen der Welt, z. B. durch ahrimanische Wesenheiten, dann aber modifiziert. Es ist somit bedeutsam, was für eine geistige Atmosphäre der Mensch ausstrahlt.

Der Mensch wird fürs erste das, was auf ihn zurückstrahlt, als unerklärbar einschätzen, weil er den Zusammenhang mit seinem Verhalten in der Vergangenheit nicht erkennt. Dieses Zurückstrahlen kann z. B. als ein ‹Knick› in seiner Lebenslinie erscheinen, eine Verstimmung, eine Krankheit.[40] Der Bogen kann sich auch bis in das nächste Erdenleben hinüberspannen, kann Karma bilden (siehe unten, S. 283 f.). Kummer und Schockereignisse in der Jugend können später etwa als Rheuma[41] oder bedrückte Grundstimmung[42] erscheinen.

Michael und der Mensch in der Gegenwart

Michael möchte die sich in der Menschheit entwickelnde Intellektualität «fortdauernd im Zusammenhang mit den göttlich-geistigen Wesen erhalten».[43] Er will daher in der Menschenseele leben: doch nur dann, wenn die Menschen den im Kopf gebildeten Gedanken den Weg zum Herzen freimachen. Denn nur dadurch eröffnet sich der Mensch der Sphäre Michaels.[44]

Was ist daraus zu verstehen?

1. Diesen Weg kann der Mensch nur aus eigener Aktivität gehen, und damit ist die Freiheit des Menschen gewahrt; nur wenn wir ihn wollen und begehen, geschieht er.
Michael selbst aber verhält sich geduldig abwartend, das heißt, der Mensch entscheidet über eine mögliche ‹Tragik› Michaels. Welch eine verantwortungsvolle Göttlichkeit wird hier im Menschen angesprochen, eine echte Re-ligio![45]
2. Der Mensch kann diesen Weg nur gehen, wenn seine Gedanken auch frei sein können. Dies ist deshalb möglich, weil die Grundlage des Denkens, das heißt des Bildens von Gedanken,[46] organisch devolutive, abbauende Prozesse sind, bis ins Physische hinein.[47] Denn nur dann ist Denken nicht durch die Gesetze des Organischen determiniert. Der Kaufpreis ist: Denken bildet nur Bilder, was aber Freiheit im Denken ermöglicht.
Ich denke, also bin ich mit meinem Bewußtsein in der Welt (nicht in mir). Deswegen kann z. B. die Therapie mit Wurzeln oder der Anblick einer blauen Fläche nicht Gedanken ‹machen›, sondern nur die organische Grundlage schaffen, indem sie devolutive Prozesse im Organismus anregen.[48]

3. Die Gedanken erwärmen sich auf dem Weg vom Kopf zum Herzen, das heißt, sie werden aufgenommen von Liebe und Begeisterung, werden «warm» und «seelenvoll», dürfen dabei aber ihre Klarheit nicht verlieren[49] (sonst verfallen sie dem luziferischen Weg). Dies wird nur dann geleistet, wenn Liebe und Begeisterung unegoistisch bleiben und sich nur auf die Idee allein beziehen.[50]
Ich darf mich nicht in meinen Gedanken verlieben, er darf nicht als mein «Eigentum» gehütet werden, sondern er muß frei der Welt angehören dürfen. Der beste Prüfstand ist, sich für alles in der Welt interessieren und begeistern können. Es ist dies zugleich die Brücke zum Du.
Dadurch dringt der Mensch tiefer in den Gedanken ein. Dieser eröffnet sich seiner höheren Herkunft. Der Mensch erschaut gleichsam in der michaelischen Licht-Aura die ätherische Heimat der sonst schattenhaften physischen Gedanken, denn in dieser sind Ideen leuchtende, lebend wirksame Kräfte.[51]

Zwei Richtungen des Denkens

Die folgende Darstellung gründet in der Erkenntnis Steiners, daß allem Lebenden die gleichen Kräftezusammenhänge zugrunde liegen wie dem Denken.[52] Diese entwickeln sich hierzu aber entgegengesetzt: Ins Leben hinein sind sie real wirkende Wachstumsprinzipien, dem Leben entzogen sind sie Gedankenbilder. In der niederen Tierwelt z. B. ist die Regeneration einer verlorenen Gliedmaße organisch derselbe Prozeß wie in meinem Denken das Ausfüllen von Lücken in Gedankenreihen (Lösung einer Gleichung mit Unbekannten).

Das Denken entfaltet sich jedoch in zwei Richtungen, die im folgenden betrachtet werden sollen.
– Die uns heute geläufige ist die der Abstraktion.
– Die von uns zu erarbeitende ist die in Richtung des Übersinnlichen.[53]

Der *Weg zur Abstraktion* ist es, der zum Naturgesetz führt (und damit das erste der beiden Forschungsziele darstellt, wie sie oben, S. 263 f., charakterisiert wurden).
Beispiele:
– Ein Dreieck, durch eine Gerade geteilt, zerfällt in zwei Dreiecke.

- Die Pflanzenteile entstehen stets aus dem Samen.
- Der Kreislauf vereinigt, was die Organe unterschiedlich bilden und verbrauchen.

Nehmen wir als zweites Beispiel eine Formel, die sich aus irgendeiner Beobachtung abstrahieren ließ:
$$1 = x \cdot 1/x \quad (1)$$
Was heißt darin das Zeichen = ? Soviel wie ‹ist gleich›. Jede Seite hat damit als Seiendes ihr Sein in der anderen. Aber welcher Art ist dieses Sein im Gleichen? Gleich leitet sich von der germanischen Wortform ga-lika her und bedeutet ursprünglich: dieselbe Gestalt (vgl. ge… und Leiche).[54] Damit ist das Gleiche beider Seiten ihre «Totengestalt», das heißt, ihre Form (Formel!) lautet nach Umformung von (1) jetzt:
$$1 = 1 \quad (2)$$
Diese Art Sein ‹umgreift› gleichsam als die letzte Form das Seiende (Totenmaske) und kann daher formal für verschiedene Inhalte identisch sein, die nur noch formale Göttlichkeit in der Werkwelt.

Die Dimensionen wie Zentimeter usw. können aus zwei Gründen unberücksichtigt bleiben: Erstens werden sie so gewählt, daß sie auf beiden Seiten gleich sind und sich damit aufheben. Zweitens ist dies möglich, weil die Dimensionen nur Messungen sind, das heißt willkürliche Diskretionen eines Kontinuums zum Zwecke der Vergleichbarkeit. Damit sind Dimensionen zur Form abstrahierte Qualitäten und daher mathematisierbar.

Was gewinnt man durch die Abstraktion?

1. Als reine Mathematik ist jede Gleichung verstandesmäßig voll durchschaubar (a priori, vor aller Erfahrung[55]), das heißt, darin ist keine Unsicherheit des Erkennens aus der Erfahrung mehr. Das gibt Sicherheit.
2. Der Satz wird durch seinen quantitativen Bezug technisch handhabbar.

Beispiele:
- Um aus einem Kuchen x Stücke zu erhalten, muß man ihn x–1 mal teilen.
- Um soundso viel Zucker zu bilden, müssen soundso viel Chloroplasten (Organellen des Pflanzenblattes für die Photosynthese) soundso viel Wasser, Kohlendioxyd und Licht erhalten.

3. Die Beispiele zeigen, daß die Beziehungen nur sagen, was für Bedingungen am Anfang in welcher Quantität vorhanden sein müssen, damit der Erfolg als Endpunkt in einem bestimmten Maße auftritt (siehe S. 263 f.).[56] Als Beispiel: Kraft = Masse mal Beschleunigung heißt: Wenn ich eine so große Masse so stark beschleunige, dann benötige ich soundso viel Kraft.

Das hier Dargestellte stimmt genau mit der heute üblichen wissenschaftlichen Methodik überein (siehe S. 287 f.): identifizieren oder trennen aufgrund von mathematischen Formvergleichen zur Gewinnung handhabbarer Naturgesetze.

Jetzt spezifiziert sich der Satz: «Nihil est sine rationem» (siehe oben, S. 263). Da ratio lateinisch Berechnung heißt, lautet er nunmehr: «Nichts ist, das nicht seine Berechenbarkeit hat», und genau darauf zielt Naturgesetzlichkeit. Jetzt ist auch verständlich, warum dieser Satz von Leibniz so oft zitiert wurde,[57] das heißt im Barock, dem Zeitalter der Mathematisierung und Mechanisierung der Natur.

Diesem Weg zur Abstraktion steht der *Weg zum «Grund»* entgegen. Schopenhauer und später Heidegger[58] weisen darauf hin, daß das Naturgesetz zwar den Satz vom Grund ausspricht, daß er aber nicht sagt, was Grund an sich sei (S. 263 f.). Wenn dem Satz vom Grund aber die Form, das Tote, genügt, dann muß dem Grund so etwas wie Inhalt und Leben eignen.

Zum Beispiel: Entzündungen entstehen im Organismus, wenn ein bestimmter Grad des Absterbens bzw. Fremdseins mit einem gewissen Grad von Abwehrkräften des Organismus zusammentrifft (Bedingungen), formelhaft: Fremdsein + Abwehr = Entzündung (beachte: «ist gleich»). Aber: Entzündung ist ihrem Wesensgrund nach eine Verdauung an einem Ort des Organismus, der dafür nur bedingt prädestiniert ist (hier ist die zugrundeliegende Frage: «Was ist ...?»). Das geht aus dem ersten Satz aber gar nicht hervor.

Sieht man Formel (1) unter diesem Gesichtspunkt, so lautet sie

$$1 \neq x \cdot 1/x \quad (3)$$

1 hat sein Sein im Ganzsein, $1/x$ aber im Teilsein. Beides unterscheidet sich; sonst wäre eine zerbrochene Tasse eine ganze Tasse,

und das widerlegt das Leben. Somit sind die Inhalte nicht identisch. Die formale Gleichung (1) und die qualitative Un-Gleichung (3) widersprechen einander in der gleichen Objektivität.

Was gewinnt man durch die zweite «Nicht-Formulierung»?

1. Teilt man ein Dreieck in folgender Art:

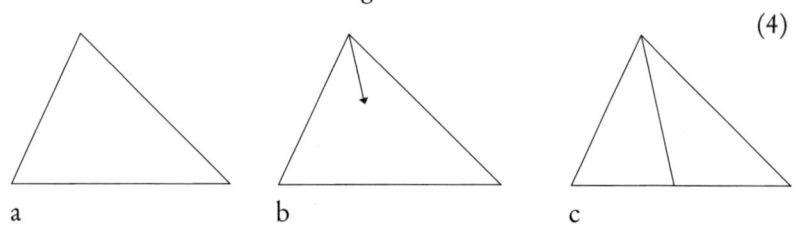

   (4)

   a   b   c

   so ‹erspießen› zwei neue. ‹Außenformal› sind a und c identisch – vgl. Formel (1) –, dem Inhalt nach nicht. Blickt man auf c, so kann man entweder ein Dreieck *oder* zwei Dreiecke sehen. Im ersteren Falle unterdrückt man die Trennungslinie, im letzteren die Ganzheit der gemeinsamen Umfangsgestalt, das heißt, man teilt nicht oder man teilt. Da dies ein Sich-gegenseitig-Ausschließendes ist, trennt sie ein ‹oder›.
   Was heißt ‹oder›? Etymologisch hängt es mit aber, ab, weg zusammen,[59] das heißt, daß nie beides zugleich ein Jetzt-da-Seiendes sein kann.
   Somit erscheinen gegensätzliche Qualitäten nur im gegenseitigen Ausschluß.

2. Hier gründet unter der Seins-Todesgestalt offenbar ein wie auch immer geartetes «Werden». Letzteres heißt etymologisch soviel wie kehren, wenden (*lat.* vertere),[60] das heißt etwas in eine andere Richtung drehen. Hier: Der Weg in Richtung Ganzsein wird umgewendet in Richtung auf Teilsein und dieses wieder zurück in Richtung Ganzsein und so unendlich weiter.

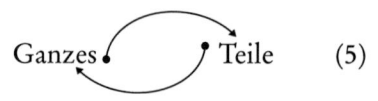

   Ganzes ⇌ Teile   (5)

   Unter der Todesgestalt des formalen Seins zirkuliert ein unendlicher, in sich widersprüchlicher Prozeß.

3. Da Ganzheit und Teilheit logisch Widersprüche sind – siehe die ‹Un-Gleichung› (3) –, leistet der Prozeß stets das Vergehen (gehen, *idg.* leersein[61]) des einen und das Erstehen eines anderen. Dieses andere wird nach dem Prozeß genannt: teilen – Teile, vereinigen – Einheit. Die Herkunft muß dann aber notwendig Nicht-Teil, das heißt Ganzheit, bzw. Nicht-Ganzheit, das heißt Geteiltheit, sein.

Dies vertieft die Kantsche Konzeption vom synthetischen Urteil a priori.[62]

Während die formale Handhabung – Formel (1) und (2) – das Seiende gleichsam in seine Form-Peripherie ‹verdünnt›, deutet die qualitative (‹-heitliche›) Betrachtung auf permanente Bildung des Daseins aus dem Gegenteil heraus.

Somit ist es der Prozeß, aus dem heraus die Pole aus ihrem Gegenteil neu erstehen.

Diese Denkform sei im folgenden polares Denken genannt.

4. Der widersprüchliche, unendliche Werdeprozeß erscheint imaginativ wie ein Fabeltier, das sich schlangenähnlich in den Schwanz beißt. Im Falle des Vereinigens ist es ein Zusammenströmen, das sich durch Aneinanderstoßen trennt (der Schwanz im Maul des Tieres) (a), und im Falle des Trennens ist es ein Auseinanderfließen (in Richtung Kopf und in Richtung Schwanz), das sich dazwischen den gemeinsamen Quell schafft, die Mitte des Leibes des Tieres (b).

Dabei wird deutlich, daß der Vorgang des Teilens (b) als Prozeß nicht in die Teile eingeht, sondern die Teile phänomenal ‹ersprießen› läßt; wohl aber, daß das Teilen selbst an ‹seinem Ort› auf das Einheitliche deutet.

Umgekehrt: Das Verbinden geht nicht unmittelbar in die Einheit ein, sondern läßt sie ‹ersprießen›, wohl aber meint es an seinem ‹Ort›: teilen (a).

Somit erstehen die Prozesse aus der Transzendenz, und die Ergebnisse erscheinen nur. Solche Prozesse ordnet Schopenhauer dem Willen bei.[63]

5. Hier nähert sich das Problem dem Grund, wie er dem Satz vom Grund als Grundsatz zugrunde liegen muß.[64]
   Was ist Grund? Grund ist etymologisch widersprüchlich: einerseits Zerriebenes, Gemahlenes (engl. to grind), andererseits der Boden, auf dem etwas steht.[65] Das könnte bedeuten: Die Vernichtung von Seiendem gründet erst die Erstehung von anderem Seienden. Da Seiendes nicht aus Seiendem entstehen kann, ohne daß letzteres zugrunde gehe (‹zermahlen wird›), bedarf es der Kraft der Transzendenz, um aus dieser das andere Seiende zu schaffen. Sie ist als das Wesen von Kraft-Wille schlechthin ‹Grund›, nach Steiner unter anderem das Ätherische.
   Beispiele: Immer, wenn etwas zerbricht, z. B. eine herabfallende Tasse, erschrecken wir. Warum? Weil aus dem Zerbrochenen ein Wesen ‹erschrocken› heraus und wie angesogen in die Tiefe springt. Und immer, wenn wir etwas mit unseren Händen formen, z. B. aus Ton, wirkt ein Wesen zwischen unserer rundenden Hand und dem Ton, so als führe es beide zusammen und zergehe dabei im Geformten.

Worin ähneln sich die Prinzipien des polaren Denkens und des Lebens?

1. Denken ist Bilden von Begriffen,[66] Leben ist Bilden von Gestalten.[67]
2. Gegensätzliche Begriffe schließen sich ebenso aus wie gegensätzliche Teile eines Lebendigen.
3. Im Werdeprozeß entsteht alles aus etwas, das das Gegenteil ist von dem letztlich Entstandenen.
4. Der Werdeprozeß ist niemals Sinnesgegenstand, nur das Gewordene. Leben ist nicht wahrnehmbar. Und beim Denken entgeht der Bildungsprozeß der Begriffe der Beobachtung.[68]

Die Gemeinsamkeiten zwischen Denken und Leben bestehen deswegen, weil dem Leben wie dem Denken die gleiche Bildkräftewelt der Aura Michaels zugrunde liegt.[69] Beides ist die Welt des Ätherischen. Sie ist der gemeinsame Grund polarer Phänomene.

Ein solches Denken erscheint bildhaft-künstlerisch,[70] mysterienhaft-schöpferisch, theogonisch-evolutionär und steht dem Denken des Ostens und der Vorsokratiker (Voraristoteliker) nahe.[71]

Es ist bemerkenswert, daß dieses Denken heute aus der Außenwelt wieder auf uns zukommt, und zwar aus der Ökologie. Ökologisch überleben heißt, gut abgestimmte Gleichgewichte bilden.

Dieses Denken scheint das Darwinistische (ich meine nicht Darwin) abzulösen; denn nach letzterem überlebt der Bestangepaßte. Der Aggressivste aller Aggressiven beispielsweise bekommt nach Darwin das meiste Futter und setzt sich im Kampf ums Dasein durch. Er hat sich aber damit vom gemeinsamen Quell, dem Gleichgewicht zwischen Raub- und Weidetier, gelöst. (Insofern ist der Darwinismus eine Abstraktion.)

Aber worin unterscheiden sich Denken und Wachsen? Dem Werden in der Natur ist das Wollen im Denken analog. Ist es im Denken möglich, das Wollen bis in die Tiefe voll durchschauen zu können, so wird es als notwendig empfunden (a priori[72]).

Beispiele:
- Im Vorgang des x-maligen Teilens eines Ganzen ist nichts Unbewußtes, das sich unerkannt in das Ergebnis einmischt.
- Eine Pflanze gießen ist bis in die Pflanze hinein nicht als notwendig durchschaubar, denn Gießen als Prozeß mündet zwar in Gegossenes, aber nicht notwendig in Wachsen der Pflanze. Um diesen Prozeß als notwendig zu erkennen, bedarf es höherer Erkenntnisfähigkeit, z. B. der Imagination usw.[73] In dieser Ebene ist Wasser und Leben als notwendig aufeinander bezogen erkennbar.

Jetzt erklärt sich auch, daß sich im Identitätsbereich der Naturgesetze mechanistische Modellvorstellungen einnisten konnten. Diese Modelle sind dann Maschinen nach mathematischen Gesichtspunkten (Rechenmaschinen). Da sich Mathematik in der Mechanik abbilden läßt, sind sie mechanisch bzw. elektromechanisch.

So entstanden z. B. die ersten Rechenmaschinen in der Barockzeit, einer Zeit beginnender mathematischer Naturbewältigung. Durch Rechenmaschinen können aber komplizierte Rechnungen erledigt werden, für die man Menschen unwürdig für Tage belasten müßte.

Hier jedoch setzt die ahrimanische Verführung ein: Weil dieses Modell so perfekt formal funktioniert und die Ergebnisse in der

Natur als Gesetz anzuwenden sind, wird postuliert, die Natur sei auch inhaltlich nicht anders gebaut als das Modell, nämlich mechanisch. Daraus leitet sich die materialistische Vorstellung von der Materie ab. In dieser wird auch inhaltliche Identität vorgespiegelt. So «seien» beispielsweise Atome unendlich austauschbar und unveränderlich in aller Ewigkeit. Da das Weltall nur aus Atomen bestehe, sei es dadurch in seinem Grund zeitlos unendlich gültig.

Das ist die Grenze, an der das bis zur Rechenmaschine berechtigte ahrimanischen Denken verführt wird, seinen legitimen Bereich zu überschreiten, indem es vorstellt, die Welt sei auch inhaltlich so, wie sie formal gedacht werde (s. S. 267). Man stellt sich dann z. B. vor, das Denken müsse sich physiologisch im Gehirnmechanismus wiederfinden.

Anders verhält sich das polare Denken, das auf «-heiten» gründet. Machen wir uns dies an einem Beispiel klar: Grellfarbige, einzelgängerische Korallenfische verhalten sich aggressiv, gedecktfarbige, gesellige scheu. Versucht man – nur begrifflich – das Phänomenale auf eine höhere Seinsebene zu transponieren, so heißt dies: In Korallenfischen besteht zwischen dem Wesen der Aggressivität, dem Wesen der Grellfarbigkeit und dem Wesen des Einzelgängerischen auf dem Weg zu ihrer Versinnlichung im Fisch eine Anziehungskraft (Sympathie). Steigert man dies, so würde es lauten: Grellfarbigkeit, Bissigkeit und Eigensinnigkeit sind das dreigestaltige Kleid eines Zornwesens. Der analoge Prozeß ergäbe sich für die gedecktfarbigen, geselligen scheuen Korallenfische.

Soweit ist es eine Ableitung zu Wesenheiten. Aber diese sind jetzt die Pole, die erst durch einen polarisierenden Prozeß entstanden waren, nämlich im ständigen Prozeß von Erzürnen und Besänftigen.

Ein solcher Gedankengang ist zwar denkbar, aber ist er auch notwendig gewiß? Der Satz: Der Zornige wird durch Geduld ein Geduldiger, stimmt zwar notwendig, aber seine Bezugnahme zu den Korallenfischen ist fragwürdig.

Hier liegt eine zweite Grenze. Sie zu überschreiten bedeutet, der luziferischen Verführung im Spekulativen zu erliegen: Die Welt sei so, wie ich sie mir vorstelle (träume). Aber: Wie kommt man dann zur Gewißheit? Antwort: Einzig und allein durch übersinnliche Erkenntnis.[74]

Der Forschungsweg im michaelischen Sinne

Die erste Grenze ist der Schulmedizin, die zweite den extraschulischen Richtungen wenig bewußt. Das erklärt die Auseinandersetzungen. Beide Probleme müssen in der anthroposophischen Forschung bewußt sein, da für sie Voraussetzung ist, beide Grenzen zu respektieren: Zwischen beiden führt der Weg im Sinne Michaels. Denn Michael selbst steht als geistige Macht zwischen derjenigen der luziferischen und der ahrimanischen Wesen.

Der michaelische Weg selbst führt sowohl zum Naturgesetz als auch zum ‹Grunde›. Es wäre ein Irrtum, das Naturgesetz vernachlässigen zu wollen, denn es würde die anthroposophische Medizin für unsere Gegenwart nicht nur unverständlich, sondern auch handlungsunfähig machen. Steiner fordert ausdrücklich, daß wir beide Sprachen sprechen lernen.[75]

Es gilt somit, sowohl das Naturgesetz als auch den ‹Grund› zu erforschen. Um dies zu bewerkstelligen, soll noch einmal auf den Begriff ‹Grund› zurückgegriffen werden. Dem Leser wird die Inkonsequenz des Gebrauchs dieses Wortes aufgefallen sein: Im Naturgesetz ist Grund gleich Bedingung (s. oben, S. 263 f.), im polaren Denken ist er Bildekraft (s. S. 273 ff.). Um die Verwirrung zu vermeiden, soll nur für letzteres der Begriff ‹Grund› benutzt werden und für ersteres der Begriff Bedingung. So würde eine Verbindung beider Denkwege lauten: *Das Naturgesetz beschreibt die Bedingungen, unter denen ‹Grund› offenbar werde.*

Es ist bemerkenswert, daß Schopenhauer dies ganz ähnlich beschrieben hat.[76] Es scheint mir das Kernthema des michaelischen Weges in der medizinischen Forschung zu sein.

Die Bedingungen stehen außerhalb des Bedingten, daher können sie formal (rational) das Bedingte bedingen (Handhabbarkeit). Der ‹Grund› liegt dem Phänomen immanent (übersinnlich) ‹zugrunde›.

Damit ist zugleich der Schlüssel zur Auflösung rätselhafter Widersprüche zwischen naturwissenschaftlichen und geisteswissenschaftlichen Aussagen gegeben, z. B. bei den gegensätzlichen Aussagen: «Das Blut wird durch das Herz bewegt» vs.: «Das Herz ist kein primär ‹tätiges› Organ, sondern seine Tätigkeit ist nur Folge»[77] – eine Auffassung, die auch Schopenhauer vertritt.[78] Das erstere ist die naturgesetzliche Fassung, das letztere deutet auf den ‹Grund›, das heißt in diesem Falle die Polarität des Ätherischen im Menschen,[79] welche der Blut- und Herzbewegung ‹zugrunde› liegt. Dieses ist es, was Schopenhauer als frühembryonales Blut (Nahrung, Nahrungsverarbeitung) bezeichnet und warum Steiner zum Beweis seiner Aussage auf die Embryologie verweist.[80] Auch die gegensätzlichen Aussagen: «Es gibt einen motorischen Nerven» vs. «Es gibt keinen motorischen Nerven» werden dadurch verständlich.[81] Ersteres ist die naturgesetzliche Fassung: Der sogenannte motorische Nerv ist eine der Vorbedingungen dafür, daß ein (quergestreifter, willkürlicher) Muskel sich zusammenzieht. Im motorischen Nerven selbst zeigt sich aber keine Bewegung, sondern nur ein Reiz.[82] Die zweite Aussage deutet auf den tieferen ‹Grund›, wodurch Bewegung als Phänomen erscheint, das heißt auf ein wie auch immer geartetes (geistiges) Wollen, das sich in der Irritabilität darstellt.[83] Jetzt ist verständlich, warum es falsch ist, Indizien für die eine Aussage als Gegenindiz für die andere zu benutzen, denn beide gegensätzlichen Aussagen sind wahr, je nachdem, von welchem Standort man blickt.

Das Rhythmische

Michaels Welt ist diejenige, «die sich im Rhythmus offenbart».[84] Das Rhythmische ist in sich halbgeistig: «Das Physische als Ding verschwindet im rhythmischen Vorgang.»[85]

Beispiel: «Da ward aus Abend und Morgen der erste Tag» (1. Buch Mose, 1.5) (man beachte die Nennung der Wendepunkte des Tag-Nacht-Rhythmus, d.h. die Zeitpunkte schnellsten Wandels). Zwei sich widersprechende Sinneserscheinungen müssen auf einen Grund hinweisen, der dynamisch den Widerspruch in sich aushält (Tag). Die Beziehung zum polaren Denken ist offenbar, einschließlich seiner Transzendenz. Es ist danach verständlich, wenn R. Steiner das Entstehen des Rhythmus und das des logischen Schließens beim Denken auf einen gemeinsamen Quell zurückführt.[86]

Damit aber ein Rhythmus entsteht, fehlt hierzu noch die Zeitordnung der Wiederkehr der Transzendenz.

Dieses Rhythmische kann als aktive, reale Kraft zwischen dem mehr Aperiodischen des Irdischen und dem streng berechenbaren des Kosmischen stehen,[87] grenzt aber an dieses an.

Beispiele:

- Unter Ausschaltung aller kosmischen Sinneseindrücke, z. B. im Bunker, läuft der menschliche Schlaf-Wach-Rhythmus – interindividuell leicht variiert – frei weiter mit Perioden meist etwas länger als 24 Stunden (z. B. 24,6 Std.) Außerhalb des Bunkers zieht die Sonnen-Erden-Beziehung immer wieder diesen endogenen Rhythmus gleichsam in ihre sehr fixierte 24-Stunden-Rhythmik hinein.[88]
- Die Entladungsfrequenzen in den Nerven sind auf die Reizstärke im Sinnesorgan bezogen. Ist letztere groß, so treten hohe Frequenzen auf, ist sie gering, so sinkt die Frequenz. Hier ist der Rhythmus sehr variabel und auf die physische Sinneswelt bezogen.

Die mittellangen Perioden im Organismus verhalten sich teils ähnlich wie die langwelligen, teils ähnlich wie die kurzwelligen.[89]

Beispiele:

- Puls und Atemfrequenz stimmen sich in Ruhe periodisch phasenkoordiniert auf eine Beziehung von 1:4 ab: Jeder Atemzug beginnt meist in der Systole einer jeden vierten Herzaktion.[90]
- Die Pulsfrequenz steigt kontinuierlich mit Anstieg der Temperatur des Blutes.

Die Langwellen sind somit – genau berechenbar – kosmosbezogen, die Nervenentladungen sind auf die physische Sinneswelt bezogen.[91] Dazwischen stehen, sich selbst ordnend, die Mittelwellen.

Zwei Umstände machen nun die Beziehung Michaels zum Rhythmischen verständlich: Zum einen ist der Mittelwellenbereich des Menschen derjenige, der sich um das Herz gliedert, zugleich aber Frequenzen aufweist, die der Mensch aus dem Gefühl heraus unmittelbar als Rhythmus empfindet.[92] Zum andern ist dieser Mittelwellenbereich im Menschen die Grenze zwischen dem Menschen als irdisch-sinnliches und dem Menschen als wollend-geistiges Wesen. Genau an dieser Grenze erfolgt beständige Transzendenz.[93]

Somit könnte die Erforschung des Rhythmischen in besonderem Maße geeignet sein, michaelisches (polares) Denken zu üben und übersinnliche Fähigkeit vorzubereiten.

Es ist vielleicht nicht zufällig, daß in unserem Jahrhundert die Chronobiologie und Chronomedizin zu einem neuen, eigenständigen Forschungszweig geworden sind. Diese haben bemerkenswerterweise auch ihre besonderen Schwierigkeiten mit einer molekularmechanischen Ausdeutung. So spricht man z. B. zwar von der ‹biological clock›, gibt aber – befragt – zu, daß man sie nicht findet. Rhythmen sind nicht substratfixiert: Der Atemrhythmus kann im Blutrhythmus erscheinen und verschwinden, der ca. 7-Tages-Rhythmus ist stets nur vorübergehend im Organismus nachweisbar.[94] Rhythmen verhalten sich nicht nach physikalischen oder biologischen Gesetzen, sondern nach harmonikalen.[95] Und sie übergreifen schließlich große Funktionsbereiche in Ruhe, z. B. Synchronisation von Puls- und Atemfrequenz oder von Temperatur und Pulsfrequenz.

In der Chronobiologie ist somit die wissenschaftliche Welt zur Zeit am ehesten – unausgesprochen – gehindert, die ahrimanische Grenze zu überschreiten.

Der michaelische Weg und das Christliche

Die Beziehung zwischen Michael und Christus ist nicht nur biblisch, sondern auch nach Vorhergesagtem naheliegend: Die Beziehung zum Herzen (S. 270 f.), zur rhythmischen Organisation des Menschen, soweit es den Mittelwellenbereich (S. 281) und die Gefühlswelt mit ihren polaren Umwertungen betrifft, sowie zum Ätherischen (S. 271 und S. 276) und zur unegoistischen Liebe (S. 271) legen dies nahe.

Daher ist es verständlich, wenn sich Michael zuwenden heißt, «den rechten Weg zu Christus» zu eröffnen.[96] Während Michael die «rechte Orientierung» zur «Welt» ermöglicht, wird man «zu Christus (…) im Inneren den Weg finden müssen».[97] Michael ordnet gleichsam die Naturwissenschaft, Christus das Seelenleben.

Michael stürzt die ahrimanischen und luziferischen Wesen in die Ebenen unter dem Menschen und macht damit den Weg zu Christus frei, der, als er in die ätherische Sphäre der Erde herabstieg, in dieser unmittelbar den ahrimanischen Wesen begegnete.[98] In dieser Sphäre leben wir aber unbewußt mit unserem Fühlen und Wollen, und zwar direkt weltverbunden. Was durch uns hier geschieht, gehört mit allen Folgen dieser geistigen Welt an[99] und kommt aus dieser auch wieder zurück. Damit kann der Mensch «in der Seele das lebendig empfangen, was in der geistigen Welt der Wärme und dem Licht entspricht», und dies kann den Menschen zu seinem göttlichen Ursprung wieder zurückführen[100] oder aber auch nicht. Sein Fühlen und Wollen z. B. beim Forschen und deren Verarbeitung durch die Wesen dieser Sphäre – Christus, ahrimanische Wesen – modifizieren dies.

Hier berührt Forschen eine sehr persönliche Sphäre. Denn alles, was auf dieser Ebene an Unrecht geschieht, spiegelt sich einerseits am Herzen als Gewissen und dringt andererseits bis tief in den Stoffwechsel des Herzens ein, wird als Kraft durch die Zeit nach dem Tode hindurchgetragen und erscheint im nächsten Leben als jene Liebe, die uns zu den karmischen Schicksalspunkten führt,[101] zu dem, was wir als ‹Herzens-an-Gelegenheit›, Herzenswunsch empfinden. Dies ist das karmische Motiv für den Forschenden, von dem er nur nichts weiß.

Damit führt die Frage nach dem objektiven Ergebnis einer Forschung zurück zum Menschen, welcher forsche.

Welche Momente sind bei einer Forschung im michaelischen Sinne zu beachten?

Im folgenden kann diese Frage nur für einige Kernpunkte beantwortet werden.
1. Der Wahrnehmungsinhalt gibt nicht mehr, als mit der Wahrnehmung unmittelbar gegeben ist. Für ein genaues Wahrnehmen helfen Schulungswege zu reiner Phänomenologie, z. B. Bestimmung von Pflanzen nach botanischen Pflanzenbestimmern, Studium der homöopathischen Arzneimittelfindungsmethode, Üben der Bildgestaltung vor dem Urteilen. Dabei kann man in Geduld lernen, Vorurteile zu vermeiden. Nach meiner Erfahrung erregen solche Übungen oft Widerspruch. Die Wahrnehmung muß aber an der Sinneswelt sauber geschult sein, sonst schieben sich Illusionen und Wünsche verfälschend hinein. Ein Beispiel für eine solche Disziplinierung sei Haeckel.[102]

2. In der Natur kann man nur die Werkwelt sehen: das tote Abbild für vergangene geistige Taten; daher erschließt die Wahrnehmung nicht die ganze Wirklichkeit.
3. Wie in der Natur generell darf im Menschen die Vergangenheit als Bild nur im Nerven-Sinnes-System gesehen werden. Alles andere im Menschen ist primär unsichtbar, zukünftig, göttlich-geistig. Man kann beispielsweise üben, während der Begegnung mit einem Menschen dessen sinnliches Bild auszulöschen. Es erscheint dann oft ein helleres, lichteres Bild, das sehr im Kontrast zum Sinnlichen steht und jünger erscheint, während das Sinnliche alt, verrunzelt, verbogen, deformiert ist. Die Folge ist, daß man in sich eine größere Ehrfurcht gegenüber dem Gesprächspartner erweckt.
4. Der Gedanke (die Idee) muß zwischen der Sinneswahrnehmung und seiner geistigen Herkunft (aus dem Ätherischen) stehend gesehen werden (s. auch Philo von Alexandrien, Origenes[103]). Er entspringt in unserer Zeit nicht mehr der Sinneswahrnehmung, sondern wird aus seiner geistigen Herkunft dieser in Freiheit entgegengetragen. Das bedeutet, daß der Gedanke mehr mit mir zu tun hat als mit der Sinneswelt.

Hier erhebt sich sofort die Frage, ob dies auch für Begriffe gilt, die stark an das Sinnliche angelehnt sind, z. B. der Geschmack süß? Antwort: Ja. Die Beobachtung lehrt, daß auch diese Begriffe nicht aus dem Sinnlichen gewonnen werden, sondern dem Sinnlichen hinzugefügt sind: Man findet den Süßgeschmack im gesamten Bereich der Süßlichkeit wieder. Letztere erscheint wie ein von oben Herabsteigendes, das nun die verschiedensten Süßeindrücke umgreift: süßes Vogelgezwitscher, Lieblichkeit, süßer Duft usw. Das Übersinnliche des Begriffes findet gleichsam sein Sinnliches (wieder). Dieses Übersinnliche ist der primäre Quell des Begriffes, und das Sinnliche ist nur deswegen an ihn anknüpfbar, weil «das Sinnliche das Totenkleid der schöpfenden Wesen ist». Mit anderen Worten: Das Sinnliche ist nur das Verstorbene (die Werkwelt) dessen, was Michael ursprünglich aus der Intellektualität des Kosmos gestaltend ins Irdische hinuntergesandt hat, welches jetzt in mir denkbar ist (S. 268 f.). Daher ist es hier besser, vom Sittlich-Sinnlichen zu sprechen und nicht vom Sinnlich-Sittlichen.

5. Im Denken soll jegliche luziferische Verführung vermieden werden. Jedes Urteil sollte z. B. sofort in Frage gestellt und durch das Gegenurteil überprüft werden (vgl. Poppers Prinzip der Falsifikation, s. dazu den Beitrag von H. Kiene in diesem Buch, S. 19 ff.).
6. Die ahrimanische Verführung sollte im Denken beherrscht werden.
   Hier taucht das Problem der Statistik auf. Die Mathematik ist nach Steiner «ahrimanischer» Herkunft. Aber, indem ich das ahrimanische Wesen darin erkenne, vermeide ich die unzulässige Grenzüberschreitung, die z. B. in der Behauptung liegt, die mathematische Beziehung zwinge zu einer molekularmechanischen Interpretation. Mathematische Aussagen bleiben zunächst rein geistig: Sie deuten auf Beziehungen zwischen numerisch gefaßten Größen («und», «minus», «Korrelation» usw.). Die Rechenmaschine, in welcher Art auch immer, ist keine Mathematik, sie bildet sie nur in einer bestimmten Weise ab. Sie ist aber kein Beweis dafür, daß mathematisches Denken aus der Mechanik entstehe. Der Grundsatz, ahrimanischen Wesen nicht verfallen zu wollen, wird dadurch verwirklicht, daß man sie erkennt. Deswegen kann man über Geometrie und reine Mathematik meditieren und soll dies auch am Beginn eines Schulungsweges tun. Die Vermeidung des ahrimanischen Weges erleichtern bestimmte moderne Forschungsthemen, wie ökologische und chronobiologische, weil ihnen eine molekularmechanische Interpretation fernliegt (s. S. 277 und 280 ff.)
7. So tief man in einer Forschung ins Ahrimanische hinuntersteigt, so hoch muß man ins Übersinnliche hinaufsteigen.[104]
   Aus persönlicher Erfahrung kann ich sagen, daß dies die schwerste Forderung ist. Der Zweifel an eigenen geisteswissenschaftlichen Ergebnissen und der Druck nach Verifikationen führten mich dazu, vornehmlich nach Naturgesetzen zu suchen (Verifikation der Wirkung von Cardiodoron®,[105] Gencydo®,[106] Scleron®[107] und Lotio Pruni comp. ®[108]). Diese waren daher geeignet, der Fachöffentlichkeit dargeboten zu werden. Erst danach wurde eine geisteswissenschaftliche Darstellung versucht. Dazu kommt, daß der meditative Weg stets länger war als der der sinnlichen Beobachtung und deren Verarbeitung.

8. Alle Beobachtungen sollen
   - auf das Naturgesetzliche und
   - den ‹Grund› bezogen werden,
   - wozu die Betrachtung unter chronomedizinischen Gesichtspunkten hilfreich ist.

   Ein Beispiel: Obwohl ich diesen letztgenannten Aspekt seinerzeit nicht wußte, bin ich durch G. Hildebrandt sehr früh zur chronobiologischen Forschung geführt worden. Der naturgesetzliche Zusammenhang stellt sich hierbei unter anderem durch einen Reiz dar (z. B. Operation, akuter Orts- und Klimawechsel), dem als Bedingung streng gesetzmäßig eine rhythmische Schwingung (z. B. der Körpertemperatur, des Befindens) folgt. Diese hat eine bevorzugte Periodendauer von ca. 7 Tagen mit vielen harmonischen Ober- und Unterwellen (z. B. mit Periodendauern von ca. $3^{1}/_{2}$, 14, 21 Tagen), welche sich nicht aus der Art des Reizes begründen lassen; denn dieser kann sehr unterschiedlicher Natur sein, die Periodik ist aber stets die gleiche. Denn letztere ‹gründet› in einer Welt des Rhythmus schlechthin (s. S. 280 ff.). Dies ist für den Nicht-Eingeweihten sinnlich-sittlich erlebbar, wenn man die Frequenzen in den Hörbereich transponiert und sie dort als harmonishe Akkorde erlebt.[109]

   Wie notwendig Steiner aber auch das Naturgesetzliche erachtet, ergibt sich aus folgendem Beispiel: R. Steiner gab Ärzten sogenannte Anamnesefragen für Patienten, deren Antworten ein Schlüssel sein sollen für die Intensität des Eingreifens des Seelisch-Geistigen in das Ätherisch-Physische.[110] Damit ist der nichthellsichtige Arzt anthroposophisch-therapeutisch handlungsfähig. Über das Ich des Patienten selbst sagen diese Antworten aus den Anamnesefragen überhaupt nichts aus, das heißt, sie sind rein naturgesetzlicher Art und daher quantifizierbar z. B. in starkes oder schwaches Eingreifen.

9. Eine eigenständige Begriffsbildung sollte für den Leser erkennbar aus dem geistigen Hintergrund heraus erfolgen. Man beschreibe z. B. zuerst ein Phänomen, und dann erst benenne man es (so eine persönliche Mitteilung von G. Hildebrandt).

10. In der Wissenschaft muß Freiheit herrschen. Dies bedeutet nicht, daß man tun kann, wozu man Lust hat. Es bedeutet, daß die Begriffe mittels eigener Geisterkenntnis aus ihrer ätherischen

Herkunft an die Wahrnehmung angefügt werden. Die Wahrnehmung ist nicht frei, weil sie gegeben ist; die Begriffsbildung ist frei, weil sie im obigen Falle vermittelst übersinnlicher Einsicht selbst ganz durchschaubar und durchschaut durchgeführt wird (a priori, s. S. 272). Dies gelingt – außerhalb der Mathematik – eigenständig primär recht selten.

Nachdem hier versucht wurde, einige Grundsätze aufzustellen, die für eine Forschung im michaelischen Sinne maßgebend sein können, soll im folgenden untersucht werden, wie diese Gesichtspunkte die bisherige offizielle Form der Publikation mit neuem Inhalt erfüllen können.

Über die heute übliche Publikationsform wissenschaftlicher Forschung

Die bisherige und heute übliche Publikationsform gliedert sich in: Einleitung, Fragestellung, Methodik, Ergebnisse, Diskussion und Zusammenfassung (die heute an den Anfang gestellt wird).

Was ist der Hintergrund für diese Gliederung? Fürs erste beschreibt sie den historischen Weg, den der Forscher gegangen ist, freilich didaktisch idealisiert. Sie soll – abgekürzt – wie sein Protokoll wirken.

In der *Einleitung* werden bisherige eigene und/oder fremde Beobachtungen dargestellt, mit welchen Sinnen und unter welchen Bedingungen sie gemacht wurden und wie darüber gedacht wurde. Sie führt den Leser in den Wissensstand ein, den der Forscher vor seiner Tätigkeit vorfand.

Mit der *Fragestellung* tritt eine Wendung um 180° ein. Aus dem Wissen wendet man sich zum Nicht-Wissen. Fragen entstehen meist aus Denkbarkeit mit oder ohne Interesse für praktische Entscheidung oder aus Gelegenheitsbeobachtungen; zum Beispiel:

Meine Frau steht gerne morgens früh auf, ich aber spät. Liegt diesem Phänomen irgendein Gesetz von allgemeiner Gültigkeit zugrunde?

Man sieht, jede Frage zielt auf Gesetzmäßigkeit ab.

Dazu muß die Kenntnislücke genau umgrenzt werden, um die

Frage scharf definieren zu können; denn alles weitere soll sich nur im Sektor dieser Frage bewegen.

Es ist dies ein erster Schritt der Selektion aus der Welt im allgemeinen.

Die *Methode* beschreibt die prinzipiellen Mittel und Wege, um zu einer spezifischen Fragebeantwortung zu kommen. Man erwartet von ihr, daß sie das Ergebnis nicht so verfälscht, daß es wertlos wird. In der Methode sind eingeschlossen: die Auswahl des zu Beobachtenden, der Beobachter, die Beobachtungsmittel, das protokollierte Beobachtete, die Quantifizierung, die mathematische Bearbeitung.

Somit umfaßt die Methode zwei wesentliche Schritte: Erstellung des Beobachtungsmaterials bis zur Quantifizierung und Bearbeitung des Zahlenmaterials.

Der erste Schritt beinhaltet folgende Teilschritte: Aus der Frage wird eine Hypothese gebildet (Beispiel – entsprechend der Ausgangsfrage oben, S. 287 –: Es gibt Morgen- und Abendtypen). Danach werden Kriterien aufgestellt, an denen beide Typen in der Beobachtung unterschieden werden könnten. Das sind erst einmal Einschätzungen (Um wieviel Uhr stehen die zu Untersuchenden gerne morgens auf? Um wieviel Uhr ist die Körperkerntemperatur im Tageslauf maximal usw.). Nur diese Beobachtungsrichtungen werden im weiteren verfolgt (zweite Selektion). Eine hinreichend große Zahl von Menschen wird befragt, wann sie gerne aufstehen, und untersucht, zu welcher Tageszeit die Körpertemperatur maximal ist.

Hier beginnt der zweite Schritt, die Bearbeitung des Zahlenmaterials. Die Ergebnisse werden klassifiziert und die Form der Klassenverteilungen auf Unterschiedlichkeit geprüft (Beispiel: Die Häufigkeitsverteilung der Uhrzeit des Gerne-Aufstehens und die der Zeiten der Temperaturmaxima erlauben eine Differenzierung in Früh- und Spätaufsteher). Daraus werden die Fragen – woran erkenne ich Morgen- und Abendtypen? – validiert und geprüft, inwieweit sie geeignet sind, Kriterium zu sein (dritte Selektion). Der Inhalt des Begriffes Morgen- oder Abendtyp reinigt sich dadurch und nähert sich allgemeiner Naturgesetzlichkeit: Morgentypus sei genannt, wer folgende Kriterien erfüllt: ... So entsteht ein validierter Fragebogen, mit dem man an Menschengruppen unbekannter Zusammensetzung operieren kann (Beispiel: Sind Frauen im Vergleich zu Männern mehr Morgen- oder mehr Abendtypen?). Dieses Ergebnis gewinnt man durch mathematische Formvergleiche.

Der Grund dieses Weges entstammt letztendlich der Kantschen Philosophie: In aller Wissenschaft sei nur soviel Wissenschaft, als synthetische Urteile a priori aufgefunden werden;[111] synthetisch, damit zwei unabhängige Begriffe aufeinander bezogen werden können; a priori, damit das Urteil vor eigener Erfahrung aus dem eigenen Verstand stamme. Solche Bedingungen fand Kant für die Wissenschaft nur in Mathematik und Geometrie. Beispiel: 1 + 2 = 3; nach Kant: Aus einer Einheit und einer Zweiheit folge notwendig – a priori – eine Dreiheit, obwohl in letzterer weder eine Einheit noch eine Zweiheit zu finden sei (synthetisch).

Die heutige Methodengestaltung ist somit der Kunstgriff, Erfahrungsinhalte aus der Sinneswelt (a posteriori) so schnell wie möglich auf die ‹Insel der a priori-Wissenschaftlichkeit› hinüberzuretten (vermittels der Mathematik). Damit dies gut gelinge, begrenzt man die Fragestellung möglichst auf Hypothesen, die nur zu bejahen oder zu verneinen sind.

Dennoch weiß jeder um die Problematik, weswegen die meisten Diskussionen methodenkritisch sind. Eine davon ist die Fragwürdigkeit der Wahrnehmung als Vorstellung.[112] Um auch dies zu umgehen, hat sich die Wissenschaft auf die Modellvorstellung zurückgezogen. Dabei wird die mathematische Beziehung – die ja gewiß sei – in ein Vorstellungsmodell umgesetzt (vierte Selektion). (Beispiel: Wenn die und die Kriterien erfüllt sind, postuliert man das Modell Morgentypus.) Dieses sei – weil mathematisch gewonnen – gewiß. Da man dabei aber nicht sagen kann, ob es wahr ist, hat die Wissenschaft die Frage nach der Wahrheit ausgeklammert.

Methodisches Arbeiten ist somit Selektieren und mathematischgeometrisches Formvergleichen; was gleiche Form hat (z. B. zwei verschiedene Zahlenverteilungen) ist identisch, was unterschiedliche hat, nicht. Es zielt dies auf jene Art der Naturgesetzlichkeit, welche praktische Konsequenzen erlaubt, weil sie allgemeingültig und zeitunabhängig sei.

Methoden hierfür müssen anerkannt validiert und in der Arbeit so kenntlich sein, daß sie jeder, der sie beherrscht, nachvollziehen kann und zum gleichen Ergebnis gekommen wäre. Dies soll dem Ergebnis eine Objektivität unabhängig vom Forscher verleihen. Das rechtfertigt auch, die Methode weitgehend zu mechanisieren.

Der nächste Schritt im Aufbau der heute üblichen wissenschaftlichen Publikationen ist die Darstellung der *Ergebnisse*. Diese sollen aufzeigen, wie mittels der Methodik die Hypothesen entweder zu bejahen oder zu verneinen sind. Je besser alles vorbereitet war, um so kürzer ist dieses Kapitel.

Dann folgt die *Diskussion*. ‹Diskussion› leitet sich ab vom lateinischen Wort ‹discutere›, was ‹auseinandertreiben›, ‹vertreiben›, ‹hintertreiben› heißt. Dies erinnert an eine aggressive Komponente in der alten Form der Defensio. In dieser wurden die vom Forscher aufgestellten Thesen gegenüber Antithesen verteidigt. Dahinter steckt der Gedanke: Wer die weniger anfechtbaren Argumente hat, hat recht (fechten hängt etymologisch zusammen mit der Vorstellung von rupfen, zausen, an den Haaren reißen[113]). Das heißt: Wer die meisten ‹Federn läßt›, hat unrecht. Die Beziehung zwischen Sieg im Kampf und Sieg im Recht entstammt der alten Vorstellung des Zweikampfes und Krieges als Gottesurteil. Danach wären die Thesen des Siegers rechtens = richtig, das heißt wahr.

In einem ersten Teil der Diskussion stellt sich der Autor wie ein Fremder sich selbst gegenüber: Methodenkritik. In einem zweiten Teil stellt er sich der Fremdkritik: Wo werden meine Ergebnisse bestätigt und wo widerlegt? Erst nach diesem Reinigungsprozeß können die Ergebnisse freigegeben werden. Danach kann die neue Modellvorstellung gebildet werden.

Jenes Modell habe den größten Wahrscheinlichkeitsgrad, das die meisten Beobachtungen unter sich zu vereinigen vermag. Dabei haben einfache Modelle Vorrang vor komplizierten.

Was ist der Hintergrund hierzu? Der menschliche Intellekt kann sich nur wenig Kompliziertes überschauend vorstellen. Aus diesem Grunde ist der Mensch geneigt anzunehmen, das Einfache sei genetisch vor dem Komplizierten und daher komme man mit der Vereinfachung dem Weltenanfang näher (Suche nach der Weltformel). – Je mehr das Modell mathematischen Gesetzen gehorcht und je mehr es mit den Beobachtungen übereinstimmt, um so mehr habe man die Welt dort erfaßt, wo ewige Gesetze gelten. Damit habe man die Zukunft im Griff, weil sich die Gesetze in einer mechanistisch vorgestellten Welt auch in Zukunft nicht ändern können. Je einfacher das Modell überdies ist, um so leichter ist es technisch handhabbar.

Naturwissenschaft strebt von daher mit einer Formel in das Ewige des Daseins, um dieses künftighin steuern zu können.

Der letzte Schritt in der wissenschaftlichen Publikation schließlich, die *Zusammenfassung,* ist für den Kurzleser gedacht, soll über Ergebnisse so informieren, daß er entscheiden kann, ob er die Publikation lesen soll oder nicht.

Die Forschung im michaelischen Sinne und die gegenwärtige Publikationsform

Was in der vorangehenden Darstellung über die gegenwärtige Publikationsform ausgesagt ist, wird auch im michaelischen Sinne voll anerkannt, sofern es nicht die Grenze in die ahrimanische oder luziferische Richtung überschreitet. Im folgenden soll aber unter den Gesichtspunkten der michaelischen Forschungsprinzipien die heute übliche Form der Publikationen noch einmal durchgesprochen werden.

Die *Einleitung* als Vorwissen erhält nunmehr eine tiefere Bedeutung, nämlich die Darstellung des karmischen Knotenpunktes (siehe S. 269 f. und 283), an dem der Autor in seiner Entwicklung mit dem wissenschaftlichen Zeit- und Ortsgeist zusammentrifft. Die Erfassung des letzteren erfolgt am lebensnahesten in der Würdigung der Menschen, die an den Vorthemen gearbeitet haben. Ein gutes Literaturverzeichnis ist Ausdruck dieser menschlichen Würdigung.

Hier ist dann auch der Punkt, aus dem die Fragestellung herausspringen kann.

Mit der *Fragestellung* knüpft der Forscher aus eigenem Entschluß sein weiteres Forschungsschicksal an seinem karmischen Knotenpunkt an.

Wenn etwas den Menschen als Menschen charakterisiert, so ist es die Fähigkeit, Fragen zu stellen. Aber woraus entsteht Frage? Die Fragestellung ergibt sich nie aus der Wahrnehmung; denn durch die Nicht-Wahrnehmung ergeben sich nie Wahrnehmungslücken. Zum Beispiel: Die Nicht-Wahrnehmung von ultraviolettem Licht oder Röntgenstrahlen nehme ich nicht als Lücke (Loch) in meinem Sinnesbereich wahr. Und umgekehrt: Selbst die Abwesenheit von Licht ist Wahrnehmung, nämlich: das Dunkel (Augengrau), und Abwesenheit von Geräusch und Ton ist als Stille wahrzunehmen. Die

Gesamtheit meiner momentanen sinnesorganbezogenen Wahrnehmungen erscheint mir immer als lückenlose Totalität. Selbst bei Ausfall eines Sinnes entsteht kein Sinnesloch, das ich durch die übrigen Sinne erfahre, es sei denn, ich weiß es durch Vorstellen aus der Erinnerung.

Es gibt somit nur Beobachtungs- und Erkenntnislücken. Beide werden aus dem Denken heraus als solche erkannt. Eine Beobachtungslücke ist etwa: Wo ist die Sonne zwischen Sonnenuntergang und -aufgang? Eine Erkenntnislücke: Was ist das da? Dieses «das» kann ein Sinneseindruck sein oder eine nicht verstandene Vorstellung (Was ist das für eine Blume? Was ist ein Kreis?). Aber selbst Beobachtungs- und Erkenntnislücken gibt es nur dem Grade nach. Auch dazu wieder ein Beispiel: Wo ist die Sonne zwischen Sonnenuntergang und -aufgang? Antwort: Nicht hier. Wenn ich frage: Was ist das da?, habe ich den Begriff des «das» der Erscheinung bereits hinzugefügt. Ich weiß, es ist ein «das». Die Lücke entsteht erst, wenn ich mit der Antwort nicht zufrieden bin; nicht nur, weil sie falsch sein könnte, sondern auch, weil ich mich bei meinem Erkenntnisstreben noch nicht zufriedengestellt fühle.[114] Diese Zufriedenheit ist individuell und historisch sehr unterschiedlich. Wenn man früher beispielsweise sagte, das Krebsleiden komme aus der Melancholie,[115] so findet man das heute nicht zufriedenstellend. Heute befriedigt es zu sagen, es komme von Mutationen. Diese Antwort hätte früher keinen Arzt befriedigt.

Das Gefühl der Unbefriedigtheit gegenüber einer Antwort mag von vielen geteilt werden, es ist aber immer persönlich. Somit wird aus einem ganz persönlichen Gefühl heraus ein Vorwissen in Frage gestellt, das heißt Gegebenes zur Lücke erklärt.

Da die Frage sich aber auf die Welt richtet, tritt etwas ganz Persönliches und Individuelles in diese Welt ein. Dieses Persönliche vertieft sich, wenn die Unzufriedenheit so stark quält, daß es an das Wollen und Handeln herantritt und nun zum Motiv wird.

Karmisch gesprochen ist die Frage dann die Wahrnehmung meines Wollens. Das steht hinter der 180°-Wendung zwischen Einleitung und Fragestellung.

Wie oben beschrieben, zielt die *Methode* heute darauf ab, so schnell wie möglich mittels Mathematik ‹Boden unter das Denken› zu bekommen und dies dann über Modellvorstellung technisierbar zu machen, ja sogar zur Welt zu machen. Dabei wird erst einmal übersehen, daß es die persönliche Schicksalssituation ist, in die der Forschende eintritt: ein bestimmtes Institut da und jetzt, solche Mitarbeiter und Geräte, zur Zeit gängige Rechenmethoden, jene und nicht andere Probanden usw.

Die Methodik jeder wissenschaftlichen Arbeit zielt darauf ab – unabhängig davon, ob es sich der Autor eingesteht oder nicht –, Nichtsinnlich-Geistiges auszusagen.

Beispiele:

- Stoßen bestimmte Arznei-Inhalationen, gegeben gegen Heuschnupfenerkrankungen, periodisch geordnete Verschlimmerungen der Symptomatik an?[116] Wie auch die Antwort ausfällt, sie ist immer eine auf eine Zeitspanne bezogene und kann daher nicht in der Sinneswelt gefunden werden, denn die Sinne sind immer nur an das Jetzt gebunden.

- Welche von zwei Operationsmethoden ist von weniger Komplikationen gefolgt? Wie auch die Antwort ausfällt, sie sagt das Verhältnis zweier Zahlen, und auch das ist nicht sinnlich.

Die Beispiele zeigen, daß auch ganz empirische Fragestellungen letztendlich ins Nicht-Sinnliche hineinführen.

Dennoch bewegen sich diese Beispiele erst auf der Ebene der Naturgesetze. Im michaelischen Sinne muß aber dies jetzt mittels polaren Denkens vertieft werden. Doch auch diese Ergebnisse endigen im Geistigen (transzendental) (s. S. 263 f. und 276), nur nicht in einem mathematischen. Um aber wissenschaftlich zu sein, müssen – ebenso wie in der Mathematik – auch diese Ergebnisse als notwendig erkennbar sein. Dies gilt aber nur, wenn die übersinnliche Erkenntnisebene erreicht wird.[117]

Wenn es auch heute sogenannte anerkannte Methoden gibt, so ist dies kein Maßstab für die Zuverlässigkeit der Methode schlechthin. Darüber hinaus sagt es nichts, ob die Methode auch dem Material angepaßt ist. Die Zuverlässigkeit der angewandten Methode muß aber nachweisbar sein. Das gilt sowohl für naturwissenschaftliche als auch für geisteswissenschaftliche Methoden. Es gilt aber nicht für alle Menschen, sondern nur für jene, die die Methode beherrschen. Dies gilt auch für den michaelischen Weg. Wird eine solche Grenze überschritten, so droht die luziferische Gefahr (s. S. 278).

Hier liegt aber für denjenigen, der noch nicht in der geisteswissenschaftlichen Methodik fortgeschritten ist, das Dilemma. Dem zu entkommen heißt vorläufig, Bescheidenheit walten zu lassen. Ja, je mehr der Forschende sich bewußt an den beiden dargestellten Grenzen (des luziferischen und des ahrimanischen Bereichs) stößt, um so mehr wird in ihm die Fähigkeit zum Übersinnlichen reifen. Dann wird Michael in den Ätherleib die Kräfte geben, «durch die Gedankenschatten wieder Leben gewinnen», das heißt wieder ‹Grund› bekommen. «Dann werden sich den belebten Gedanken Seelen und Geister der übersinnlichen Welten neigen.»[118] Hier grenzt Erkenntnisbemühung an den Bereich der Gnade, und das bedarf der Geduld.

Gibt es Zwischenlösungen? Ich selbst verstoße aus mangelnder okkulter Fähigkeit gegen die obige Forderung, was aber nicht heißt, daß ich mich ihr entziehe. Ich wähle daher eine Zwischenlösung, indem ich mich auf Aussagen eines vertrauenswürdigen Geistesforschers stütze und prüfe, wie plausibel diese sich im Reich der Sinne und meines Tagesbewußtseins erweisen. Freilich kann ich dann nur an die Gutwilligkeit des Lesers appellieren und darf nicht unmutig sein, wenn er einen solchen Schritt nicht mitgeht.

Ein zweiter Zwischenweg ist der des Goetheanismus, auf den hier nicht eingegangen werden soll.

Ein dritter Zwischenweg ist, den Sachverhalt selbstlos zu beschreiben, ihm innerlich immer wieder beweglich nachzugehen und abzuspüren, ob sich ein plastisches Wort der Beschreibung intuitiv einstellt. Zum Beispiel: Entzündung ist eine parenterale (außerhalb des Darmes stattfindende) Verdauung (s. S. 273). Die Polarität Tag-Nacht ‹gründet› in Ergotropie (Leistungsneigung) und Trophotropie (Bildungsneigung). Hier grenzt die Methodik an das Künstlerische.

Steiner sagt lobend über Haeckel, daß man «im Ganzen seiner Darlegungen immer diese Disziplinierung und diese Methodisierung des Denkens verspüren und zu gleicher Zeit ein künstlerisches Hindrängen beobachten konnte».[119] Dies ist nicht illustrativ gemeint, denn meines Erachtens unterliegt die wissenschaftliche Forschung selbst künstlerischen Prinzipien. Ein persönliches Beispiel: Aus einer Reihe von Beobachtungen glaubte ich, eine quantitative Beziehung zwischen zwei Merkmalen erschließen zu können, stellte dies in einem Diagramm dar und schickte es G. Hildebrandt. Er schrieb mir zurück, daß dies nicht stimme. In meiner Jugendlichkeit empörte ich mich innerlich darüber und fragte ihn, woraus er dies schließe, worauf er mir antwortete: weil die Beziehung nicht harmonisch aussieht. Hildebrandt hatte recht, ich hatte mich verrechnet. Wahrheit hat offenbar etwas mit Harmonie und Schönheit zu tun.

Wenn man z. B. bei einem Stilleben von Cézanne Teile willkürlich durch Abdecken eliminiert, kann man erleben, daß etwas fehlt. Der künstlerische Prozeß, vor allem das Malen selbst, beinhaltet die Fähigkeit, ‹Löcher› im Bildganzen – nach Hegel das «bestimmte Nichts» – erahnen zu können. Ein solches ‹Loch› kann durch Extrapolation, durch das Gegenteil der angrenzenden Teile oder durch ein künstlerisches Drittes erfüllt werden. *Extrapolation* hieße die einfache Fortsetzung dessen, was außerhalb des Loches geblieben ist, z. B. die direkte Weiterführung einer Linie, welche am Rande des Loches abbricht. So verfährt weder die Regeneration im Biologischen noch das Denken. Das *Bilden des Gegenteils* würde heißen können, eine schwarze Fläche am Lochrand weiß fortzusetzen und umgekehrt. Auch so verfährt die Natur nicht. Die *künstlerische* Lösung ist nicht direkt vorhersagbar und dennoch – ist sie erfolgt – stimmig. Die Blütenform und -farbe z. B. ist aus der noch nicht erblühten Pflanze nicht vorhersagbar. Erblüht die Pflanze, so überrascht sie mit der Art ihrer Blüte und dennoch mit dem Gefühl: Die Blüte paßt zur übrigen Pflanze. Dies ist deswegen der Fall, weil der Betrachter in seinem gewohnten Bewußtseinszustand nicht weiß, was die Pflanze ‹denkt›, das heißt welche innere Wandlung sie vollzieht, um den einen Pol – Kraut – schwinden zu lassen, damit anstelle des weiterwachsenden Sprosses der Gegenpol – Blüte – erscheine.

Der Weg des Künstlers steht dem der Natur nahe. Wenn der Naturforscher diesem nahekommt, so nähert er sein polares Denken halbbewußt imaginativ dem natürlichen Schöpfungsprozeß.[120]

Die Gefahr, luziferisch-künstlerisch zu werden und nicht «exakte Phantasie» (Goethe) walten zu lassen, ist groß. Und dennoch lag den Forschungen großer Forscher vermutlich mehr Künstlerisches zugrunde, als man glaubt.

Der naturgesetzliche Weg und der Weg zum ‹Grunde› führt nicht zu gleichen Ergebnissen. Sie können sich gegenseitig nicht ersetzen,[121] wohl aber ergänzen. Die Methode, die zum Naturgesetz führt,

führt in die Handhabbarkeit, die des polaren Denkens zum Weltverständnis, in dem der Mensch ‹wohnen› kann.

Oben wurde gezeigt, daß das Kapitel über die *Ergebnisse* so kurz sein kann, weil es nur den geraden Weg zur Fragebeantwortung zeigt. Die Erfahrung lehrt, daß dieses Vorgehen der Wirklichkeit nicht entspricht; denn der Forscher erlebt auf seinem Wege Überraschungen, sei es in Form von Neuentdeckungen, sei es in Form von Fehlschlägen.

Nun lehrt die Erfahrung auch, daß auf dem strengen Weg der Hypothesenbeantwortung wesentliche Ergebnisse verpaßt werden. Ein Beispiel: Lindert die Inhalation von Gencydo®, einem anthroposophischen Arzneimittel gegen Heuschnupfen, die Schwere der Symptomatik? Eine Untersuchung an ca. 100 Patienten ergab unter Gencydo® keinen besseren Effekt als mit Kochsalz-Inhalation – so das Ergebnis bei geradliniger Hypothesenbeantwortung. Beginnt man jetzt mit dem Material zu arbeiten, das heißt bildet man Untergruppen, z. B. in schwere und leichte Fälle, in Initial- und Spätergebnisse, so zeigt sich ein ganz anderes Bild: Schwere Fälle profitieren von Gencydo®, leichte aber von Kochsalz, und zwar von Gencydo® auch nicht initial, sondern erst nach einer Verschlimmerung etwa um den 14. Tag.[122]

Hypothesen schwimmen höchstens als vage Inseln auf dem Meer des Möglichen. Zwischen Hypothesenverifikation muß Forschung aber auch Entdeckungsreise sein dürfen. Beide unterscheiden sich wie Abfragen und Erfahren (fahren geht etymologisch auf die indogermanische Wortwurzel ‹per-› zurück, die ‹hinüberführen, übersetzen, durchdringen› bedeutet[123]). Kolumbus z. B. hielt das Land, das er entdeckte, für Indien, weil er nur die Hypothesenalternative hatte: ‹Indien – ja oder nein›.

Die Ergebnisse sollen den Erfolg der Anwendung der zwei grundsätzlichen Forschungsmethoden auf die Fragestellung zeigen, das heißt das nichtsinnliche Ergebnis als Naturgesetz und den ‹Grund›. Beispiel: Tritt ein nekrobiotischer Prozeß (Absterbeprozeß) von einer bestimmten Intensität in einem so und so empfindlich reagiblen Tier- oder Menschenorganismus auf, so entsteht eine Entzündung, welche eine parenterale Verdauung ist (s. S. 273 und 294).

Beide Ergebnisformen sind, obwohl individuell geleistet, von überindividueller Gültigkeit. In letzter Zeit beobachtet man auch in der offiziellen Wissenschaft eine Tendenz zu solcher Darstellung. Auf dem Sektor Naturgesetz hält man sich in der Interpretation zurück. Beispielsweise treten Begriffe wie positiv bzw. negativ bezogen, Korrelationen, Assoziationen, Unabhängigkeit, Ausschluß usw. auf. Für die Beziehungen der Rhythmen untereinander tauchen Worte wie harmonikal auf.

Was ist letztendlich durch die Ergebnisse gewonnen worden? Der Forscher, der in die Welt an seinem persönlichen karmischen Punkt eingetreten ist (Einleitung), hat ein ihm in dieser Welt persönlich Rätselhaftes (Fragestellung) durch sich selbst vergeistigt. Es handelt sich dabei nicht um die Frage, ob damit ein abstraktes, ewig Geistiges gewonnen worden ist, sondern darum, daß er *diese derzeitige und dortige Welt vergeistigt hat*. Nur dadurch hat er der Welt einen Dienst geleistet. Es ist dies, was Rilke in der Neunten Duineser Elegie sagt: «Erde ist es nicht dies, was du willst, unsichtbar in uns erstehen?»

Was ist aber ‹in uns›? Zweierlei:
– Weil Michael *in* unserer Seele wartet, ist es das aktive Entgegenbringen seiner ätherischen Intelligenz der Welt durch einen freiheitlichen Akt von uns (s. S. 270 f.).[124] Damit sind wir auch auf dem Weg einer Verchristlichung der Welt.
– Nach Steiner wird die Erde, so wie sie evolutiv entstand, nunmehr devolutiv zur Werkwelt und eines Tages zugrunde gehen.[125] Nur der Mensch wird «durch seinen Zusammenhang mit der geistigen Welt» in die nächste planetarische Verkörperung hinübergetragen. Es «wird das, was wir erkenntnismäßig» angestrebt haben, «eine Kraft, die uns möglich macht, als Gesamtheit des Menschentums so in nächste Entwicklungsstadien hinüberzugehen».[126] Welt vergeistigen heißt dann die Möglichkeit, daß das, was auf dieser Erde geleistet wurde, für die Zukunft bedeutungsvoll und wirksam sein kann.

Geschieht dies nicht in dieser Weise und verirdischt der Mensch sein Denken, z. B. im Ahrimanischen, so geht er mit der Erde zugrunde.

Die *Diskussion* ist in der Schärfe des Wortes richtig, wenn man sie auf die Erstellung der eigenen Ergebnisse anwendet (Selbstkritik). Damit prüft man: Ist man den Weg richtig gegangen? Für den weiteren Teil ist das Wort ‹Besprechung› richtiger. Warum? Der traditionelle

Hintergrund der Diskussion war das Gottesurteil (s. S. 290), das Ziel daher die göttliche Wahrheit als Absolutes. Die Wissenschaft hat heute aber die Frage der Wahrheit übertragen auf die Frage nach dem bestangepaßten Modell. Das ist ein ehrenwerter Verzicht, aber er verlockt, die besprochene ahrimanische Grenze zu überschreiten.

Die Frage heute ist somit nicht: Hat der Autor recht? sondern: Ist er seiner Fragestellung und Ausgangslage gerecht geworden? Da die Vorsilbe ge- die Vereinigung, das Zusammensein von etwas ausdrückt (z. B. ge-rinnen[127]), so heißt dies: Ist im Erkenntnisvorgang dieser bestimmten Weltsituation (diese Probanden heute und hier usw.) das richtige geistige Bild hinzugeführt worden?

Die Besprechung kann nun helfen, dieses Bild zu sichern, z. B. als Bestätigung, wenn ein anderer Forscher zu ähnlichen Ergebnissen kam oder warum unter anderen Umständen andere Forscher andere Ergebnisse erzielten. Solches läßt die eigenen und die anderen Ergebnisse in einem neuen Licht erscheinen. Der Verlauf ähnelt dann mehr einem abwägenden Ge-spräch (s. Be-sprechung) zwischen dem früher schon Publizierten und dem Jetzigen. Dabei geht es um das gegenseitige Fördern zu höheren Ebenen (analog der Wandlung vom Darwinismus zum ökologischen Denken) (s. S. 277).

Daß auch heute noch in der offiziellen Publikation die Frage nach dem richtigen geistigen Bild lebt, verrät sich meines Erachtens in folgendem: In den Besprechungen tritt zum Teil ein Sprachwandel auf; gekleidet in Möglichkeitsformen erfolgen bildhafte Darstellungen. Zum Beispiel: In Ruhe beginnt jeder Atemzug bevorzugt in der Systole des Herzens, so daß ein ganzzahliges Frequenzverhältnis zwischen Herzschlag und Atmung entsteht (z. B. 3:1, 4:1, 5:1). Unter körperlicher Belastung entkoppeln sich die beiden Rhythmen, so daß zufällige Frequenzverhältnisse auftreten.[128] Man könnte sagen: Streß verstimmt, Ruhe stimmt wieder. Damit tritt etwas in den Erkenntnisprozeß ein, das nicht dem Naturgesetzlichen entspricht, sondern dieses ‹untersteigt›, nämlich: der ganze ‹Grund› des Wortbereiches (s. S. 273):[129] Es stimmt, Stimmung, Stimme.

Die Autoren empfinden offenbar, daß das Naturgesetzliche nur die eine Seite der Erkenntnis ist. So wollen sie in der Besprechung gleichsam diese zweite wenigstens in Möglichkeitsform nachholen. Dies vermag sich manchmal nur verborgen zu äußern.

Die Besprechung leitet aus, indem sie den Blick auf die Zukunft wendet: Was für Fragen haben sich erneut gestellt? Was bedeutet das Gewonnene für das Leben?

Da man heute nicht mehr alles lesen kann, was einen interessiert, so ist es ein Akt der Höflichkeit, eine *Zusammenfassung* zu schreiben. Dies ist der soziale Aspekt.

Der andere ist ein persönlicher: Die Möglichkeit, rasch vieles drukken zu können, verleitet dazu, vieles zu schreiben. Dadurch erstickt das Wesentliche. Letzteres ist es aber, was der Seele zu verbleiben vermag.

Die Zusammenfassung schult das Denken des Autors zum Wesentlichen hin. Dies schützt ihn vor Selbstsucht, denn man liebt sich in seinen Details.

Die Zusammenfassung hat aber auch einen überpersönlichen Aspekt. Sie soll den neuen Stand, der sich durch die Zusammenführung der eigenen – neuen – Ergebnisse mit den bisherigen bekannten (aus der Einleitung) ergeben hat, kurz präzisieren. Damit ist sie gleichsam die Einleitung für eine neue mögliche Wissenschaftsforschung. Dadurch kann jener, der für eine Arbeit Literatur studiert, rasch entscheiden, ob diese Arbeit Teil seiner karmischen Ausgangslage ist.

Man erkennt, wie viele neue Leitgedanken in der heute üblichen Publikationsform ihren Platz finden. Aber: stehen nicht einige noch vor der Tür?

Ist die heutige offizielle Publikationsform für eine Forschung im michaelischen Sinne erweiterungsbedürftig?

Im vorangehenden Abschnitt sind die neuen Inhalte in die heute übliche Publikationsform eingeordnet worden. Gibt es Inhalte, die in dieser Form keinen Platz haben? Dazu erst einmal eine negative Antwort: Nirgends schreibt die heutige Publikationsform vor, daß
- die beiden Grenzen zu überschreiten seien
- die Gedanken nicht aus dem Geistigen kommen dürfen
- neue Forschungsmethoden nicht aufgenommen werden dürfen, wenn sie validiert sind

- unverstandene Phänomene nicht Gegenstand der Erforschung sein dürfen
- man sich nicht egoismusfrei für wissenschaftliche Ideen begeistern darf
- nur Naturgesetzliches und nichts Wesenhaftes gesagt werden dürfe
- man dem Leben nicht durch Denken beikommen dürfe
- das Christliche nie und nimmer in die Forschung einfließen dürfe.

Wohl sehe ich, daß Grenzen bestehen, die durch die Zeitmeinung bedingt sind, nicht aber Grenzen durch die Publikationsform. Man wird einwenden können: Die bisherigen Publikationsform sei zu starr für ein polares Denken. Ist sie überhaupt starr?

Betrachtet man die heutige Wissenschaftsform noch einmal, so ergibt sich folgendes: Es beginnt in der Einleitung mit dem In-die-Welt-gestellt-Sein eines Menschengeistes, *er beschaut, was geworden war*. Insofern er ein zu denken beginnender ist, erscheint die Welt als *Rätsel* (Fragestellung). Dies belastet ihn *seelisch* und stimuliert schließlich seinen Willen. Zu enträtseln versuchend, sucht er nach Methoden, wie er die rechten Begriffe, sei es als Bedingungen, sei es als ‹Begründungen›, hierzu fände. Dazu beginnt er *die Welt willentlich umzubilden* (Versuchsanordnung, Selektion usw.) und dabei auf *Erfahrung* zuzugehen. Danach kommt es zu Ergebnissen, weil ihm das *Geistige einleuchtet*, das diesem Stück Welt hier und jetzt entspricht. Hier wird er wieder zum *Beschauenden*. Jetzt wendet er sich *willentlich* auf den *Ausgangspunkt wieder zurück*, indem er an der Situation der Einleitung anknüpft und das Seinige *mit* dem Dortigen bespricht und dabei erarbeitet, inwiefern dieses dadurch in einen neuen Zusammenhang kommt. Dieser wird in der Zusammenfassung gefaßt und ist die Einleitung für eine weitere Forschung.

Der Forschungsprozeß hat damit eine nach ‹oben› geschraubte Spirale beschrieben. An den Umkehrpunkten stehen einerseits die Einleitung und darüber – in der höheren Windung – die Zusammenfassung als neue Einleitung und andererseits die Ergebnisse, das heißt das Beschauliche. Dazwischen, an den Wendepunkten, herrscht Dynamik: in der unteren Windung der Spirale sind Fragestellung-Methodik-Forschung, und in der oberen Windung liegt die Besprechung.

Damit ist Forschung ein fortschreitender rhythmischer Prozeß auf dem Wege zur Vergeistigung der Welt, der sich in der heute üblichen Publikationsform abbilden kann.

Es kann gut sein, daß man im Rahmen einer Publikation solche Spiralen für unterschiedliche Teilthemen mehrmals durchlaufen, gleichsam Teilspiralen beschreiben muß. Die Gesetze dieser Spiralen bleiben aber davon unberührt gültig, weil sie dem Geist des heutigen Denkens gerecht werden.

Die Form der modernen naturwissenschaftlichen Publikation erscheint nunmehr nicht als Zwang, sondern eher als ein sich als notwendig ergebender Ritus, dessen immer wiederholte Ausübung den Weg zum Michaelischen eröffnen kann.

Aber es zeigt sich auf diesem Spiralwege ein weiteres: Jede Spirale hat Wiederkehr – insofern ist sie rhythmisch – und ein Fortschreitendes – insofern ist sie evolutiv, Vergangenheit in Zukunft verwandelnd. In diesen Prozeß ist die Totalität des Seelischen des Forschers einbezogen mit Denken, Fühlen und Wollen, und immer geht Welt durch ihn hindurch und er durch die Welt.

Anmerkungen
und Literatur

Helmut Kiene:
Der Universalienstreit in Biologie und Medizin

1 H. J. Störig, *Kleine Weltgeschichte der Philosophie.* Bd. 1, Frankfurt/Main: Fischer Verlag 1969, S. 241 ff.; K. Vorländer, *Philosophie des Mittelalters*, Reinbek: Rowohlt Verlag 1964, S. 53 ff.
2 H. J. Störig, a.a.O. (Anm. 1), S. 247.
3 N. Hartmann, Zur Lehre vom Eidos bei Platon und Aristoteles, in: *Abhandlungen der Preußischen Akademie der Wissenschaften*, 8/1941, Berlin: Verlag der Akademie der Wissenschaften 1941, S. 3-38.; E.v.Ivánca, Die Polemik gegen Platon im Aufbau der aristotelischen Metaphysik, in: *Scholastik*, Bd. 9, 1934, S. 520-542.
4 J. Locke, Über den menschlichen Verstand, Berlin: Akademie Verlag 1962, S. 144 ff. (original: An Essay Concerning Human Understanding, 1690).
5 R. Descartes, *Die Prinzipien der Philosophie*, Hamburg: Felix Meiner ^{7}1965, S. 18.
6 G. Galilei, Il. Saggiatore, in: *Le Opere di Galileo Galilei. Edizione Nazionale*, Vol. VI, Firenze 1896, S. 350. Zitiert nach B. G. Kuznecov, *Von Galilei bis Einstein*. Bd. 5, Basel: C.F. Winter 1970.
7 I. Kant, *Prolegomena zu einer jeden künftigen Metaphysik* (1783), Hamburg: Felix Meiner 1976, 289, S. 42.
8 I. Kant, *Kritik der reinen Vernunft* (1781, 1787), Hamburg: Felix Meiner 1976.
9 H. Reichardt, *Gauß und die Anfänge der nichteuklidischen Geometrie.* Bd. 4, Leipzig: Teubner Verlagsgesellschaft 1985.
10 W. Bolyai, Appendix, in: W.u.J. Bolyai, *Geometrische Untersuchungen*, hg. von P. Stäckel, 2. Teil, Leipzig: B.G. Teubner Verlag 1913.
11 N. J. Lobatschefskij, N.J. Lobatschefskijs imaginäre Geometrie und Anwendung der imaginären Geometrie auf einige Integrale, in: *Abhandlungen zur Geschichte der mathematischen Wissenschaften mit*

Einschluß ihrer Anwendungen, hg. von H. Liebmann, Leipzig: B. G. Teubner Verlag 1904.
12 B. Riemann, *Bernhard Riemanns gesammelte mathematische Werke und wissenschaftlicher Nachlaß,* hg. von H. Weber, Leipzig: B. G. Teubner Verlag 1876.
13 L. Wittgenstein, *Tractatus logico-philosophicus. Logisch-philosophische Abhandlung,* Frankfurt/Main: Suhrkamp Verlag [10]1975, S. 115.
14 P. Feyerabend, *Erkenntnis für freie Menschen,* Veränderte Ausgabe, Neue Folge Band 11, Frankfurt/Main: Suhrkamp 1980.
15 R. Steiner, *Wahrheit und Wissenschaft. Vorspiel einer ‹Philosophie der Freiheit›* (1892), Dornach: Rudolf Steiner Verlag [5]1980.
16 R. Steiner, *Grundlinien einer Erkenntnistheorie der Goetheschen Weltanschauung* (1886),[7]1979.
17 R. Steiner, *Die Philosophie der Freiheit* (1894), Dornach: Rudolf Steiner Verlag [16]1995, S. 73.
18 R. Steiner, *Der Entstehungsmoment der Naturwissenschaft in der Weltgeschichte und ihre seitherige Entwickelung,* Dornach: Rudolf Steiner Verlag [3]1977, 5. Vortrag, S. 71.
19 Ebd., 9. Vortrag, S. 141.
20 Ebd., 9. Vortrag, S. 147 f.
21 H. Kiene, *Essentiale Naturwissenschaft,* Manuskript zur Publikation in Vorbereitung (1994/95).
22 P. Heusser, Das zentrale Dogma nach Watson und Crick und seine Widerlegung durch die moderne Genetik, in: *Der Merkurstab,* 3/1990, S. 141-154, 2/1991, S. 93-103, und 5/1993, S. 472-490.
23 M. Righetti, *Forschung in der Homöopathie,* Ulrich Burgdorf-Verlag für homöopathische Literatur, Göttingen 1988; J. Kleijnen, P. Knipschild, G. ter Riet, Clinical trials for homeopathy, in: *British Medical Journal,* 302/1994, S. 316-323.
24 Diese Aussage ist durch neuere Publikationen relativiert: P. C. Endler, J. Schulte (Hrsg.), *Ultra High Dilution. Physiology and Physics,* Kluver Academic Publishers, Dordrecht 1994; D. Reilly: *Is evidence for homeopathy reproducible?,* in: The Lancet 344/1994, S. 1601-1606.
25 G. Kienle, *Arzneimittelsicherheit und Gesellschaft. Eine kritische Untersuchung,* Stuttgart / New York: Schattauer Verlag 1974; G. Kienle, R. Burkhardt, *Der Wirksamkeitsnachweis für Arzneimittel. Analyse einer Illusion,* Stuttgart: Verlag Urachhaus 1983; H. Kiene, *Kritik der klinischen Doppelblindstudie,* München: MMV Medizin Verlag 1993; H. Kiene, *Komplementärmedizin – Schulmedizin. Der Wissenschaftsstreit am Ende des 20. Jahrhunderts,* Stuttgart / New York: Schattauer Verlag 1994; G.S. Kienle, *Der sogenannte Placeboeffekt. Illusion, Fak-*

ten, Realität, Stuttgart / New York: Schattauer Verlag 1995; H. Kiene, M. Kalisch, *Wissenschaftliche Dogmen bei der Nachzulassung von Arzneimitteln in der Bundesrepublik Deutschland,* Baden-Baden: Aurelia Verlag 1995; H. Kiene, *Therapiebeurteilung in der Komplementärmedizin* (zur Publikation in Vorbereitung).

26 R. Steiner, *Der Entstehungsmoment der Naturwissenschaft in der Weltgeschichte,* a.a.O. (Anm. 18), S. 134 ff.

Peter Goedings:
Anschauung und Methode

1 Nikolai Hartmann, *Der Aufbau der realen Welt. Grundriß einer allgemeinen Kategorienlehre,* Berlin: W. de Gruyter 1964.
2 Immanuel Kant, *Schriften zur Metaphysik und Logik,* Bd. V (hg. von W. Weinschedel), Frankfurt/Main: Suhrkamp Verlag, S. 48: Idea itaque temporis est intuitus, und S. 58: Conceptus spatii itaque est intuitus purus.
3 Rudolf Steiner, *Menschliches Seelenleben und Geistesstreben im Zusammenhange mit Welt- und Erdenentwicklung,* GA 212, Dornach: Rudolf Steiner Verlag 1978, Vorträge im April und Juni 1922.
4 Rudolf Steiner, *Wie erlangt man Erkenntnisse der höheren Welten?,* GA 10, Dornach: Rudolf Steiner Verlag [24]1993; vor allem in den ersten Kapiteln wird häufig der Begriff Anschauung angewandt.
5 Johann Wolfgang von Goethe, *Werke,* Bd. VI, Die Absicht eingeleitet (Jena 1807). Vorwort zur Metamorphose der Pflanze (1792), Stuttgart: Cotta Verlag.
6 Johann Peter Eckermann, *Gespräche mit Goethe,* München: dtv 1976, Mittwoch den 11. April 1827.
7 Johann Wolfgang von Goethe, *Werke,* Bd. V, Schriften zur Literatur: Des Knaben Wunderhorn, Stuttgart: Cotta Verlag.
8 Johann Wolfgang von Goethe, *Werke,* Bd. I, Chinesisch-deutsche Jahres- und Tageszeiten, Stuttgart: Cotta Verlag.
9 Dmitri Mereschkowski, *Leonardo da Vinci,* Knaur 1977.
10 Martin Heidegger, *Was ist Metaphysik?,* Frankfurt/M: Vittorio Klostermann 1977, S. 15.
11 Hermann Plessner, *Die Stufen des Organischen und des Menschen* (1928), in: Gesammelte Schriften, Frankfurt/M.: Suhrkamp 1980-1985.
12 Edmund Husserl, *Ideen zu einer reinen Phänomenologie und phänome-*

nologischen Philosophie. Allgemeine Einführung in die reine Phänomenologie, Husserliana, Den Haag: W. Biemel 1950.
13 Max Scheler, Vom Ewigen im Menschen, 1/1, S. 100, zitiert aus: *De geschiedenis van het phenomenologische Denken*, Utrecht/Antwerpen: R. Bakker, Spectrum 1974.
14 Rudolf Steiner, *Goethes Naturwissenschaftliche Schriften*, Stuttgart: Verlag Freies Geistesleben 1962, S. 194 und 197.
15 Adolf Portmann, *Einführung in die vergleichende Morphologie der Wirbeltiere*, Basel/Stuttgart: Schwabe & Co. Verlag 1983, Kapitel VII.
16 Jochen Bockemühl, *Erwachen an der Landschaft,* Dornach: Verlag der Allgemeinen Anthroposophischen Gesellschaft 1992.
17 Rudolf Steiner, *Die Philosophie der Freiheit. Grundzüge einer modernen Weltanschauung. Seelische Beobachtungsresultate nach naturwissenschaftlicher Methode*, GA 4, Dornach: Rudolf Steiner Verlag ^{16}1995.
18 Rudolf Steiner, *Metamorphosen des Seelenlebens – Pfade der Seelenerlebnisse,* Bd. I, GA 58, Dornach: Rudolf Steiner Verlag 1984, 2. Vortrag vom 22.10.1909.
19 William James, *Pragmatism*, 1911: «But our esteem for facts has not neutralized in us all religiousness. It is itself almost religious. Our scientific temper is devout.»
Auch: *Der Pragmatismus*, hg. von K. Oehler, Hamburg 1977.

Jochen Bockemühl:
Wege der Anschauung zum Verständnis der Heilpflanzen und ihrer Beziehung zum Menschen am Beispiel des Ruprechtskrautes

1 Rudolf Steiner, Anthroposophischer Seelenkalender, in: *Wahrspruchworte*, GA 40, Dornach ^{7}1991.
2 Rudolf Steiner, *Der Jahreskreislauf als Atmungsvorgang der Erde und die vier großen Festeszeiten,* GA 223, Dornach ^{7}1990.
3 Siehe Jochen Bockemühl, Der Jahreslauf als Ganzheit in der Natur, in: *Elemente der Naturwissenschaft*, 1/1972, S. 17-33; Jochen Bockemühl, in: *Wurzelökologie und ihre Nutzanwendung. Int. Symp. Gumpenstein 1982,* Bundesanstalt Gumpenstein, Irdning 1983, S. 227-270; Jochen Bockemühl, *Ein Leitfaden zur Heilpflanzenerkenntnis*, Dornach 1996.
4 Rudolf Steiner und Ita Wegman, *Grundlegendes zu einer Erweiterung der Heilkunst nach geisteswissenschaftlichen Erkenntnissen*, GA 27, Dornach ^{7}1991.

Ernst-Michael Kranich:
Anschauende Urteilskraft und imaginatives Anschauen
als Wege zum Verstehen von Heilpflanzen

1. Zitiert nach B. Gut, *Die Verbindlichkeit frei gesetzter Intentionen,* Stuttgart 1991, S. 98.
2. J.W. Goethe, Zur Morphologie (1817), in: *Naturwissenschaftliche Schriften* Bd. 1, herausgegeben von R. Steiner, Dornach ³1975, S. 8.
3. R. Steiner, *Grundlinien einer Erkenntnistheorie der Goetheschen Weltanschauung,* Dornach ⁷1979, S. 110.
4. D. Frohne / U. Jensen, *Systematik des Pflanzenreichs,* Stuttgart / New York ²1979, S. 177 f.
5. W. Pelikan, *Heilpflanzenkunde,* Bd. 1, Dornach ³1975, S. 76; R. Schaette, Vergleichende Studien im Bereich der Lippenblütler, in: W. Schad (Hrsg.), *Goetheanistische Biologie, Bd. 2: Botanik,* Stuttgart 1982, S. 132.
6. Zum Beispiel G. Grohmann, *Die Pflanze. Ein Weg zum Verständnis ihres Wesens,* Bd. 2, Stuttgart ⁴1991, S. 191 ff.
7. Es ist deshalb ganz unzutreffend, wenn die Lilie als eine kosmische Pflanzenbildung bezeichnet wird, z. B. G. Grohmann, ebd., S. 122.
8. R. Steiner, *Die Welt der Sinne und die Welt des Geistes,* Dornach ⁵1990, S. 108.
9. P. Feyerabend, *Wider den Methodenzwang,* Frankfurt/M. 1983, S. 17.
10. Vgl. P. Feyerabend, *Wider den Methodenzwang,* Frankfurt/M. 1983; K. M. Meyer-Abich, *Wege zum Frieden mit der Natur,* München 1986; J. Mittelstraß, Leben mit der Natur, in: O. Schwemmer (Hrsg.), *Über Natur,* Frankfurt/M. 1987; G. Böhme, *Alternativen der Wissenschaft,* Frankfurt/M. 1980; G. Böhme, *Natürliche Natur,* Frankfurt/M. 1992; V. Hösle, *Philosophie der ökologischen Krise,* München 1991.
11. Ph. Lersch, *Der Aufbau der Person,* München ¹¹1970.
12. R. Steiner, *Geistige und soziale Wandlungen in der Menschheitsentwickelung,* Dornach ²1992, S. 32; H. Witkin, *Personality through Perception,* Westport/Connecticut 1973.
13. H. Plügge, *Der Mensch und sein Leib,* Tübingen 1967, S. 72 f.
14. R. Steiner / I. Wegman, *Grundlegendes für eine Erweiterung der Heilkunst nach geisteswissenschaftlichen Erkenntnissen,* Dornach ⁷1991, S. 21; R. Steiner, *Meditative Betrachtungen und Anleitungen zur Vertiefung der Heilkunst,* Dornach ³1987, S. 33.
15. E.-M. Kranich, *Pflanzen als Bilder der Seelenwelt,* Stuttgart ²1996.

16 R. Steiner, *Allgemeine Menschenkunde als Grundlage der Pädagogik,* Dornach ⁹1992, S. 177 f.
17 P. Vogler, *Grundprobleme der neuen Hämodynamik und therapeutische Konsequenzen,* Leipzig 1967; L. Manteuffel-Scoege, *Über die Bewegung des Blutes,* Stuttgart 1977; H. Lauboeck, Zur Beziehung zwischen der Kreislaufbewegung und der Herzbewegung, in: *Der Merkurstab* 3/1989.
18 O. Gessner / G. Orzechowski, *Gift- und Arzneipflanzen von Mitteleuropa,* Heidelberg 1974, S. 131.

Michael Kalisch:
Versuch einer Typologie der Substanzbildung

1 Brief vom 21.1.1832 an H.W.F. Wackenroder, in: *Goethes Werke,* Bd. 38, Klassiker Verlag.
2 Was das Wesen der pflanzlichen «Sekundärstoffe» – im Vergleich zu den Primärstoffen» – ist, wird sich erst später ergeben.
3 Die ebenfalls in Gängen erscheinenden *Harze* sind hier mitzubetrachten. Harze sind Mischungen aus flüchtigen und an der Luft verfestigenden Terpenoiden sowie aus Phenylpropanen. – Die *Phenylpropane* können sich auch dem Charakter des ätherischen Öls nähern (z. B. in den Cumarinen). Wegen der andersartigen Synthese, die auf einer Verbindung zu den Aminosäuren beruht, und andersartigen Wirkungen sollen sie hier nicht einbezogen werden.
4 R. Croteau, Biosynthesis and Catabolism of Monoterpenoids, in: *Chem. Rev.* 87/1987, S. 929-954.
5 Unter dem quantitativen Aspekt gesehen kommt das darin zum Ausdruck, daß die Menge des gebildeten ätherischen Öles zur Blütezeit oft ihren Höhepunkt erreicht. Außerdem ergänzt sich dieses Bild dadurch, daß gerade die lipophilen *Carotinoide,* die den «aktiven» Blütenfarben zugrunde liegen (rot, orange, gelb), in die Verwandtschaft der Terpenoide gehören.
6 Es gibt nachgewiesene Fälle, wo über einen gemeinsamen «Verbund» in der Wurzelsphäre Waldbäume, mykorrhizabildende Pilze und Kräuter, die kein eigenes Blattgrün mehr bilden (z. B. *Monotropa*), Stoffe austauschen können (siehe Eduard Strasburger, *Lehrbuch der Botanik für Hochschulen,* Stuttgart ³³1991, S. 380).

7 Die Alkaloide können auch entfernt vom Syntheseort in anderen Organen auftreten. Beim Schlafmohn entsteht das Morphin in der Wurzel, gelangt dann aber in die Fruchtkapsel. Ausnahmen bestehen in jeder Regel, die man im Lebendigen findet. Es geht hier zunächst darum, eine reale Polarität von Stofftypen aufzustellen. Die Ausnahmen, Übergänge oder Durchdringungen werden erst dann verständlich, wenn man den Typus in seiner reinsten Form beschrieben hat.

8 Beim Bilsenkraut fand man in verschiedenen Organen eine *tagesrhythmische* Zu- und Abnahme des Alkaloidgehalts. Und beim Schlafmohn entsteht das Morphin in der Wurzel *nachts,* also während der Finsternis.

9 Rudolf Steiner, *Geisteswissenschaft und Medizin*, GA 312, Dornach ⁶1985, 5. und 6. Vortrag. Darüber hinaus gibt es bei Steiner eine Fülle weiterer, zur Ergänzung der dort gegebenen Charakterisierungen wichtiger Stellen, etwa im Zyklus *Lebendiges Naturerkennen. Intellektueller Sündenfall und spirituelle Sündenerhebung*, GA 220, Dornach ²1982, 5. Vortrag, oder in der «Weihnachtsimagination» (6.10.1923 in: *Das Miterleben des Jahreslaufes in vier kosmischen Imaginationen*, GA 229, Dornach ⁷1989).

10 Rudolf Steiner, *Geisteswissenschaft und Medizin*, GA 312, a.a.O. (Anm. 9), 5. Vortrag.

11 Ebd.; alle Hervorhebungen nachträglich, M. K.

12 Eine weitere Äußerung zur Tropfenbildung kann zur Ergänzung herangezogen werden. Der dabei wirkende Kräftezusammenhang muß, wenn es sich um ein Merkurielles handelt, ein doppelter sein; und tatsächlich ist es so, «daß in allem, was auf der Erde die Tropfenform hat, [...] eine Resultierende zweier Kräfte liegt, etwas, was zum Leben will, und etwas, was dieses Leben aus ihm aussaugt». Einen solchen Kräftezusammenhang könne man auch an der einzelnen *Zelle* beobachten; siehe *Geisteswissenschaft und Medizin,* a.a.O. (Anm. 9), 5. Vortrag.

13 R. Hegnauer, *Chemotaxonomie der Pflanzen*, Bd. 1, Basel: Birkhäuser Verlag 1973 ff., S. 399.

14 U. Gauch, *Über die Diterpenalkaloide der Samen und Wurzeln von Aconitum napellus L. verschiedener schweizerischer Standorte*, Inauguraldissertation, Universität Basel, 1992.

15 *Geisteswissenschaft und Medizin,* a.a.O. (Anm. 9), 5. Vortrag.

16 Diesen differenzierten Begriff vom Essen und Verdauen hatte man schon in der alten arabischen Medizin. Vgl. auch den Vortrag Rudolf Steiners vom 23.10.1922 in: *Geistige Zusammenhänge in der Gestaltung des menschlichen Organismus*, GA 218, Dornach ³1992.

17 Siehe Anmerkung 9.

18 Vorstellungstätigkeit, Fühlen und Wollen auf der Grundlage der drei

funktionellen Systeme (Nerven-Sinnes-, Herz-Kreislauf- und Stoffwechsel-Gliedmaßen-System) vollziehen sich jeweils an den «Grenzen» zwischen physischem Leib und Ätherleib, Ätherleib und Astralleib, Astralleib und Ich (vgl. Rudolf Steiners Vorträge vom 15.10.1921 und 21.10.1921 in: *Anthroposophie als Kosmosophie* I/II, GA 207/208, Dornach ³1990 und ³1992).

19 Die folgenden Ausführungen nehmen eine Anregung aus dem 5. Vortrag Rudolf Steiners in *Lebendiges Naturerkennen*, GA 220, Dornach ²1982, auf.

20 Die *Schlangen* wären ein interessantes Beispiel für Lebewesen, die in vieler Hinsicht ein betont «Salartiges» im hier skizzierten Sinne haben: So zeigt ihre Fortbewegungsart ein völliges Sich-Anschmiegen an die Gegebenheiten der Unterlage (die Gliedmaßen, Ausdruck eines Emanzipatorischen gegenüber der Erde, sind bekanntlich zurückgebildet). Ferner gehören sie zu den Tieren, deren Körpertemperatur von der Umgebungstemperatur abhängig ist. Drittens besitzen sie besonders merkwürdige Sehorgane: Sie sehen eigentlich durch die *geschlossenen* unteren Augenlider, die zugewachsen, aber durchsichtig geworden sind. Auch der Ernährungsvorgang ist merkwürdig: In extremer Weise wird dabei ein unverändertes Stück Außenwelt «verinnerlicht», so wie es normalerweise etwa beim Sehen und Hören geschieht – nur daß es hier sozusagen grobmateriell wird: Schlangen verschlingen ihre Beute ganz, einige sogar lebend (s. *Urania-Tierreich, Bd. Fische, Lurche, Kriechtiere*, Leipzig 1991). Dies sind nur einige Besonderheiten, die den dominanten Charakter einer «Hingabe an die Umgebung» zeigen. – Vor diesem Hintergrund könnte die Frage, warum gerade Schlangen so starke, nervenwirksame Gifte entwickeln (in umgewandelten Ohrspeicheldrüsen), noch interessanter werden. – Die Schlange wird seit alters in dem Symbol des «Merkurstabes» verwendet, wo sie sich aber aufrichtet und rhythmisch um einen Stab windet. Könnte man dies nicht als Hinweis darauf lesen, daß man die Giftsubstanzen, wenn man mit ihnen *heilen* will, aus dem irdischen Salbereich «heraufheben» und sie einem merkuriell-rhythmischen Prozeß unterwerfen muß? Dies gilt ganz gewiß für die giftigen Alkaloide (und Schlangengifte), die im Sinne des homöopathischen Prinzips erst durch das Verfahren der Potenzierung zu Arzneien werden, mit denen Heilkräfte angeregt werden können.

21 R. Steiner sagt zu diesem Problem im 6. Vortrag in *Geisteswissenschaft und Medizin* (GA 312): «Nun ist das Wichtige, immer den Blick darauf hinzurichten, daß in der Natur eigentlich dasjenige immer in irgendeiner Weise *vereinigt* ist, was wir *trennen* sowohl in unseren *Gedanken* wie auch in dem, was wir schließlich auf der Erde selbst *vollbringen* […]. Da

ist es außerordentlich wichtig, zu sehen, wie eigentlich die alte Literatur in jeder Substanz *alle drei Prinzipien* in irgendeiner Zusammenfügung sieht, das Salzhafte, das Merkuriale und das Phosphorige oder Sulfurartige.» [Hervorhebungen nachträglich, MK.]

22 P. Goedings, Das Wirken von Phosphor und Kalzium in der Entwicklung der Pflanze, in: *Elemente der Naturwissenschaft* 53.

23 Es sind hier nicht die bekannten molekularen Gestaltungen gemeint. Rudolf Steiner weist im «Wärmekurs» darauf hin, daß den sogenannten Polarisationserscheinungen, die z. B. beim Durchtritt von Licht durch bestimmte Materialien auftreten, zugrunde liege, daß diese inneren Gestaltungen der verschiedenen Materialien *aufeinander wirken* (8./9. Vortrag in: *Geisteswissenschaftliche Impulse zur Entwickelung der Physik*, GA 321, Dornach ³1982). Diese innere Gestaltung des Festen kann auch als ein «Imponderables» angesehen werden.

24 P.J. Crutzen (Hrsg.), *Atmosphäre, Klima, Umwelt.* Reihe «Spektrum der Wissenschaft: Verständliche Forschung», 1990, S. 155 f.

25 Immerhin zeigt es eine den ätherischen Ölen *verwandte Wirkung* auf bestimmte Insekten: So kann man im Experiment Bremsen und Stechmücken durch CO_2 stark anlocken (Weber & Weidner, *Grundriß der Insektenkunde,* Stuttgart: G. Fischer Verlag ⁴1974). – Und in der «Osterimagination» (R. Steiner, *Das Miterleben des Jahreslaufes in vier kosmischen Imaginationen,* GA 229, Dornach ⁷1989, Vortrag vom 7.10.1923) wird folgendes ausgesprochen: «In allem, was wir selber als Kohlensäure in der Atmungsluft erzeugen, lebt Phosphoriges, Sulphuriges.»

26 Vgl. K. Frisch, *Zur Charakterisierung des Zellplasmas.* Tycho de Brahe-Jahrbuch 1989.

27 Bei den ätherischen Ölen ist die Tendenz zu erkennen, daß mit zunehmendem Sauerstoffgehalt – und zunehmendem Oxidationsgrad des Kohlenstoffs – die Substanzen mehr wasserlösliche Eigenschaften annehmen und damit sich dem salinischen Gegenpol annähern. Ein Beispiel wären zahlreiche terpenoide *Bitterstoffe,* deren sinnliche Qualität aus dem Riechbaren in das Reich des Schmeckbaren «abtaucht». Daher darf man als einen weiteren Ordnungsgedanken für sal- oder sulfurartige Substanzbildung äußern, daß *Oxidation* der Substanz mehr in salinische Richtung führt, *Reduktion* in sulfurische Richtung. In diesem Sinne ist die DNS (mit der reduzierten Desoxy-Ribose) mehr sulfurisch als die RNS (mit der sauerstoffreicheren Ribose).

28 Zur Wasserspaltung (Photolyse) sind nur die (eukaryotischen) grünen Pflanzen und die (prokaryotischen) Blaualgen befähigt. Es gibt Photosynthese aber auch bei chlorophyllhaltigen Bakterien, die dann statt Wasser z. B. H_2S als Quelle für den Wasserstoff verwenden.

29 Rudolf Steiner hat den Sauerstoff auch so charakterisiert: «Der Sauerstoff hat die Fähigkeit, alles riesig rasch leben zu lassen, immer zu *erneuern.*» (*Aus den Inhalten der esoterischen Stunden,* GA 266/1, Dornach 1995, 12.2.1908, S. 313 f.)

30 Die Kohlenhydrate haben im Vergleich zu Fetten und Eiweißen das höchste *Energieäquivalent.* Damit ist die bei der Verbrennung mit dem gleichen Volumen Sauerstoff freigesetzte Energie gemeint.

31 Hiermit sind die sich antagonistisch gegenüberstehenden stofflichen Grundlagen bezeichnet, woraus als «Resultierende» die merkurielle Tropfenform der Zelle hervorgehen kann: vgl. Anmerkung 12.

32 Die natürliche «Cellulose I» hat einen höheren Energiegehalt, weil sie im pflanzlichen Syntheseprozeß einen spezifischen inneren Aufbau bekommt. Sie ist dadurch aber auch weniger stabil als die energieärmere «Cellulose II», die in einem technischen Prozeß (Ausfällung aus einer Celluloselösung) hergestellt werden kann. Die technische Cellulose entsteht mehr «in Hingabe an die Umgebung», während ihre Bildung in der Pflanze *entgegen* den Umgebungskräften geschieht (vgl. E. Strasburger, *Lehrbuch der Botanik,* Stuttgart ^{33}1991, S. 98).

33 In der «Weihnachtsimagination» (R. Steiner, *Das Miterleben des Jahreslaufes in vier kosmischen Imaginationen,* GA 229, Dornach ^{7}1989, Vortrag vom 6.10.1923) wird die Entwicklung der Pflanze vom Sprießen bis zur Fruchtreife geschildert. Beim Sprießen ist der «Salzprozeß», wie R. Steiner sagt, das wichtigste. Hier geht die Pflanze eine Beziehung zu den Ablagerungen in der Erde ein, die aber erst aufgelöst werden müssen. Mit dem Herabfallen des durch den Sulfurprozeß gegangenen Samens, der sich wie eine «Asche» ausnimmt, schließt sich der Kreis. – An anderer Stelle (R. Steiner, *Physiologisch-Therapeutisches auf Grundlage der Geisteswissenschaft,* GA 314, Dornach ^{3}1989, Vortrag vom 28.10.1922) wird darauf hingewiesen, daß die Pflanze von unten nach oben in ihrer Entwicklung zunehmend *entvitalisiert* wird. Das Vitalste sei die Wurzel. Den stärksten Entvitalisierungsprozeß erkenne man in den Blütenblättern, namentlich, wenn sie ätherische Öle bilden.

34 E. Teuschner, *Pharmazeutische Biologie,* ^{4}1990, S. 89 f.

35 Zu den Hemicellulosen siehe u.a.: A. Hensel, Xyloglukane – Struktur, Genese und Funktionen einer weit verbreiteten Stoffgruppe, in: *Pharmazie in unserer Zeit,* 4/1993, S. 228-234.

36 Die Reifung ist überhaupt ein interessanter Prozeß, unter dem sich in der Stofflichkeit ein *Übergang* von salinischer zu sulfurischer Dominanz vollziehen kann. Zum Beispiel sind im sehr ölreichen reifen Samen des Schlafmohns die giftigen Alkaloide des Milchsafts nicht mehr enthalten; der reife rote Samenarillus der Eibe ist als einziger Teil des

gesamten Baumes nicht mehr giftig, und er ist auch zugleich der einzige nicht grüne, sondern intensiv farbige Teil. Die Reifung könnte als ein natürlicher «Kochprozeß» bezeichnet werden; denn der Mensch kann Pflanzen durch das Kochen entgiften.

37 Beispiele sind die Zuckerrübe oder die Küchenzwiebel mit ihren fleischigen Niederblattschuppen.

38 P. Albersheim und A.G. Darvill, Oligosaccharine: Zucker als Pflanzenhormone, in: *Spektrum der Wissenschaft* 11/1985, S. 86-93.

39 M.L. Evans et al., Der Schweresinn der Wurzeln, in: *Spektrum der Wissenschaft* 2/1987, S. 124-133.

40 Wir können auch den doppelten Bezug der beiden Stärkearten zu Licht und Finsternis / Schwere als einen Hinweis auf folgende Eigenschaften des Merkurprozesses verstehen: «In dem Merkurialen ist nichts anderes enthalten als dasjenige, was das fortwährende Suchen des Gleichgewichtszustandes darstellt zwischen dem Licht und der Schwere» (R. Steiner, *Geisteswissenschaft und Medizin*, 6. Vortrag). Das Gleichgewicht wird dadurch erreicht, daß polare Eigenschaften zur Durchdringung gebracht werden.

41 Anregungen hierzu verdanke ich Herrn Dr. Martin Errenst, Öschelbronn.

42 Im Unterschied zum Energieäquivalent versteht man unter *biologischem Brennwert* die freiwerdende Energie pro Gramm Stoff.

43 Die *Brennbarkeit* als sulfurische Eigenschaft findet man besonders bei den Wachsen. Das Wachs auf den Blättern der Carnaubapalme (*Copernicia prunifera*) wird in solchen Mengen gebildet, daß sich seine Gewinnung lohnt. Es wird für die Herstellung von Kerzen, Lacken oder Bohnerwachs verwertet.

44 D. Frölich und W. Barthlott, *Mikromorphologie der epicuticularen Wachse und das System der Monokotylen*, Wiesbaden: Franz Steiner Verlag 1988.

45 Man könnte einwenden, daß es doch auch *Struktureiweiße* gibt, die z. B. die Aktinfilamente und Mikrotubuli in der Pflanzenzelle aufbauen. Selbst diese strukturbildenden Eiweiße unterliegen aber offenbar dauerndem Abbau und Neuaufbau. Obwohl z. B. pflanzliche Mikrotubuli unter der Zellmembran *parallel* zu den außenliegenden neugebildeten Cellulosefibrillen verlaufen können, sind sie nicht von dauerhaftem Charakter wie diese. – Vgl. K. Frisch, Über eine Polarität im Bau pflanzlicher und tierischer Zellen und ihre Konsequenzen für das Verständnis der Zelle überhaupt, in: *Tycho de Brahe-Jahrbuch* 1991.

46 Vgl. Anmerkung 27.

47 Das hat zur Folge, daß man innerhalb der Herzglykoside eine Skala von

gut wasserlöslichen – aber schlecht im *Darm* resorbierbaren – bis zu schlecht wasserlöslichen, aber lipophilen – und gut resorbierbaren – Substanzen aufstellen kann. Zum Beispiel steht Digitoxin am lipophilen, Strophantin am hydrophilen Ende der Skala. Vgl. hierzu R. Niedner, *Digitalistherapie*, Stuttgart: Thieme Verlag ²1973.

48 *Bufo sp.*, daher der Name «Bufadienolide». Bei den Kröten liegen die Bufadienolide allerdings nicht als Glykoside, sondern an Korksäure gebunden vor, also in der mehr salzartigen Form des *Esters.*

49 H. Gelpke, Die relative Seitenspezifität der Herzglykoside, in: *Schweiz. Rundschau Med. (PRAXIS)* Jg. 65, 1976, S. 986-990.

Diesem Aufsatz liegen außer weiteren Veröffentlichungen in Fachzeitschriften folgende, nicht im einzelnen erwähnte Werke zugrunde:

H. Beyer und W. Walter, *Lehrbuch der Organischen Chemie*, Stuttgart: S. Hirzel Verlag ²⁰1984.

W. Franke, *Nutzpflanzenkunde*, Stuttgart: Thieme Verlag ³1985.

R. Hauschka, *Substanzlehre. Zum Verständnis der Physik, der Chemie und therapeutischer Wirkungen der Stoffe*, Frankfurt/M. ⁵1972.

R. Hauschka, *Heilmittellehre. Ein Beitrag zu einer zeitgemäßen Heilmittelerkenntnis*, Frankfurt/M. ²1974.

H. Mohr und P. Schopfer, *Pflanzenphysiologie*, Berlin: Springer Verlag ⁴1992.

P. Sitte, *Die Moleküle des Lebens.* Reihe «Verständliche Forschung», Verlagsgesellschaft Spektrum der Wissenschaft 1986.

E. Steinegger und R. Hänsel, *Lehrbuch der Pharmakognosie und Phytopharmazie*, Springer Verlag ⁴1988.

E. Teuscher und U. Lindequist, *Biogene Gifte. Biologie – Chemie – Pharmakologie*, Stuttgart: G. Fischer Verlag 1987.

H. Wagner, *Pharmazeutische Biologie 2: Drogen und ihre Inhaltsstoffe*, Stuttgart: G. Fischer Verlag ⁵1993.

Es sei noch auf eine weitere Arbeit hingewiesen, die sich in jüngster Zeit mit einer goetheanistischen Ordnung von Substanzen beschäftigt hat, und zwar der Aufsatz von K.-P. Endres, Biochemie und Physiologie der Farbstoffe der menschlichen Haut, in: *Tycho de Brahe-Jahrbuch* 1993. Dort wird eine Polarität von lipophilen Carotinoiden und N-heterocyclischen Melaninen dargestellt, zu denen sich als vermittelnde Gruppe die Hämoglobine gesellen.

Ludger Simon:
Vom Rosmarin der Moore

1 Für das Verständnis der drei Prinzipien Sal, Merkur, Sulfur als Prototypen von Naturvorgängen ist es entscheidend, sie nicht auf Stoffe oder Zustände, sondern auf den Bildeprozeß der jeweiligen Substanz zu beziehen: Die *Bildung* eines Verbrennlichen – wie der Schwefelsubstanz – ist ein sulfurischer, ihr *Vergehen* ein salinischer Prozeß.
2 Phosphorilierung zum Glucose-6-Phosphat bzw. 1,6-Diphosphat.
3 Es muß in diesem Zusammenhang jedoch vor einem schematisierenden Umgang mit den hier entwickelten Begriffen und Gesichtspunkten gewarnt werden, da sich selbstverständlich in jedem Organismus alle drei Prozesse innig durchdringen. Die in Abbildung 3 gegebene Zusammenfassung soll lediglich der Erinnerung an den hier entwickelten Gedankengang dienen, den wir als Methodik für das eingehende Verständnis der nachfolgend geschilderten Heilmittelwirkungen benötigen.
4 Man vergleiche das 6. Kapitel, «Blut und Nerv», aus R. Steiner / I. Wegman, *Grundlegendes für eine Erweiterung der Heilkunst nach geisteswissenschaftlichen Erkenntnissen*, GA 27, Dornach ^{7}1991: In der Knochenbildung können wir «eine völlig zu Ende gekommene Gehirn-Impulswirkung» erkennen.
5 Z. B. in Form der Verdauungssäfte, die in den Verdauungsdrüsen aus dem Blut heraus abgesondert werden, und in Form weißer Blutkörperchen, die im Rahmen der Immunabwehr in großen Mengen in den oberen Darmtrakt abgegeben werden.
6 Man vergleiche zum Verständnis der geschilderten Pathologie menschlicher Bewegung das 2. Kapitel («Warum erkrankt der Mensch?») des schon oben zitierten Buches *Grundlegendes für eine Erweiterung der Heilkunst nach geisteswissenschaftlichen Erkenntnissen* (Anm. 4). Die rheumatischen Erkrankungen repräsentieren den dort geschilderten ersten Typ menschlicher Erkrankung, bei dem das Geistig-Seelische des Menschen die naturhafte Körperlichkeit zu sehr zurückdrängt; hieraus resultiert eine schmerzbegleitete Bewegung, die schließlich in lähmungsartige Zustände übergeht. Der Astralleib, der sich im Fühlen gewöhnlich nur lose mit dem physischen und ätherischen Organismus verbindet, stößt zu weit vor, und das Physisch-Ätherische ist zu schwach, diese Prädominanz abzufangen – die schließlich im Schmerz erkennbar wird. Auch das Ich, das im Denken sich ebenfalls nur lose an das Leibliche anlehnt, stößt zu stark ins Körperliche vor; da das «Einschlafen» des Bewegungsimpulses in den Willen hinein nicht mehr gelingt,

führt die zu starke Verbindung des Ich mit dem Körper zur «Lähmung».
7 H. Breuer, *dtv-Atlas zur Physik*, Bd. 1, München ³1992, S. 53.
8 Druck = Kraft x Fläche, umgeformt: Kraft = Druck / Fläche (Gesetz von Pascal 1659, nach Breuer, ebd., S. 55 f.).
9 So wächst die Dicke der Knorpelschicht des Hüftgelenk bis zum 15. Lebensjahr auf ca. 8 mm an, um dann bis zum 30. Lebensjahr auf 3 mm und bis zum 60. Lebensjahr auf 1–2 mm abzunehmen (W. Remagen, Kap. Skelettsystem, in: *Spezielle Pathologie*, hrsg. von E. Grundmann, ⁷1986, S. 467-499, hier S. 485). Bei der krankhaften Knorpeldegeneration (Gelenkarthrose) verläuft dieser Knorpelschwund wesentlich schneller, hier ist in schweren Fällen schon weit vor dem Lebensende die Gelenkknorpelschicht mehr oder weniger aufgebraucht.
10 Der Bewegungssinn oder Kraftsinn im Sinne R. Steiners vermittelt uns die Wahrnehmung der Stellung unserer Glieder zueinander; der Gleichgewichtssinn orientiert uns über die Lage unseres Körpers im Raum. In der konventionellen Sinnesphysiologie wird der Bewegungssinn als Tiefensensibilität bezeichnet.
11 H. Nägerle, D. Kubein-Meesenburg, H. Cotta et al., Biomechanische Prinzipien in Diarthrosen und Synarthrosen, Teil III: Mechanik des Tibiofemoralgelenks und Rolle der Kreuzbänder, in: *Zeitschrift für Orthopädie* 131/1993, S. 385 – 396.
12 Das heißt, die maximale Tagesamplitude beträgt weniger als 0,5° C (beim Gesunden 0,5 – 1° C).
13 Forschungsarbeit des Verfassers zusammen mit G. Buchholz im Gemeinschaftskrankenhaus Herdecke; Veröffentlichung in Vorbereitung unter dem Thema «Der rheumatische Formenkreis», Verlag Freies Geistesleben.
14 Nach Ringler, Schuch u. a., zitiert nach B. Gerken, *Moore und Sümpfe. Bedrohte Reste der Urlandschaft*, Freiburg 1983, S. 18.
15 Nach Schuch, 1973, zitiert nach B. Gerken, a.a.O. (Anm. 14), S. 19.
16 Vgl. oben: Wasserbindung und -transport in den Torfmoosen, Druckgesetzmäßigkeiten in den Torflagern.
17 Wo das Niederschlagswasser im Moorkörper in stärkere Fließbewegung kommt und dadurch besser durchlüftet wird, können innerhalb des Hochmoorkomplexes auch Niedermoorpartien entstehen, die man als «Armried» oder «extremes Armried» bezeichnet (F. Overbeck, *Botanisch-geologische Moorkunde*, Neumünster 1975, S. 57).
18 B. Gerken, a.a.O. (Anm. 14), S. 36 und 39.
19 Die pH-Werte liegen im Hochmoorwasser am niedrigsten, bei pH 3-5.
20 Auf nächtlichen Infrarotaufnahmen heben sich Hochmoore als dunkle (d.h. kalte) Bezirke deutlich von der umgebenden Landschaft ab.

21 Jensen 1961, zitiert nach Gerken, a.a.O. (Anm. 14), S. 36.
22 Nach H. Ellenberg, *Vegetation Mitteleuropas mit den Alpen,* Stuttgart ⁴1986, sowie B. Gerken, a.a.O. (Anm. 14), S. 34-39.
23 Auch der Same, in dem die Pflanze ja am Ende ihrer Entwicklung erneut zur Erde tendiert, hat bei Ledum offenbar so wenig Lebenskräfte, daß er unter den natürlichen Bedingungen des Hochmoores kaum jemals einen überlebensfähigen Keim hervorbringen kann. So konnten wir in jahrelangen Beobachtungen in den ostschwedischen Hochmooren niemals einen Keimling von Ledum palustre auffinden; trotz ihrer reichlichen Samenbildung scheint sich die Pflanze unter den heutigen natürlichen Verhältnissen rein vegetativ durch die oben geschilderte Fragmentation und durch sproßbürtige Adventivsprosse zu vermehren, die man zuweilen an liegenden Stengelabschnitten beobachten kann.
24 O. Zeller, *Blütenknospen. Verborgene Entwicklungsprozesse im Jahreslauf,* Stuttgart 1983, S. 124 ff.
25 P. Hanelt, Kap. Familie Heidekrautgewächse, Ericaceae, in: *Urania Pflanzenreich in 4 Bd.,* Bd. 4, Leipzig 1994, S. 104-115.
26 Bei Ledum z. B. hat man schon am 30. Juni – d.h. vier bis sechs Wochen nach Blühbeginn – in den für das nächste Jahr angelegten Blütenknospen die weiblichen Blütenorgane vollständig entwickelt gefunden, die Staubbeutel und Plazenten waren deutlich voneinander abgesetzt (nach J. Cullen, Kap. Ericaceae, in: *Blütenpflanzen der Welt,* hrsg. von V. H. Heywood, Basel 1982, S. 124-127). Bei Rhododendron setzt schon Ende Juni, d.h. drei Wochen nach dem Verblühen, ein neuer Blütenbildeimpuls ein; bis zum Herbst sind die Blütenanlagen bereits auf einer sehr fortgeschrittenen Entwicklungsstufe angelangt, die unsere Obstbäume erst nach dem Winter erreichen – sie haben z. B. schon Blütenblätter, Fruchtknoten und Staubbeutel mit Pollentetraden angelegt. Im April / Mai des Blühjahres folgt dann als letztes die Entwicklung der Samenanlagen, so daß die Knospen an ihrem natürlichen Gebirgsstandort bald nach der Schneeschmelze erblühen können (Zeller, a.a.O., Anm. 24). Eine solche sich über ein oder sogar zwei Jahre hinziehende Blütenentwicklung ist für die Pflanzen der Hochgebirge und polaren Zonen typisch und kann als Anpassung an die besonders kurze sommerliche Vegetationszeit verstanden werden (W. Larcher, *Ökophysiologie der Pflanzen,* Stuttgart ⁵1994, S. 236).
27 W. Larcher, a.a.O. (Anm. 26). S. 295 f.
28 J. Braun-Blanquet, Kap. Fam. Ericaceae, in: *Illustrierte Flora von Mitteleuropa,* hrsg. von G. Hegi, Band V (Dicotyledones), Teil 3, München ²1966, Neudruck Berlin 1975, S. 1609-1715, hier S. 1623-1627.
29 E. Strasburger, *Lehrbuch der Botanik für Hochschulen,* neubearb. von

P. Sitte et al., Stuttgart ³³1991; J. Braun-Blanquet, a.a.O. (Anm. 28), S. 1609-1715.
30 18 der 20 Gattungen der Erikaverwandten sind ursprünglich afrikanisch, die übrigen zwei (Calluna, Bruckenthalia) werden jeweils nur durch eine Art gebildet.
31 Die entzündungshemmende und schmerzlindernd wirkende Salizylsäure kommt auch in anderen Pflanzen (z. B. den Weiden, dem Mädesüß) in größerer Menge vor und wird als Acetylsalizylsäure (ASS, Aspirin®) in der konventionellen Medizin verwendet. Die Salizylsäure liegt in der Scheinbeere an Zucker gebunden als Glykosid vor, welches Monotropitosid genannt wird.
32 Nach Berger aus O. Leeser, *Leesers Lehrbuch der Homöopathie*, Bd. 4, Heidelberg ²1988, S. 420 ff.; vgl. ferner D. Frohne, H. J. Pfänder, *Giftpflanzen. Ein Handbuch für Apotheker, Ärzte, Toxikologen und Biologen*, Stuttgart ³1987, S. 119 f.; in der Homöopathie werden (nach Leeser) die getrockneten Blätter der Pflanze verwendet.
33 Darunter die Ascorbinsäure (= Vitamin C) und die Benzoesäure, deren konservierende Wirkung allgemein bekannt ist. Die organischen Säuren wirken der Vergärung der Zucker entgegen und bedingen so die außergewöhnliche Haltbarkeit der Früchte, gerade bei der Preiselbeere (Zeller, a.a.O., Anm. 24, S. 143 ff.).
34 H. Wagner, *Pharmazeutische Biologie, Bd. 2: Drogen und ihre Inhaltsstoffe*, Stuttgart ⁴1988, S. 239. O. Gessner und G. Orzechowski, *Gift- und Arzneipflanzen von Mitteleuropa*, Heidelberg ³1974.
35 J. Cullen, a.a.O. (Anm. 26).
36 J. Braun-Blanquet, a.a.O. (Anm. 28), S. 1635-1644.
37 O. Zeller, a.a.O. (Anm. 24).
38 Nach D. Frohne, H. J. Pfänder, a.a.O. (Anm. 32), S. 118.
39 So führt, wie man aus systematischen Magenspiegelungsuntersuchungen weiß, jede einzelne Tablette Acetylsalicylsäure zu einer Mikroblutung aus kleinen oberflächlichen, entzündlichen Defekten der Magenschleimhaut, die allerdings gewöhnlich in wenigen Stunden wieder abheilt.
40 Insbesondere bei der Mobilisierung ihrer Reservestoffe für das Wachstum und beim Austreiben von Laubblatt- und Achselknospen bedient sich die Pflanze der Gibberellinsubstanzen; R. Bornkamm, *Die Pflanze*, Stuttgart ²1980, S. 55 und W. Larcher, a.a.O. (Anm. 26), S. 222 ff.
41 Nach neueren Untersuchungen von Chung et al. 1980 und Pachaly 1980 sind in Andromeda polifolia entgegen früheren Behauptungen keine toxischen Diterpene zu finden; zitiert nach D. Frohne, H. J. Pfänder, a.a.O. (Anm. 32), S. 124.

42 Nach Steinegger, S. 179 ff. und Gessner; sowie Trunzler 1958; zitiert nach D. Frohne, H. J. Pfänder, a.a.O. (Anm. 32), S. 124.
43 Ebd., S. 118.
44 Die toxische Wirkung von Andromedotoxin und Aconitin beruht – konventionell-naturwissenschaftlich betrachtet – auf einer direkten Wirkung des Giftes auf die Natriumkanäle in der Membran reizbarer Zellen (Nerven-, Herzmuskel- und Skelettmuskelzellen), die die Durchlässigkeit der Zellmembran für Natrium und damit den Erregungsvorgang fördert. Derselbe Wirkmechanismus soll auch den Veratrumalkaloiden und dem Batrachotoxin des kolumbianischen Pfeilgiftfrosches zugrunde liegen (R. Hänsel, *Phytopharmaka*, Berlin / Heidelberg / New York 1991, S. 51).
45 Bis 2,5% in den Blättern und Zweigspitzen (nach H. Wagner, a.a.O., Anm. 34).
46 Nach Wagner, a.a.O. (Anm. 34), S. 334; Wagner und Wiesenauer führen Ledum palustre als äußerlich anwendbare, entzündungshemmend wirkende Ätherischöldroge auf (H. Wagner, M. Wiesenauer, *Phytotherapie: Phytopharmaka und pflanzliche Homöopathika*, Stuttgart: G. Fischer 1995). Ergänzend kommen in Ledum palustre Cumarine (Fraxin, Esculin) in kleinen Mengen vor, welche jedoch nach der vorliegenden Literatur ohne Bedeutung für die biologische Wirkung der Pflanze sind.
47 O. Zeller, a.a.O. (Anm. 24), S. 119 f.
48 A. Usteri, *Pflanzen-Wesen*, Dornach ²1989, S. 7 f.; O. Gessner, G. Orzechowski, a.a.O. (Anm. 34), S. 342. Einzelne ätherische Öle weichen allerdings etwas von diesem sulfurischen Grundmotiv ab, indem sie darüber hinaus durch Kühlung oder Geruchseffekte wachmachend (Rosmarin, Campher), desinfizierend, sogar wurmtreibend oder insektizid wirken (H. Wagner, a.a.O. (Anm. 34), S. 48-59).
49 Die in der Homöopathie unter dem Arzneinamen «Rhododendron» verwendeten Rhododendronarten Rh. aureum (= Rh. chrysanthemum, sibirische Alpenrose) und Rh. campylocarpum (Himalaya, in Europa besser kultivierbar) enthalten demgegenüber größere Mengen Andromedotoxin sowie Arbutin (bis 3,6 %) und Gerbstoffe sowie organische Säuren und kein ätherisches Öl (O. Leeser, a.a.O., Anm. 32, S. 394 ff.; *Homöopathisches Arzneibuch*, S. 783 ff.)
50 R. Steiner, *Grundlinien einer Erkenntnistheorie der Goetheschen Weltanschauung* (1886), Dornach ⁷1979, Kapitel 16.
51 In gneisreichen Gegenden z. B. führt der im Gneis enthaltene Glimmer über das Grundwasser zu einer Neigung zu Schwermütigkeit; das entsprechende Heilmittel ist der in diesen Gegenden verbreitet wachsende Rhododendron (R. Steiner, *Meditative Betrachtungen und Anleitungen*

zur Vertiefung der Heilkunst, GA 316, Dornach ²1980, 4. Vortrag vom 5.1.1924).
52 Vgl. R. Bornkamm, a.a.O. (Anm. 40), S. 12-45.
53 Geisteswissenschaftlich gesehen handelt es sich hier um die jüngsten und feinsten Lebenskräfte der heutigen Erde, den Lebensäther, der das Element des Festen, die Erde, durchzieht.
54 So schilderte uns z. B. eine Rheumapatientin die Wirksamkeit von Ledum palustre als Öldispersionsbad im Vergleich zu Rosmarinöl und Lavendelöl: «Rosmarin putscht auf, macht wach, Lavendel macht eher müde und beruhigt, Ledum jedoch macht weder das eine noch das andere. Es entspannt angenehm, ohne müde zu machen, und gibt zugleich Kraft. Die Bewegung geht leichter.»

Weitere verwendete Literatur

F. Fukarek, H. Hübel, P. König u.a., *Urania Pflanzenreich,* Bd. 5: Vegetation, Leipzig 1995.

L. Franzén, *Komosse. Strövtåg i tidlöst landskap,* hrsg. v. Svenska Naturskyddsföreningen, Verlag Naturinformation AB), Bengtsfors / Schweden 1986.

A. Husemann, *Der musikalische Bau des Menschen,* Stuttgart ³1993.

T. Lagerberg, *Vilda Växter i Norden,* Bd. III, (Bokförlaget Natur och Kultur), Stockholm 1948.

B. Roßlenbroich, *Die rhythmische Organisation des Menschen,* Stuttgart 1993.

R. Steiner / I. Wegman, *Grundlegendes für eine Erweiterung der Heilkunst nach geisteswissenschaftlichen Erkenntnissen,* GA 27, Dornach ⁵1977.

M. Succow, L. Jeschke, *Moore in der Landschaft,* Thun / Frankfurt am Main ²1990.

Manfred Weckenmann:
Der michaelische Erkenntnisweg in der medizinischen Forschung

1 A. Schopenhauer, *Die Welt als Wille und Vorstellung,* in: Arthur Schopenhauers Werke, Leipzig: Gustav Fock Verlag 1891.
2 A. Schopenhauer, *Über die vierfache Wurzel des Satzes vom zureichenden Grunde,* Großherzog Wilhelm Ernst Ausgabe, Leipzig: Insel Verlag o. J., S. 20 u. 61; Schopenhauer zitiert hier einen Satz von Wolf.
3 M. Heidegger, *Vom Wesen des Grundes,* Frankfurt/M.: Vittorio Klostermann 1983.
4 R. Steiner, *Die Sendung Michaels,* Gesamtausgabe Bibl. Nr. (= GA) 194, Dornach 1962, Vortrag vom 30.11.1919, S. 90-99.
5 Ebd.
6 K. Uschner (Hrsg.), *Hesiods Gedichte,* Berlin: Verlag E. H. Schroeder 1865.
7 Siehe R. Steiner, *Die Geheimwissenschaft im Umriß,* GA 13, Dornach: Rudolf Steiner Verlag ^{30}1989.
8 Rudolf Steiner, *Anthroposophische Leitsätze,* GA 26, Dornach: Rudolf Steiner Verlag 1972, S. 177.
9 Ebd., S. 177.
10 Ebd., S. 59.
11 Ebd., S. 59.
12 Ebd., S. 65 u. 102 f.
13 Ebd., S. 60 f.
14 G. Büttner, *Absurdes Theater und Bewußtseinswandel,* Berlin: Westliche Berliner Verlagsanstalt Heenemann 1968.
15 Vgl. z. B. M. Heidegger, *Zur Seinsfrage,* Frankfurt/M.: Vittorio Klostermann 1977; ders., *Was ist Metaphysik?* Frankfurt/M.: Vittorio Klostermann 1977; ders., *Vom Wesen des Grundes,* Frankfurt/M.: Vittorio Klostermann 1983.
16 R.M. Rilke, *Worpswede,* Bremen: C. Schünemann Verlag 1952.
17 R. Steiner, *Anthroposophische Leitsätze,* a.a.O. (Anm. 8), S. 127.
18 Ebd., S. 127 und 215.
19 Ebd., S. 173.
20 Ebd., S. 89 f.
21 Ebd., S. 115.
22 Ebd., S. 241.
23 Ebd., S. 118.
24 Ebd., S. 174.
25 Ebd., S. 175.

26 Siehe ebd., S. 258.
27 Siehe J. Bunyan, *Die Pilgerreise nach dem Berge Zion*, Reutlingen: Enßlin und Laiblins Verlagsbuchhandlung 1931; R. Steiner, *Die Sendung Michaels*, a.a.O. (Anm. 4), Vortrag vom 21.11.1919, S. 9-23.
28 R. Steiner, *Anthroposophische Leitsätze*, a.a.O. (Anm. 8), S. 89.
29 Ebd., S. 60.
30 Ebd., S. 88 f.
31 Ebd., S. 89 und 103.
32 Ebd., S. 96.
33 Ebd., S. 62.
34 Ebd., S. 86 und 102.
35 Ebd., S. 103.
36 Ebd., S. 102, 127 und 215.
37 Siehe R. Steiner, *Menschenwerden, Weltenseele und Weltengeist – Erster Teil*, GA 205, Dornach: Rudolf Steiner Verlag ²1987, Vortrag vom 24.6.1921, S. 60 f., vom 26.6.1921, S. 71-76 und vom 2.7.1921, S. 104-107; M. Weckenmann, M. Kitschmann, G. Möllenbruck, E. Rauch, K. Trageser, M. Wormsbecher, Pilotstudie über die Anamnesefragen R. Steiners und ihre Beziehungen zu klinischen Bildern, in: *Merkurstab* 48/1995, S. 161-176.
38 R. Steiner, *Anthroposophische Leitsätze*, a.a.O. (Anm. 8), S. 102.
39 R. Steiner, *Die Sendung Michaels*, a.a.O. (Anm. 4), Vortrag vom 6.12.1919, S. 108-120.
40 Siehe ebd.
41 Siehe R. Steiner, *Physiologisch-Therapeutisches auf Grundlage der Geisteswissenschaft*, GA 314, Dornach: Rudolf Steiner Verlag 1975, Vortrag vom 1.1.1924, S. 193 f.
42 Siehe M. Weckenmann u.a., a.a.O. (Anm. 37).
43 R. Steiner, *Anthroposophische Leitsätze*, a.a.O. (Anm. 8), S. 89.
44 Ebd., S. 61.
45 R. Steiner, *Die Sendung Michaels*, a.a.O. (Anm. 4), Vortrag vom 14.12.1919, S. 194.
46 R. Steiner, *Die Philosophie der Freiheit*, Verlag Emil Weises Buchhandlung, Dresden 1940, S. 69.
47 R. Steiner, *Physiologisch-Therapeutisches auf Grundlage der Geisteswissenschaft*, a.a.O. (Anm. 41), und M. Weckenmann u.a., a.a.O. (Anm. 37).
48 R. Steiner, *Das Wesen der Farben*, GA 291, Dornach: Rudolf Steiner Verlag 1973, Vortrag vom 26.7.1914, S. 87-89, und vom 21.2.1923, S. 159-163; M. Weckenmann, Über die Therapie mit Pflanzenwurzeln, in: *Merkurstab* 42/1989, S. 6-14.

49 R. Steiner, *Anthroposophische Leitsätze*, a.a.O. (Anm. 8), S. 116.
50 Ebd., S. 117.
51 Ebd., S. 76-80.
52 R. Steiner, *Geisteswissenschaft und Medizin*, GA 312, Dornach: Rudolf Steiner Verlag 1976, Vortrag vom 23.3.1920, S. 61-67, und Vortrag vom 24.3.1920, S. 78-85.
53 R. Steiner, *Menschenwerden, Weltenseele und Weltengeist*, a.a.O. (Anm. 37), Vortrag vom 26.6.1921, S. 71-76; siehe auch A. Schopenhauer, *Die Welt als Wille und Vorstellung*, a.a.O. (Anm. 1).
54 G. Drosdowski (Hrsg.), *Duden Bd. 7: Das Herkunftswörterbuch*, Mannheim / Wien / Zürich: Dudenverlag 1989.
55 I. Kant, *Kritik der reinen Vernunft*, Bd. III, Berlin: Georg Reimer Verlag 1911, S. 39 ff.
56 A. Schopenhauer, *Über die vierfache Wurzel des Satzes vom zureichenden Grunde*, a.a.O. (Anm. 2), S. 20 u. 61.
57 M. Heidegger, *Vom Wesen des Grundes*, a.a.O. (Anm. 3).
58 Duden Bd. 7: *Das Herkunftswörterbuch*, a.a.O. (Anm. 54).
59 Ebd.
60 Ebd.
61 Ebd.
62 I. Kant, a.a.O. (Anm. 55).
63 A. Schopenhauer, *Die Welt als Wille und Vorstellung*, a.a.O. (Anm. 1).
64 M. Heidegger, *Vom Wesen des Grundes*, a.a.O. (Anm. 3).
65 Duden Bd. 7: *Das Herkunftswörterbuch*, a.a.O. (Anm. 54).
66 R. Steiner, *Die Philosophie der Freiheit*, a.a.O. (Anm. 46), S. 69.
67 R. Steiner, *Die Sendung Michaels*, a.a.O. (Anm. 4), Vortrag vom 12.12.1919, S. 144-155.
68 R. Steiner, *Die Philosophie der Freiheit*, a.a.O. (Anm. 46), S. 49.
69 R. Steiner, *Geisteswissenschaft und Medizin*, a.a.O. (Anm. 52).
70 R. Steiner, *Die Sendung Michaels*, a.a.O. (Anm. 4), Vortrag vom 12.12.1919, S. 144-155; und *Menschenwerden, Weltenseele und Weltengeist*, a.a.O. (Anm. 37), Vortrag vom 28.6.1921, S. 41.
71 R. Steiner, *Die Sendung Michaels*, a.a.O. (Anm. 4), Vortrag vom 28.11.1919, S. 57-60, und vom 30.11.1919, S. 90-99; und *Menschenwerden, Weltenseele und Weltengeist*, a.a.O. (Anm. 37), Vortrag vom 26.6.1921, S. 71-76.
72 Vgl. I. Kant, a.a.O. (Anm. 55).
73 R. Steiner, *Individuelle Geistwesen und ihr Wirken in der Seele des Menschen*, GA 178, Dornach: Rudolf Steiner Verlag 1966, Vortrag vom 15.11.1917, S. 14, und *Menschenwerden, Weltenseele und Weltengeist*, a.a.O. (Anm. 37), Vortrag vom 26.6.1921, S. 71-76.

74 R. Steiner, *Menschenwerden, Weltenseele und Weltengeist*, a.a.O. (Anm. 37), Vortrag vom 9.7.1921, S. 158-168.
75 R. Steiner, *Anthroposophische Leitsätze*, a.a.O. (Anm. 8), S. 97 f.
76 A. Schopenhauer, *Über die vierfache Wurzel des Satzes vom zureichenden Grunde*, a.a.O. (Anm. 2), S. 20 und 61.
77 R. Steiner, *Geisteswissenschaft und Medizin*, a.a.O. (Anm. 52), Vortrag vom 22.3.1920, S. 35-38.
78 A. Schopenhauer, *Die Welt als Wille*, a.a.O. (Anm. 1).
79 R. Steiner, *Geisteswissenschaft und Medizin*, a.a.O. (Anm. 52), Vortrag vom 22.3.1920, S. 35-38.
80 Ebd.
81 A. Schopenhauer, *Die Welt als Wille*, a.a.O. (Anm. 1); R. Steiner, *Die Sendung Michaels*, a.a.O. (Anm. 4), Vortrag vom 12.12.1919, S. 144-155.
82 A. Schopenhauer, ebd.,
83 Ebd.
84 R. Steiner, *Anthroposophische Leitsätze*, a.a.O. (Anm. 8), S. 222.
85 Ebd., S. 221.
86 R. Steiner, *Menschenwerden, Weltenseele und Weltengeist*, a.a.O. (Anm. 37), Vortrag vom 24.6.1921, S. 60 f., vom 26.6.1921, S. 71 f. und vom 9.7.1921, S. 158-168.
87 R. Steiner, *Anthroposophische Leitsätze*, a.a.O. (Anm. 8), S. 243.
88 G. Hildebrandt, Therapeutische Physiologie – Grundlagen der Kurortbehandlung, in: W. Amelung, G. Hildebrandt (Hrsg.), *Balneologie und medizinische Klimatologie*, Bd. I, Berlin / Heidelberg / New York / Tokio: Springer Verlag 1985; R. Sinz, *Zeitstruktur und organismische Regulation*, Berlin: Akademie-Verlag 1978.
89 H. Hildebrandt, a.a.O. (Anm. 88).
90 F. Raschke, *Die Kopplung zwischen Herzschlag und Atmung beim Menschen*, Inaug.-Diss. Marburg/Lahn 1981.
91 Siehe R. Sinz, a.a.O. (Anm. 88).
92 G. Hildebrandt, a.a.O. (Anm. 88), R. Sinz, a.a.O. (Anm. 88).
93 R. Steiner, *Die Sendung Michaels*, a.a.O. (Anm. 4), Vortrag vom 30.11.1919, S. 90-99.
94 G. Hildebrandt, a.a.O. (Anm. 88).
95 Ebd. und E. Rauch, J. Stegmaier, M. Weckenmann, On the spectrum of the reactive periods studied in patients treated with a cycle design of pyrogenous drugs, in: C. Gutenbrunner, G. Hildebrandt, R. Moog (Hrsg.), *Chronobiology and Chronomedicine*, Frankfurt/M. u.a.: Peter Lang Verlag 1993, S. 469-472.
96 R. Steiner, *Anthroposophische Leitsätze*, a.a.O. (Anm. 8), S. 92 u. 103.
97 Ebd., S. 103.

98 Ebd., S. 85 u. 92; und *Die Sendung Michaels,* a.a.O. (Anm. 4), Vortrag vom 6.12.1919, S. 108-120.
99 R. Steiner, *Die Sendung Michaels,* ebd.
100 R. Steiner, *Anthroposophische Leitsätze,* a.a.O. (Anm. 8), S. 110.
101 R. Steiner, *Die Sendung Michaels,* a.a.O. (Anm. 4), Vortrag vom 6.12.1919, S. 108-120; und *Menschenwerden, Weltenseele und Weltengeist,* a.a.O. (Anm. 37), Vortrag vom 2.7.1921, S. 104-107.
102 Siehe R. Steiner, *Anthroposophie, ihre Erkenntniswurzeln und Lebensfrüchte,* GA 78, Dornach: Verlag Freies Geistesleben 1968, Vortrag vom 1.9.1921, S. 70.
103 Zitiert nach M. Dessoir, *Vom Jenseits der Seele,* Stuttgart: Ferdinand Enke-Verlag 1967, S. 369 f.
104 R. Steiner, *Anthroposophische Leitsätze,* a.a.O. (Anm. 8), S. 258.
105 M. Weckenmann, Die Wirkung von Cardiodoron B bei Patienten mit orthostatischem Symptomenkomplex, in: *Med. Welt* 12/1970, S. 515-521.
106 M. Weckenmann, Über die Behandlung von Heuschnupfen und Asthma bronchiale, Veröffentlichung im *Merkurstab* vorgesehen.
107 M. Weckenmann, Die Wirkung von Skleron® auf Aufmerksamkeit und Merkfähigkeit im Alter, in: *Schweiz. Rundschau Med.* 68/1979, S. 124-133.
108 M. Weckenmann, G. Adam, E. Rauch, A. Schulenberg, Verlaufsbeobachtungen während einer Lokalbehandlung bei Patienten mit variköser Symptomenkomplex, in: *Erfahrungsheilkunde* 4/1987, S. 201-210.
109 M. Weckenmann, Der Puls-Atemquotient und die Welt der Töne, in: *Beiträge für eine Erweiterung der Heilkunst* 27/1974, S. 41-44.
110 M. Weckenmann u.a., a.a.O. (Anm. 37).
111 I. Kant, a.a.O. (Anm. 55).
112 Ebd.
113 Duden Bd. 7: *Das Herkunftswörterbuch,* a.a.O. (Anm. 54).
114 R. Steiner, *Die Philosophie der Freiheit,* a.a.O. (Anm. 46), S. 30.
115 M. Kröz, *Über Angst, Vegetativum und konstitutionelle Aspekte bei Mammakarzinompatientinnen,* Inang.-Diss. Publ. vorbereitet 1995; und R. Schwarz, *Die Krebspersönlichkeit,* F. K. Schattauer Verlag Stuttgart / New York 1994.
116 M. Weckenmann u.a., a.a.O. (Anm. 106).
117 R. Steiner, *Individuelle Geistwesen und ihr Wirken in der Seele des Menschen,* a.a.O. (Anm. 73), S. 14.
118 R. Steiner, *Anthroposophische Leitsätze,* a.a.O. (Anm. 8), S. 80.
119 R. Steiner, *Anthroposophie, ihre Erkenntniswurzeln und Lebensfrüchte,* a.a.O. (Anm. 102), S. 70.

120 R. Steiner, *Menschenwerden, Weltenseele und Weltengeist*, a.a.O. (Anm. 37), Vortrag vom 28.6.1921, S. 41.
121 R. Steiner, *Individuelle Geistwesen und ihr Wirken in der Seele des Menschen*, a.a.O. (Anm. 73).
122 M. Weckenmann, a.a.O. (Anm. 106).
123 Duden Bd. 7: *Das Herkunftswörterbuch*, a.a.O. (Anm. 54).
124 R. Steiner, *Die Sendung Michaels*, a.a.O. (Anm. 4), Vortrag vom 14.12.1919, S. 194.
125 Ebd., Vortrag vom 6.12.1919, S. 108-120, und vom 12.12.1919, S. 144-155.
126 Ebd., Vortrag vom 6.12.1919, S. 108-120.
127 Duden Bd. 7: *Das Herkunftswörterbuch*, a.a.O. (Anm. 54).
128 M. Weckenmann, G. Adam, E. Rauch, A. Schulenberg, The coordination of heartbeat and respiration during ergometric stress in patients with functional cardiovascular diseases, in: *Basic Res. Cardiol* 4/1988, S. 452-458.
129 M. Heidegger, *Vom Wesen des Grundes*, a.a.O. (Anm. 3).

Über die Autoren

Jochen Bockemühl, Dr. rer. nat., Biologe, geb. 1928. Seit vierzig Jahren Mitarbeiter im Forschungsinstitut am Goetheanum, seit 1970 Leiter der Naturwissenschaftlichen Sektion. Seine aktuellen wissenschaftlichen Arbeitsgebiete betreffen Lebenszusammenhänge in der Landwirtschaft, die Entwicklung eines neuen Verständnisses für Heilpflanzen u.a.

Peter Goedings, Dr., Leiter der biologisch-analytischen Abteilung der Helixor Heilmittel GmbH & Co. in Rosenfeld, Baden-Württemberg. Tätig auf dem Gebiet der Heilpflanzenforschung, insbesondere der Mistelforschung.

Michael Kalisch, geb. am 30.1.1957 in Karlsruhe. Besuch der Waldorfschule in Pforzheim, danach Musikstudium, Besuch eines heilpädagogischen Seminars, ab 1985 Diplomstudium in Tübingen (Botanik, Zoologie, Pharmazeutische Biologie und Bodenkunde). Seit 1988 schriftstellerische Tätigkeit zu anthroposophischen und goetheanistischen Themen.

Helmut Kiene, Dr. med., geb. 1952 in Nördlingen. Nach unterschiedlichen klinischen, wissenschaftlichen, wissenschaftsadministrativen und schriftstellerischen Tätigkeiten nun Begründer des Instituts für angewandte Erkenntnistheorie und medizinische Methodologie in Freiburg/Breisgau.

Ernst-Michael Kranich, Dr. rer. nat., geb. 1929. Studium der Naturwissenschaften (Biologie, Paläontologie, Geologie und Chemie) in Tübingen. Mehrere Jahre Fachlehrer für den naturwissenschaftlichen Unterricht an einer Waldorfschule. Seit 1962 Leiter des Seminars für Waldorfpädagogik in Stuttgart.

Ludger Simon, Dr. med., geb. 1957, studierte Medizin und verschiedene Geisteswissenschaften in Münster, Zürich und Würzburg. Internistische Weiterbildung an der Filderklinik und am Gemeinschaftkrankenhaus Herdecke. Seit 1994 als Arzt für Innere Medizin an der Filderklinik sowie in eigener Praxis in Stuttgart tätig. Leitende Mitarbeit am Anthroposophischen Ärzteseminar an der Filderklinik. Arbeitsschwerpunkte: Heilmittelfindung und Wirkprinzipien anthroposophischer Arzneimittel, Goetheanistische Naturkunde und Heilpflanzenverständnis in der anthroposophischen Medizin; klinische Schmerztherapie, anthroposophische Behandlung rheumatischer Erkrankungen.

Manfred Weckenmann, Dr. med., geb. 1924. Medizinstudium in Frankfurt/ M. und Tübingen. Assistenztätigkeit am Royal London Homoeopathic Hospital und Robert-Bosch-Krankenhaus. Homöopathischer Arzt und Internist. Leitender Arzt der Carl-Unger-Klinik, Stuttgart, und in der Filderklinik, Filderstadt, bis 1989. Forschungstätigkeit auf dem Gebiet der Chronobiologie u.a.; Vortrags- und Lehrtätigkeit.

OLAF OLTMANN

Das Blühen der Pflanze

*Geistige Schulung an der Natur.
184 Seiten mit zahlreichen Zeichnungen,
gebunden mit Schutzumschlag*

Aus dem Inhalt:
Die Blühstile der Pflanzen als Bilder der Seelenwelt / Der Blütenstaub im Gestaltwandel der Pflanze / Geschlechtlichkeit, Fortpflanzung und Wachstum der Pflanze – Elemente einer künftigen Naturbetrachtung bei Runge, Schelver, Henschel, Goethe und Steiner / Substanz und Form des Blütenstaubs – Der Blütenstaub im Lichte der Elementenlehre.

Olaf Oltmann schildert in vier exemplarischen Kapiteln die Elemente einer phänomenologischen Blütenökologie. Es sind Übungsschritte der intensiven Beobachtung und gedanklichen Verarbeitung, die zu einer immer mehr aufgeklärten Verantwortung des Menschen für die Natur gehören.

Verlag Freies Geistesleben

ERNST-MICHAEL KRANICH

Pflanzen als Bilder der Seelenwelt

*Skizze einer physiognomischen Naturerkenntnis.
196 Seiten, 59 Abbildungen,
gebunden mit Schutzumschlag*

Aus dem Inhalt:
Zum Thema und zur Methode / Schneeglöckchen und Krokus / Die Tulpe / Buschwindröschen und Osterglocke / Das März-Veilchen / Der Aronstab / Physiognomische Metamorphosen: Krokus, Schwertlilie, Gladiole, Freesie / Die Nelke / Wicken und Blatterbsen / Glockenblumen / Morphologische und physiognomische Gestalterkenntnis / Löwenmaul, Fingerhut und Königskerze / Die Rose / Die Sonnenblume / Bilder des Sommers und Herbstes / Die Erde: ein beseeltes Wesen im Kosmos.

«Dieses Buch kann jedem wärmstens empfohlen werden, der gewillt ist, sich einen neuen Weg zum Wesen der Natur zu erschließen. Es kann zu einem Übungsbuch werden, das immer wieder gerne zur Hand genommen wird.»

Claus Rasmus, Der Merkurstab

Verlag Freies Geistesleben

HENRI BORTOFT

Goethes naturwissenschaftliche Methode

Aus dem Englischen von Georg Kniebe.
125 Seiten, kartoniert

Aus dem Inhalt:
1. Einleitung / 2. Das Phänomen sichtbar machen / Newtons Experimente / Das Urphänomen der Farbe / Goethes wissenschaftliches Bewußtsein / Das Erkennen der Welt / Einheit ohne Vereinheitlichung / Bewußtseinsformen / Die Tiefe des Phänomens / 3. Goethes organische Betrachtungsweise / Die Einheit der Pflanze / Das Eine und die vielen / Die Einheit der tierischen Organisation / Der notwendige Zusammenhang / 4. Das wissenschaftliche Erkennen.

Die Bedeutung der Goetheschen Wissenschaft liegt vor allem in der Art des Anschauens und in der Aktivierung des eigenen Sehens. Entscheidend bei einer goetheanistischen Betrachtungsweise ist daher die veränderte Bewußtseinsleistung des Betrachters: nicht bei einer analytischen, linearen Sichtweise stehenzubleiben, sondern sich den Erscheinungen ganzheitlich, simultan und intuitiv zu nähern.

Verlag Freies Geistesleben

WALTHER BÜHLER

Das Pentagramm und der Goldene Schnitt als Schöpfungsprinzip

536 Seiten mit zahlreichen Abbildungen, Leinen im Schuber

Aus dem Inhalt:
Vom Goldenen Schnitt zum Pentagramm / Der Goldene Schnitt im Pflanzenreich / Die Göttliche Proportion im Aufbau des Planetensystems / Das Geheimnis der Gestalt des Menschen / Die Weltenseele am Kreuz des Weltenleibes / Der Erdball im Blickfeld des Goldenen Schnittes / Quasi-Kristallbildung macht das Unmögliche möglich / Der Zusammenklang der platonischen Körper im Lichte der Göttlichen Proportion / Die Cheopspyramide als Denkmal der Vergangenheit und als Zukunftsrune / Das Pentagramm in der Eurythmie und in der Meditation.

Walther Bühler zeigt in seiner umfassenden Darstellung, daß sich in nahezu allen Bereichen der Natur Gesetzmäßigkeiten finden, die mit dem Goldenen Schnitt und dem daraus entwickelten Pentagramm zusammenhängen. Der Goldene Schnitt erweist sich als universales Gestaltungsprinzip der Natur. So entsteht allmählich ein Bild der Natur, bei dem die Einheit und der Schöpfungszusammenhang von Mensch und Kosmos deutlich wird.

Verlag Freies Geistesleben

Menschenwesen und Heilkunst
Herausgegeben von der Gesellschaft Anthroposophischer Ärzte

1
Rudolf Treichler
Vom Wesen der Epilepsie
68 Seiten, kartoniert

2
Rudolf Treichler
Der schizophrene Prozeß
Beiträge zu einer erweiterten Pathologie und Therapie.
233 Seiten, kartoniert

12
Heinz Herbert Schöffler
Die Zeitgestalt des Herzens
Perspektiven zu einem geisteswissenschaftlichen Organbild.
96 Seiten, kartoniert

13
Leon Manteuffel-Szoege
Über die Bewegung des Blutes
Eine hämodynamische Untersuchung.
77 Seiten mit 37 Abb., kartoniert

15
Werner Christian Simonis
Die einkeimblättrigen Heilpflanzen
34 Heilpflanzenskizzen.
272 Seiten mit zahlreichen Abb., kartoniert

Verlag Freies Geistesleben

Menschenwesen und Heilkunst
Herausgegeben von der Gesellschaft Anthroposophischer Ärzte

16
Werner Christian Simonis
Die niederen Heilpflanzen
Pilze, Algen, Flechten.
140 Seiten mit zahlreichen Abb., kartoniert

17
Armin J. Husemann
Der musikalische Bau des Menschen
Entwurf einer plastisch-musikalischen Menschenkunde.
294 Seiten, gebunden

18
Otto Wolff
Heilmittel für typische Krankheiten
Zu den von Rudolf Steiner methodisch neu konzipierten Heilmitteln.
48 Seiten, kartoniert

21
Thomas McKeen
Wesen und Gestalt des Menschen
Aufsätze und Vorträge zur Menschenkunde und Medizin.
282 Seiten mit zahlreichen Abb., gebunden

Verlag Freies Geistesleben

FRIEDRICH HUSEMANN / OTTO WOLFF

Das Bild des Menschen als Grundlage der Heilkunst

Entwurf einer geisteswissenschaftlich orientierten Medizin.

Band 1
Zur Anatomie und Physiologie
268 Seiten, Leinen

Band 2
Zur allgemeinen Pathologie und Therapie
460 Seiten, Leinen

Band 3
Zur speziellen Pathologie und Therapie
623 Seiten, Leinen

Dieses Standardwerk der anthroposophischen Medizin gibt einen umfassenden Einblick in ihre Methode und in alle Bereiche ihres Wirkens.

Verlag Freies Geistesleben

Anthroposophische Medizin

*Ein Weg zum Patienten.
Beiträge aus der Praxis anthroposophischer Ärzte,
Therapeuten, Pflegender und Pharmazeuten
Herausgegeben von Dr. med. Michaela Glöckler,
Dr. med. Jürgen Schürholz und Martin Walker
296 Seiten mit über 100 farbigen Fotos und Abbildungen, gebunden.*

Aus dem Inhalt:
Das integrative Konzept / Der mündige Patient / Das Selbstverständnis der anthroposophischen Ärzte / Neugeborenen-Medizin / Kinderheilkunde und schulärztliche Tätigkeit / Das Wachwerden für die eigene Biographie / Die anthroposophischen Kunsttherapien / Psychosomatische Medizin / Chronische Krankheiten: Rheuma und Krebs / Angst und Psychosen / Zum Krankheitsbild von AIDS / Heilpädagogik und Sozialtherapie / Pflege und Therapie des alten Menschen / Anthroposophische Sterbekultur / Heilmittelfindung und -herstellung / Informationsteil mit Adressen.

«Dieses Buch stellt umfassend die anthroposophische (menschengemäße) Medizin und ihre Therapieangebote vor ... Die anthroposophische Medizin stellt den Patienten und seine Gesundheit in den Mittelpunkt. Je mehr Einsicht der Patient in seine Krankheit, ihre Ursachen und Heilmöglichkeiten hat, desto stärker ist er selbst am Heilprozeß beteiligt.»

Neue Zeit

Verlag Freies Geistesleben